Monthly Book OCULISTA 創刊 5 周年記念書籍

すぐに役立つ
眼科日常診療のポイント
―私はこうしている―

編集

大橋　裕一
（愛媛大学学長）

村上　晶
（順天堂大学眼科教授）

高橋　浩
（日本医科大学眼科教授）

全日本病院出版会

序　文

Monthly Book OCULISTA

創刊 5 周年を迎えて

　Monthly Book OCULISTA は創刊 5 周年を迎えます．創刊以来，刊を重ね，創刊号から並べると書棚の 2 段を占拠するまでになりました．この 5 年の間に目覚ましい進歩を遂げた領域が多くあります．次々と新しい知見が報告され，診療ガイドラインは改訂され，去年の常識も通用しないということも稀ではありません．その一方で，あまり進歩が見えてこない領域もあります．進歩の早いものを追いかけるのも大変ですが，新しい情報が入りにくいため，古い考え方や化石のような説をうろ覚えで診療をしてしまう分野もあります．私達の周りの眼科医達は本当に忙しい毎日を送っています．クリニックで活躍している先輩，お孫さんの世話もしながら勤務医として診療をしているかつての同僚，お子さんの保育園の送り迎えをしながら，きっちり難症例の手術をしている同僚，寝る間を惜しんで実験をしている大学院生，日本のこれからを心配しながらあれこれ考え込んでいる友人達．眼科診療への責任感は決して誰にも負けない彼らでも，定期購読をしている雑誌が未開封のまま 2 冊，3 冊と溜まっていくのが現状のようです．診療の合間の休憩時間に，あるいは 1 日の診療を終えて部屋の灯を消すまでの僅かな時間に，気になる症例，診断や治療方針で何か心に引っかかるものがあるとき，手に取って眼科診療の現状を確認できるコンパクトな解説や総説は本当にありがたいものです．

　OCULISTA はそんなときこそ役に立つ雑誌であってほしいと思い，編集主幹を務めさせていただきました．OCULISTA 創刊 5 周年記念書籍となる本書は，そのエッセンスを残しながら，新たな視点で執筆をお願いする企画になりました．発行前に手に取らせていただきましたが，どれもキラリと光るものがある総説です．

　OCULISTA の編集会議で，いろんなアイディアを出しながら企画をまとめていくのは実に楽しい作業です．ついつい調子にのって，2 人の主幹の気まぐれから無理なお願いをすることも多くなり，あちこちにご迷惑をおかけしたのではと心配になっています．貴重な時間を OCULISTA の編集や執筆に割いてくださった先生方は，この 5 年間で，のべ 700 名にものぼります．全ての先生に心から感謝申し上げます．5 年間で企画のアイディアもそろそろ出尽くしたかなとも思いながらも，書いていただきたい執筆者として興味のある気鋭の先生方は尽きることがないのがこの業界です．もうしばらく楽しみにしていてください．

2018 年 8 月

編集主幹　村上　晶

高橋　浩

序　文

「Monthly Book OCULISTA」創刊5周年記念書籍
「すぐに役立つ眼科日常診療のポイント―私はこうしている―」

編集企画にあたって

　日々進歩を続ける眼科学，その専門領域は多岐にわたり，横断的分野も数多く存在します．そのようななかで，新しい知識をくまなく吸収し，最先端の診療レベルを維持していくことは決して容易ではありません．日常診療に役立つテーマを採り上げ，最新の情報をわかりやすい形で眼科医に届けたい！そんな思いのもと，2013年4月に「Monthly Book OCULISTA」は創刊されました．ご存知かとは思いますが，「OCULISTA」とはイタリア語で「眼科医」のことです．特集企画に的を絞ったユニークな編集方針のもと，その名が示すとおりの，臨床家の立場に立ったタイムリーな企画内容が大変魅力的な読み物となっています．

　今回，この「OCULISTA」の編集主幹である順天堂大学の村上　晶教授と日本医科大学の高橋　浩教授とご一緒に，「OCULISTA」創刊5周年記念書籍となる本書の企画を練ることとなりました．実臨床を離れてからすでに久しいのですが，最後の力を振り絞って挑戦させていただきました．

　みなさまにお届けする，本書「すぐに役立つ眼科日常診療のポイント―私はこうしている―」は，若手眼科医や眼科開業医を主な対象とする診療ガイドブックです．より実践的なテーマを選び出し，全国の新進気鋭の先生方にご執筆をお願いしたもので，「外来診療における検査機器の上手な使い方」，「よくある異常―眼科外来での鑑別診断のコツ」，「日常診療でよく遭遇する眼疾患のマネージメント」，「誰もが手こずる眼疾患の治療」，「眼科外来で必要なインフォームドコンセント」の5つのパートから成っています．

　日常の臨床においては，現代医学の提供する最高の治療が，必ずしも患者さんにとっての最良の医療とはならないことはしばしばあり，患者さんの背景を考慮し，総合的な判断のもとで適切な治療方針を選択していくことが眼科医に求められています．そうしたなか，本書を通じて得られた情報・知識が，「イデアリスタ(idealista)」と「レアリスタ(realista)」の間で揺れ動く先生方の判断の一助となれば幸いです．

　最後に，本書企画の実現，そして編集作業にご尽力いただいた全日本病院出版会の松澤玲子氏に深甚なる感謝の意を表し，序文といたします．

2018年8月

大橋裕一

すぐに役立つ眼科日常診療のポイント
―私はこうしている―

Contents

I 外来診療における検査機器の上手な使い方

1. 視力検査(コントラスト,高次収差を含む) ……………………… 平岡 孝浩 3
2. 前眼部 OCT
   ① 角膜・水晶体 ……………………………………………………… 上野 勇太 16
   ② 緑内障 ……………………………………………………………… 中西 秀雄 21
3. 角膜形状解析(ケラトメータも含めて) ………………………… 戸田良太郎 27
4. 角膜内皮スペキュラー …………………………………………… 相馬 剛至 33
5. 後眼部 OCT
   ① 眼底疾患 ………………………………………………………… 安川 力 37
   ② OCT angiography ………………………………………………… 佐藤 拓 44
   ③ 緑内障 …………………………………………………………… 溝上 志朗 49
6. ハンフリー視野計とゴールドマン視野計 ……………………… 本庄 恵 55
7. 眼圧計 ………………………………………………… 禰津 直也,丸山 勝彦 60

II よくある異常―眼科外来での鑑別診断のコツ

1. 流涙症 …………………………………………………………… 松山 浩子 67
2. 角膜混濁 ………………………………………………………… 佐々木香る 72
3. 眼底出血 ………………………………………………………… 上甲 武志 77
4. 飛蚊症 …………………………………………………………… 齋藤 昌晃 83
5. 硝子体混濁(出血を含む) ……………………………………… 國方 彦志 87
6. 視野異常・暗点 ………………………………………………… 関山 英一 93
7. 眼瞼下垂・瞬目異常 …………………………………………… 若倉 雅登 102
8. 眼位異常 ………………………………………………………… 横山 吉美 106
9. 複視 ……………………………………………………………… 中馬 秀樹 113
10. 眼球突出 ………………………………………………………… 毛塚 剛司 122

III 日常診療でよく遭遇する眼疾患のマネージメント

1. 結膜炎 ………………………………………………………………………… 秦野　寛　129
2. 老　視 ……………………………………………………………… 中山　智佳，稗田　牧　135
3. 近　視 ………………………………………………………………………… 長谷部　聡　140
4. ぶどう膜炎 ……………………………………………………………………… 蕪城　俊克　146
5. コンタクトレンズ合併症
   ①フルオレセイン染色パターンからの診断 ……………………………… 渡邉　潔　152
   ②マネージメントの実際 ………………………………………………… 糸井　素純　157
6. 正常眼圧緑内障の診断 ……………………………………………… 大石　典子，中元　兼二　163
7. 糖尿病網膜症 ………………………………………………………… 松田　順繁，平野　隆雄　167
8. 黄斑浮腫 ……………………………………………………………… 若月　優，中静　裕之　174
9. 眼瞼・結膜の腫瘍性病変 ……………………………………………………… 根本　裕次　181

IV 誰もが手こずる眼疾患の治療

1. MRSA 感染症 …………………………………………………………………… 鈴木　崇　193
2. 強膜炎 …………………………………………………………………………… 南場　研一　198
3. 落屑症候群 ……………………………………………………………………… 布施　昇男　203
4. 濾過胞機能不全 ………………………………………………………………… 谷戸　正樹　207
5. 網膜静脈閉塞症─CRVO/BRVO ……………………………………… 飯田　悠人，村岡　勇貴　213
6. 中心性漿液性脈絡網膜症（CSC） …………………………………………… 森　隆三郎　221
7. 特発性脈絡膜新生血管 ………………………………………………………… 森實　祐基　230
8. 視神経炎 ………………………………………………………………………… 三村　治　234
9. 甲状腺眼症 ……………………………………………………………………… 橋本　雅人　239
10. 心因性視覚障害 ………………………………………………………………… 山上　明子　245

V 眼科外来で必要なインフォームドコンセント

1. 感染性結膜炎 ……………………………………………………… 中川　尚　253
2. 蛍光眼底撮影―FA, IA, OCT angiography ………………… 丸子　一朗　257
3. 外来小手術―霰粒腫・麦粒腫切開, 翼状片 ………………… 子島　良平　262
4. 小児眼科―先天鼻涙管閉塞, 弱視治療について ……… 鎌尾　知行, 飯森　宏仁　265
5. 日帰り白内障手術 ………………………………………………… 藤田　善史　270
6. 眼内レンズ選択（度数・多焦点など） …………………………… 鈴木　久晴　274
7. 網膜光凝固・YAG レーザー …………………………… 加藤　房枝, 野崎　実穂　278
8. 眼局所注射 ………………………………………………………… 松原　央　282
9. コンタクトレンズ処方（レンズケアを含む） …………………… 塩谷　浩　286
10. サプリメント処方 ………………………………………………… 川島　素子　290

索　引 ……………………………………………………………………………… 295

執筆者一覧

◆編　集

大橋　裕一	愛媛大学，学長
村上　　晶	順天堂大学眼科，教授
髙橋　　浩	日本医科大学眼科，教授

◆執筆者（執筆順）

平岡　孝浩	筑波大学眼科，講師
上野　勇太	筑波大学眼科，講師
中西　秀雄	京都大学眼科
戸田良太郎	広島大学眼科，診療講師
相馬　剛至	大阪大学大学院医学系研究科眼科，学内講師
安川　　力	名古屋市立大学眼科，准教授
佐藤　　拓	高崎佐藤眼科，院長
溝上　志朗	愛媛大学大学院医学系研究科視機能再生学講座，准教授
本庄　　恵	東京大学眼科，講師
禰津　直也	東京医科大学病院眼科
丸山　勝彦	東京医科大学病院眼科，講師
松山　浩子	大阪赤十字病院眼科
佐々木香る	JCHO星ヶ丘医療センター眼科，部長
上甲　武志	愛媛大学眼科，准教授
齋藤　昌晃	秋田大学眼科，講師
國方　彦志	東北大学大学院医学系研究科神経感覚器病態学講座眼科学分野，准教授
関山　英一	さくら眼科クリニック，院長
若倉　雅登	井上眼科病院，名誉院長
横山　吉美	中京病院眼科，医長
中馬　秀樹	宮崎大学眼科，准教授
毛塚　剛司	毛塚眼科医院，院長
秦野　　寛	ルミネはたの眼科，院長
中山　智佳	バプテスト眼科クリニック
稗田　　牧	京都府立医科大学眼科，学内講師
長谷部聡	川崎医科大学眼科，教授
蕪城　俊克	東京大学附属病院眼科，准教授

渡邉　潔	ワタナベ眼科，院長	
糸井　素純	道玄坂糸井眼科医院，院長	
大石　典子	日本医科大学眼科	
中元　兼二	日本医科大学眼科，講師	
松田　順繁	信州大学眼科	
平野　隆雄	信州大学眼科	
若月　優	日本大学眼科	
中静　裕之	日本大学眼科，診療教授	
根本　裕次	日本医科大学眼科	
鈴木　崇	東邦大学医療センター大森病院眼科眼疾患先端治療学，寄附講座准教授	
南場　研一	北海道大学眼科，診療准教授	
布施　昇男	東北メディカル・メガバンク機構ゲノム解析部門，教授	
谷戸　正樹	島根大学眼科，教授	
飯田　悠人	大阪赤十字病院眼科	
村岡　勇貴	京都大学大学院医学研究科眼科	
森　隆三郎	日本大学眼科，准教授	
森實　祐基	岡山大学眼科，准教授	
三村　治	兵庫医科大学眼科，神経眼科治療学，特任教授	
橋本　雅人	中村記念病院眼科，部長	
山上　明子	井上眼科病院	
中川　尚	徳島診療所，院長	
丸子　一朗	東京女子医科大学眼科，講師	
子島　良平	宮田眼科病院，外来科長	
鎌尾　知行	愛媛大学眼科，講師	
飯森　宏仁	愛媛大学眼科	
藤田　善史	藤田眼科，理事長／院長	
鈴木　久晴	善行すずき眼科，院長	
加藤　房枝	名古屋市立大学眼科	
野崎　実穂	名古屋市立大学眼科，講師	
松原　央	三重大学眼科，講師	
塩谷　浩	しおや眼科，院長	
川島　素子	慶應義塾大学眼科，特任講師	

（2018年8月現在）

すぐに役立つ
眼科
日常診療の
ポイント
―私はこうしている―

I 外来診療における検査機器の上手な使い方

すぐに役立つ眼科日常診療のポイント―私はこうしている―

I 外来診療における検査機器の上手な使い方

1 視力検査（コントラスト，高次収差を含む）

> **日常診療でのポイント―私の工夫―**
> - ☑ 近年，様々なデザインを有する IOL や CL が登場し，遠近距離だけでなく中間距離での視機能評価も重要となってきた．ヒモ付き中距離視力表も比較的便利だが，覗き込みタイプの全距離視力検査装置は用途に応じて検査距離をカスタマイズでき，検査項目も自由に選択できるので汎用性が高い．
> - ☑ 視機能の経時的変化を評価するには実用視力検査が適している．
> - ☑ コントラスト感度の評価においては縞視標コントラスト感度検査が基本となる．視機能が悪い症例や応答の悪い高齢者では文字コントラスト感度検査が施行しやすい．
> - ☑ 波面収差解析では，従来の視機能検査とは質が異なる光学特性情報を取得するため，特に診断や判断に難渋するケースの補足検査として非常に有用である．高次収差データの解読により病態の理解が深まるばかりでなく，手術適応の決定や治療効果の判定にも非常に役立つ．また収差データに基づくランドルト環シミュレーション像は患者の愁訴を理解するうえで大変参考になり，患者説明の際にも重宝する．
> - ☑ 日常診療で収集した視力データをまとめて臨床研究として発表する場合にはlogMAR値に換算して統計処理を行う必要があるが，ETDRSチャートを使用すればこのような手間が省け，国際的な比較も容易となる．

I はじめに

近年，多焦点や非球面，トーリックデザインなど付加価値を持たせた眼内レンズ(IOL)が広く普及している．同様にコンタクトレンズ(CL)や眼鏡に関しても新しいデザインが次々と開発されている．屈折矯正手術の発展も著しく，矯正精度の向上のみならず，Wavefront-guided LASIK の登場以降は屈折矯正手術に求められる quality of vision(QOV)は非常に高いものとなった．手術装置や手法も高度化・複雑化し，術後のアウトカムを従来の視力検査のみで評価するには限界が生じている．本稿では視力，コントラスト感度，高次収差を含めた視機能評価法について概説するとともに，日常診療での応用例を紹介する．

II 視力検査

本邦では小数視力による視機能評価が古くから標準とされており社会に深く根付いている．免許取得・更新時や各種資格取得の基準として広く使用されているばかりでなく，幼少時から馴染みのある数値なので感覚的にわかりやすく万人に受け入れられる．慣習的に小数視力を用いることは何ら問題なく，また日常の診療においても基本となる検査視標なのだが，測定結果を研究に用いる場合，特に国際的な比較が必要となる臨床研究や疫学調査を行う場合には問題が生じる．最大の問題点は等間隔に配置されていないことである．

ヒトの感覚量は刺激の強度ではなく，その対数に比例して知覚されるという基本法則（Weber-

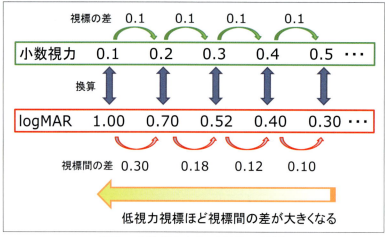

図1　小数視力とlogMARの関係

小数視力の配列を見てみると一見0.1刻みで等間隔に並んでいるように見えるが，logMAR値に変換すると間隔が異なる（等差数列ではない）ことがわかる．小数視力表では低視力になるほど視標差が広くなっているため低視力者の視力評価の分解能が悪くなるという欠点がある．

Fechner law：ヴェーバー・フェヒナーの法則）が存在する．聴覚においても音量を対数で表したデシベル(dB)が使用されているように，視覚においても対数を用いるのが適切である．しかし，我々が常用している小数視力（や欧米で使用されている分数視力）は対数ではないので，平均値や標準偏差を求めたり，統計処理を行う場合には対数やlogMAR(logarithm of the minimum angle of resolution)値に変換する必要がある．logMARとは最小視角(minimum angle of resolution；MAR)の対数値であり，近年国際的に広く用いられるようになった．ちなみにMARは小数視力の逆数であるので，logMAR＝log(1/小数視力)で簡単に換算できる．

1．ETDRSチャート

小数視力の配列を見てみると等間隔に並んでいるように見えるが，logMAR値に変換すると間隔が異なる（等差数列ではない）ことがわかる（図1）．低視力になるほど視標差が広くなり，低視力者の視力評価の分解能が悪くなるという欠点がある．このような欠点を取り除くために等間隔（等差数列的な連続変数）のlogMAR視力検査表が開発され，現在ではETDRS(early treatment diabetic retinopathy study)チャート(図2)が国際基準として使用されるに至っている．検査法の詳細は割愛するが，結果の判定においては可読文字数もしくはlogMAR値が用いられる．従来の視力検査のように各列の過半数以上の視標が判読できた場合に，その列の視力が割り当てられるという判定法ではなく，すべての文字に0.02 logMARの重みを割り当てることにより，列単位(row-by-row)ではなく文字単位(letter-by-letter)での評価が可能となっている．視標は各列5文字で構成されているので，治療後に10文字余計に判読できるようになったとすると，0.02 logMAR×10＝0.2 logMARの視力変化ということができる．可読文字数を用いれば単純に10文字分余計に判読できたと解釈すればよいし，2列分改善したと捉えてもよい．とにかく従来の視力検査よりも5倍細かく表記することができ，定量化の進んだ理に適った判定法であるといえる．さらに両隣の視標間隔が各列の視標の大きさに一致するように配置されており(proportional spacing)，周囲の視標が視覚認識に及ぼす影響を平等に保つことができるよう工夫されているのも特徴の1つである．文字の種類に関しては，オリジナルはアルファベットだが，ランドルト環や数字を用いたチャートも市販されている．

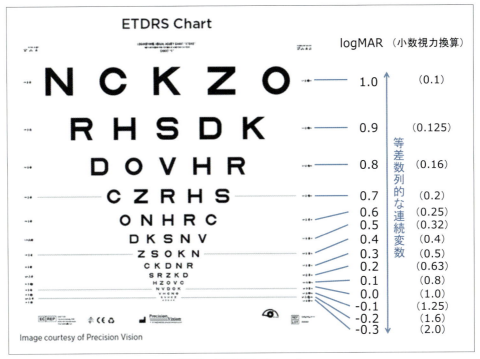

図2 ETDRSチャート
視標のサイズが等間隔（等差数列的な連続変数）となっており，理想的な視力表である．国際基準として広く使用されている．

2．全距離視力

従来の多焦点IOLは遠近の二重焦点のものが多く，中間距離の落ち込みが問題となっていた．例えば，遠方視と読書には支障をきたさないが，コンピュータスクリーンや楽譜が見えない，家事に支障をきたすなど中間距離での視機能低下が再認識され，最近では三重焦点レンズや焦点深度拡張（extended depth of focus；EDOF）レンズが開発されるに至っている．しかし，複数のメーカーから極めて多くのデザインを持ったレンズが発売されているため，これらの性能を知るためには遠見から近見まで様々な視標距離で視機能を評価する必要がある．コーワ社の全距離視力測定装置AS-15は30，50 cm，1，2，3，5 mと視標距離を変えて視力測定することが可能であり，多焦点IOL眼の視力曲線を得ることができる有用な装置であった．しかし，残念ながら現在では製造中止となっている．

その他では，50，70，100 cmなど距離別の中間距離視力表が市販されているので，これらを組み合わせて評価する方法がある．視標距離の長さのヒモが視力表に付いている中距離視力表（TMI-V5，テイエムアイ製）（図3）も発売されており，常に一定の検査距離を保ちながら正確な測定ができるよう工夫されている．

しかし，遠方から近方まで複数の視力表を使い分けて視力測定するのは煩雑であり時間もかかる．そこで我々の施設ではバイノプトメーター4P（Oculus製）を使用している（図4）．本装置では遠見（5 m）から近見（30 cm）まで任意の視標距離を選択でき，ピックアップした複数の検査距離をカスタマイズすることで，例えば5 m→1 m→70 cm→50 cm→30 cmと（被検者は器機を覗き込んだままで）連続して測定することが可能であるため，全体としての測定時間が大幅に短縮できる．また片眼ずつの測定に加え，両眼視での測定も可能であるため，モノビジョンを採用した症例の視機能評価にも有用である．明視下だけでなく薄明視環境での測定も可能でありグレア光も負荷できる．さらに調節範囲検査も可能であり，極めて多

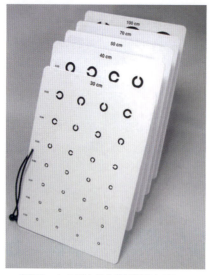

図3 ヒモ付き中距離視力表
（TMI-V5, テイエムアイ製）
常に一定の検査距離を保ちながら正確な測定ができるよう工夫されている．

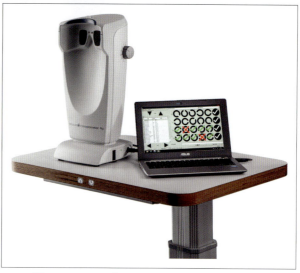

図4 バイノプトメーター 4P (Oculus 製)
遠見から近見まで任意の視標距離を複数選択でき，検査項目もカスタマイズできる．全距離視力測定はもちろんのこと様々な検査が可能な多機能検査機器である．両眼，片眼いずれの評価も可能である．

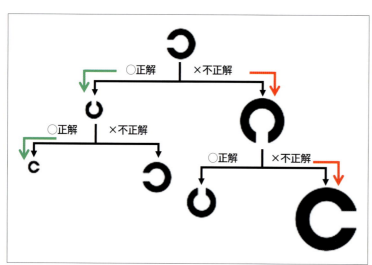

図5
実用視力検査の視標表示法
回答の正誤によって次に表示される視標の大きさが変化していく．正答すれば視標は小さくなるし，誤答により視標は大きくなる．一定の時間内（2秒）に答えられなかった場合も誤答とみなされる．

機能である．オールインワンの覗き込みタイプで省スペース設計であるため狭い外来にも設置できるなど，汎用性も高い．

3. 実用視力

日常生活においてヒトは，最高視力を常に維持しているわけではない．例えばドライアイのように涙液層が不安定な症例では開瞼時における眼表面の光学面の変化が大きく，それに伴い視機能が不安定となる．そこで従来の視力検査に時間の要素を加味し，絶えず変化している視力を連続的に評価するというコンセプトで実用視力計が開発された．

表示されるランドルト環に対して，被検者が手元のジョイスティックを動かすことにより回答する．まず，あらかじめ測定した最高視力に相当するランドルト環を表示して検査を開始するが，回答の正誤によって次に表示される視標の大きさが変化していく．正答すれば視標は小さくなるし，誤答すれば視標は大きくなる（図5）．一定の時間内（2秒）に答えられなかった場合も誤答とみな

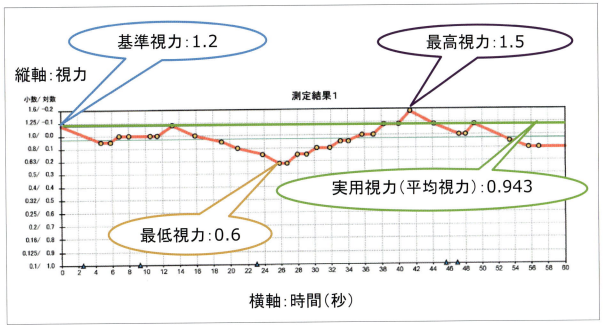

図6 実用視力検査結果の表示例と各パラメータ

結果は縦軸が視力，横軸に時間(秒数)の折れ線グラフで表示される．縦軸には小数視力，対数視力の両方の目盛が記載されており，上方にいくほど視力が良好な設定となっている．60秒間の視力変動が赤線で表示され，これを平均したものが緑線の実用視力である．基準視力はあらかじめ測定した最高視力であり，その他，60秒間の検査時間内の最高視力と最低視力も表示される．

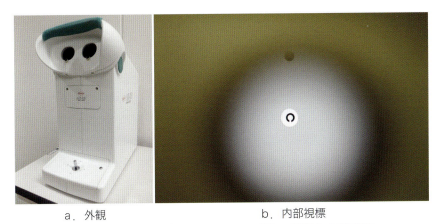

a．外観　　　　　　b．内部視標

図7 実用視力計(AS-28，コーワ製)の外観と内部視標

初期モデルのFVA-100(ニデック製)は製造中止となっており，現在市販化されているのは覗き込みタイプの実用視力計(AS-28，コーワ製)である．省スペース設計であり，十分な検査距離が確保できない場合でも測定可能である．

れる．これを連続して60秒間測定し，結果を折れ線グラフとして表示する(図6の赤線)．このグラフの平均値が実用視力となる(図6の緑線)．また60秒間の検査時間内の最高・最低視力も自動的に表示され，視力維持率(基準視力がどの程度維持できたかを評価する項目)も算出される．さらに瞬目回数も測定可能である．現在入手できるのは覗き込みタイプの実用視力計(AS-28，コーワ製)である(図7)．

ドライアイ患者にとどまらず，様々な疾患において本検査が応用されているばかりでなく，各種の治療が視機能に及ぼす効果も同装置を用いて詳細に検討されている．また正常眼に対する各種点眼薬や軟膏の影響やCL，乱視，老視の影響など

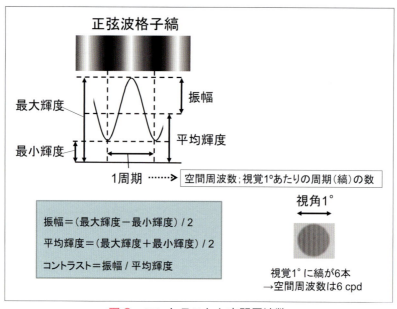

図8 コントラストと空間周波数
正弦波格子縞を識別できる最小コントラストをコントラスト閾値といい，コントラスト閾値の逆数がコントラスト感度となる．空間周波数は単位長（視覚1°）あたりの縞の本数であり，cycles per degree（cpd）という単位で表わされる．

も評価されている．過去の研究報告の詳細は割愛するが，特に眼表面の性状が動的に変化するような場合の評価に有用である．

III コントラスト感度

コントラスト感度検査は空間周波数特性（modulation transfer function；MTF）というカメラなどの画像光学分野で応用されていた概念を視覚系に応用したものであり，形態覚全体を定量的に評価する検査法である．視力検査に比べて視機能異常を鋭敏に反映することが知られている．この検査法自体は古くから存在するが，臨床的に普及しているとはいえず研究目的で用いられることが主体であった．しかし，各種の角膜屈折矯正手術や非球面・多焦点IOLなどの付加価値IOLが広く臨床応用されるようになり，これらが視機能に及ぼす影響を正確に評価するにはコントラスト感度測定はもはや不可欠の検査となっている．また近年，波面センサーが開発され，眼球の光学的特性を詳細に評価できるようになったことも，コント

ラスト感度が汎用される一因となった．

コントラストとは図8に示すような正弦波格子縞において，振幅を平均輝度で除したものであり，最大輝度と最小輝度の差が大きくなる（白黒の濃淡が明瞭になる）ほどコントラストも大きくなる．正弦波格子縞を識別できる最小コントラストをコントラスト閾値といい，コントラスト閾値の逆数がコントラスト感度となる．また空間周波数は単位長（視覚1°）あたりの縞の本数で定義され，cycles per degree（cpd もしくは c/d）という単位で表わされる（図8）．つまり空間周波数が低いということは1本1本の縞は太く間隔も広いことを意味するが，空間周波数が高くなるにつれ縞が細くなり間隔も狭くなっていく．

1．縞視標コントラスト感度

この縞視標を用いてコントラスト感度検査が行われるが，代表的なチャートであるCSV-1000E（Vector Vision製）（図9）を例にとって説明すると，3，6，12，18 cpdの4つの空間周波数に対して，それぞれ8段階にコントラストを変化させ，どこまで判別できるかを問い，各空間周波数での

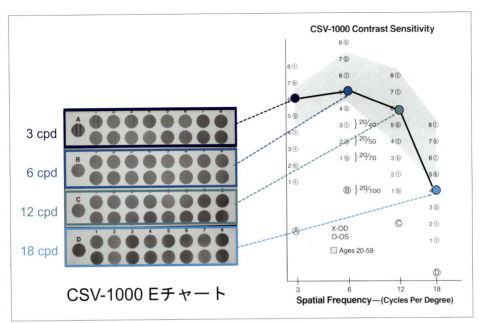

図9 縞視標コントラスト感度チャート(CSV-1000E, Vector Vision製)
チャートの左端にA(3 cpd)からD(18 cpd)のサンプル視標があり，下にいくほど空間周波数が高く(縞が細かく)なっている．各サンプル視標の右側には2段に並んだ視標が8つ配置されている．上下どちらかが縞視標，もう一方が単色視標となっている．また右にいくほどコントラストが低くなっている．被検者にどちらが縞視標であるかを答えさせ，各周波数で判別できた最も低いコントラストを右の記入用紙にプロットする．これらの点を結んだものがコントラスト感度曲線となる．正常範囲はグレーのゾーンで表示されている．

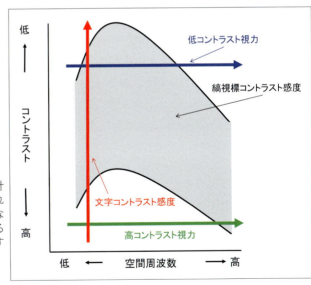

図10

各検査法の測定領域

高コントラストの視標のみを用いた従来の視力計では，空間周波数とコントラスト感度で規定される平面のなかの一直線上を検査しているにすぎないが，様々なコントラスト感度チャートを用いることにより，この平面のなかの広い範囲を評価することが可能となる．

コントラスト閾値・感度を求める．左端にA〜Dのサンプル視標があり，下にいくほど空間周波数が高くなる．そして各サンプル視標の右側には上下2段に並んだ視標が8つ配置されている．上下どちらかが縞視標，もう一方が単色視標となっている．右にいくほどコントラストが低くなる．このチャートは空間周波数とコントラスト感度で規定される平面を2次元的に広い範囲で調べることが可能であり(図10)，最も汎用されているスタンダードなチャートである．

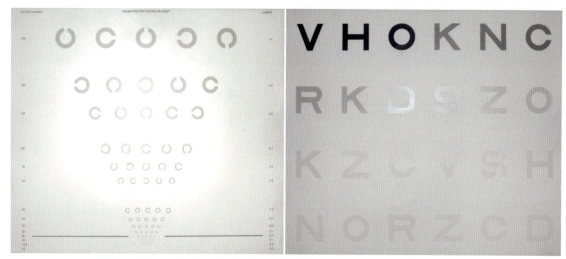

図11 低コントラスト視力チャートと文字コントラスト感度チャート　a|b

a：低コントラスト視力チャート（CSV-1000 LanC10％，Vector Vision製）では，視力のように各列で過半数（3個）判読できればそのレベルの視力になるという方法ではなく，1つの視標に対して0.02 logMAR単位を割り当て，正答できた視標の合計数から算出する．正答個数をNとするとlogMAR値＝1.1－0.02×Nとなる．

b：文字コントラスト感度チャート（CSV-1000 LV，Vector Vision製）ではアルファベットを左上より順に回答させ，判読できた視標の個数を記録する．すべて判読できれば24である．

2. 低コントラスト視力

ETDRSチャートと同様の配置のlogMAR表を用いているが，すべての視標のコントラストが10％に落とされている（図11-a）．つまり，一定の低コントラストにおいて，どの程度の空間周波数まで判読可能かを調べる検査である（図10）．通常の視力検査のように各列で過半数（3個）判読できればそのレベルの視力になるという方法ではなく，1つの視標に対して0.02 logMAR単位を割り当て，正答できた視標の合計数から算出する．つまり，各列で1つでも2つでも判読できる視標があれば，その結果が総合判定に反映される算出法であり，より詳細な評価ができる．

3. 文字コントラスト感度

同じコントラストの文字が3文字ずつ8組あり，計24文字で構成されるチャートである（図11-b）．コントラストは8段階に設定されており3文字ごとに低くなっていく．文字の大きさは2.4 cpdに固定されているので，一定の空間周波数においてどの程度の低コントラスト域まで判別可能かを調べることができる（図10）．ほかのチャートよりも判読が容易であるため，視機能が比較的悪い症例や高齢者でも測定できるという利点を持つ．

上記のように各検査法は特徴が異なり，目的に応じて使い分ける必要があるが，図10に示すように縞視標コントラスト感度検査以外は測定している領域が狭いということを認識しておく必要がある．

CSV-1000はパネル型であるため2.5～3 mの検査距離を取らなければならないが，最近では省スペース設計の覗き込みタイプや自動測定機能が搭載された機種も市販化されている（図12）．

4. 薄暮時コントラスト感度

照度低下はコントラスト感度に大きな影響を及ぼし，特に高周波数領域が著明に低下することが知られている．瞳孔径が大きくなるため収差や散乱の影響が増大し，グレアの影響も受けやすくなる．夜間の運転時における安全性を評価するうえでも薄暮時コントラスト感度検査は重要であると認識されつつあり，諸外国では運転免許の資格検査としても利用されている．MesotestⅡ（Oculus製）はドイツ眼科学会が定めた基準に則った測定装置であり（図13），実際に運転免許の取得基準として使用されている．このほか，多数の測定装

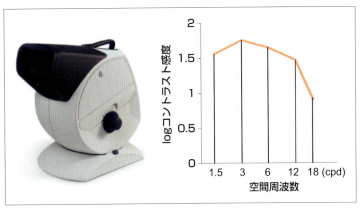

図12
OPTEC 6500 Vision Tester
（Stereo Optical 製）
最近では省スペース設計の覗き込みタイプや自動測定機能が搭載された機種も市販化されている．OPTEC 6500 では1.5 cpd の低空間周波数も追加されており，合計5つの空間周波数でコントラスト感度を評価する設定となっている．

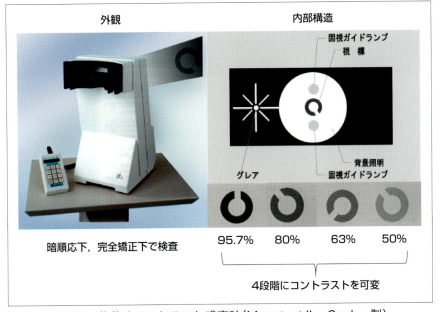

図13 薄暮時コントラスト感度計（MesotestⅡ，Oculus 製）
暗室で暗順応を行ったのちに完全矯正下で検査を行う．暗い背景のなかに浮かび上がるランドルト環の方向を被検者に答えさせる．視標には4段階のコントラストがあり，判別できる最も低いコントラストを検出する．健常者が行っても非常に難しい検査である．

置が市販化されているが，コントラスト感度測定法や薄暮時視機能評価については未だ国際的な基準がないため，各機種で使用している視標や背景輝度が様々であり測定結果の単純な比較はできないので注意が必要である．

いずれの機種にも共通する測定時の注意点として，暗順応を行ってから検査を行うこと，また暗所では屈折が近視側に推移する（夜間近視）ので，症例ごとに－0.5～－1.5 D 程度の追加矯正を行ってから測定する必要がある．

Ⅳ 高次収差

波面センサーは眼球全体の光学特性を評価できるため，網膜像をシミュレーションして視機能を推測することができる．トプコン社のKR-1 W に代表されるプラチドリングタイプの角膜トポグラファーを内蔵した複合機では，眼球全体の収差をHartmann-Shack 波面センサー，そして角膜前面収差を角膜トポグラファーで同時測定し，これらを差し引きすることにより内部収差（角膜後面＋水晶体）を算出することができる．このような眼

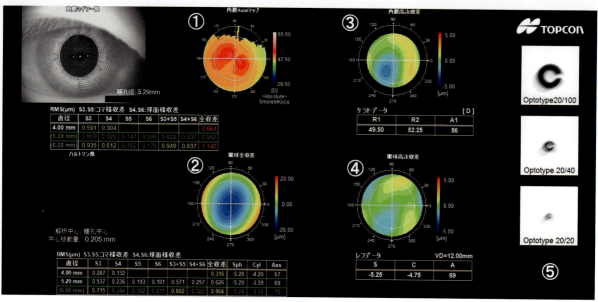

図14 円錐角膜の波面収差解析結果(右眼)

まず角膜axialマップ(①)をみると強い暖色系となっており角膜屈折力が非常に強いことがわかる(角膜が前方に突出している). 眼球全収差マップ(②)は低次収差と高次収差を合わせた表示であるが, 真ん中が強い寒色となっており, 中央の波面が遅れていることを示している. これは近視眼に特徴的な所見であり, 近視が強くなるほど寒色も強くなる. 角膜高次収差マップ(③)では下方が寒色, 鼻側から上方にかけて暖色となっており, 軸がやや斜めにずれてはいるが上下方向のコマ収差(垂直コマ)が大きいことを示している. 眼球高次収差マップ(④)は眼球全体(角膜収差＋内部収差)の高次収差量を表示したものであるが, やはり上下方向のコマ収差が目立つ. ランドルト環のシミュレーション像(⑤)では斜め下方に尾を引く像の滲みが確認され, これは円錐角膜に特徴的な所見である.

球のパーツごとの評価は白内障診療にも広く応用されるようになってきた. 以下に使用例を提示する.

1. 円錐角膜の評価

円錐角膜の診断に角膜形状解析が有用であることはいうまでもないが, 波面収差解析により網膜像をシミュレーションすると患者の見え方がイメージできて非常にわかりやすくなる. 円錐角膜眼では突出した角膜下方の波面が遅れるため垂直コマ収差の増加が典型的な所見となり(図14), シミュレーションでは下方に尾を引く網膜像となる. またハードCL装用により網膜像が著明に改善することも確認できる[1].

2. 白内障の評価

我々がスリットランプで観察している水晶体の混濁は, いわゆる後方散乱である. 後方散乱は視機能と直結せず, これを観察するだけでは患者の愁訴を十分に理解することはできない. スリット所見の割に視力が良好であったり自覚症状に乏しいということは日常しばしば経験する. 逆にスリット所見上は軽度でも強い羞明や霧視を訴える場合もあり, 患者の愁訴が白内障で説明可能か否かの判断に困ることもある. このようなケースでは波面収差解析を行うと有用なことが多い.

核白内障では程度に応じて負の球面収差が増大することが知られている[2]. 屈折率の高い核の部分では波面が遅れるため周辺部を通過する波面との間に差が生じるためである. 一方, 皮質白内障では正の球面収差をとることが多い[2]. 各高次収差成分が単独で増加するだけでも網膜像は悪化するが, いくつかの成分が組み合わさると単眼複視の症状が出現することが知られている(図15). 例えば, 球面収差(C_4^0)と矢状収差(trefoil)(C_3^{-3})が合併すると網膜像が三重になることが示されている[3]. また若年者の皮質白内障では混濁が強くなくても単眼二重視を訴えることがあり[4], 正の球

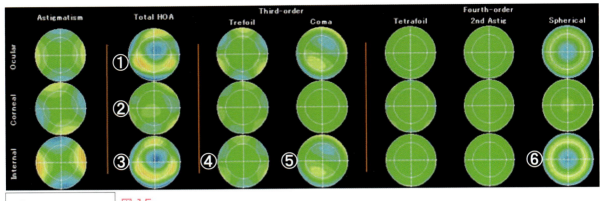
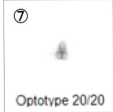

図15
核白内障における波面収差解析結果
a：コンポーネントマップ
上段が眼球収差（ocular），中段が角膜収差（corneal），下段が内部収差（internal）であり，様々な収差成分に対してパーツごとの収差マップが提示されている．この症例では眼球全体の高次収差（total HOA）が増加しているが（①），角膜高次収差は小さいので（②），内部収差の増加に起因していることがわかる（③）．内部収差の増加を成分別にみてみると，trefoil（矢状収差，④）とcoma（コマ収差，⑤），spherical（球面収差，⑥）の増加が顕著である．

b：ランドルト環シミュレーション像
三重視が明らかである（⑦）．高次収差成分の相互作用により像の分離が生じ，二重視や三重視となることが知られている．

面収差（C_4^0）と二次乱視（secondary astigmatism）（C_4^{-2}）の合併でも像の分離を生じることがシミュレーションで明らかにされている．このように高次収差はその組み合わせにより単眼多重視を生じ，強い自覚症状をもたらす可能性がある．

比較的初期の白内障でも高次収差が明らかに増大している場合があり診断の一助となる．また手術適応に関しても客観的な根拠のもとに決定できる．さらにランドルト環シミュレーション像は患者へ説明する際にも重宝するなど，白内障診療における波面収差解析の有用性は高い．他の白内障病型における高次収差変化については割愛するが，病型によって特徴が異なるので注意が必要である．

3．IOLの評価

IOL評価においても波面収差解析は広く応用されている．例えばトーリックIOLの術後評価を行う場合，波面収差解析では眼球全体の乱視はもちろんのこと角膜乱視と内部乱視が一元的に求められるため，トーリックIOLの乱視矯正効果やミスアライメントの検出が容易である[5]．IOL偏位や傾斜の定量評価にも極めて有用である（図16）．

4．ドライアイの評価

ドライアイ診療においては連続波面収差解析がお勧めである．実際にドライアイ患者において1秒ごとに10回（10秒間）連続測定した結果を図17に示す．時間経過とともにランドルト環のシミュレーション像の滲みが大きくなっているが，涙液が徐々にドライアップし眼表面の均一性が低下するためと考えられている．シェーグレン症候群のように涙液が元々枯渇しているような症例においては開瞼直後から高次収差が大きく，継時的な変化はあまりみられないことも多いが，ショートBUT（break up time）ドライアイなど涙液安定性が低下しているような症例では収差の動的な変化が特徴的で病態の理解に役立つ．

5．その他

スリットランプや眼底検査でわからない様々な光学所見の取得にとどまらず，患者の視機能をシミュレーションできるので，バラエティーに富んだ患者の愁訴を理解するのに極めて有用である．最近ではoptiwave refractive analysis（ORA）シス

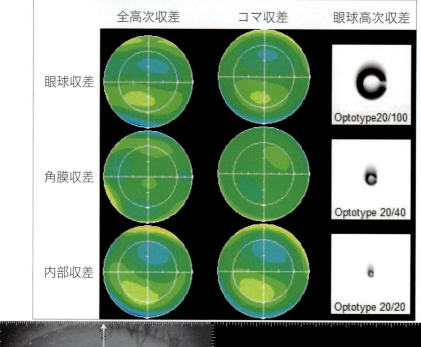

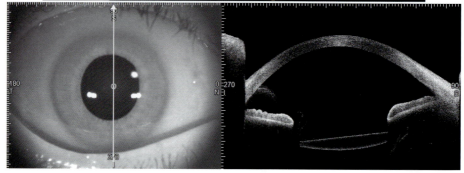

図16　IOL傾斜

a：波面収差解析結果
上段の眼球収差では垂直方向の高次収差（寒色と暖色の混在）が出現しており，中段の角膜収差は小さい（緑色に近い）が，下段の内部収差は大きいことから，眼球収差の増加は内部収差に起因していると考えられる．また左列の全高次収差と中列のコマ収差のパターンが非常に類似していることから，全高次収差の増加はコマ収差に由来することがわかる．また右列のランドルト環シミュレーション像では上方に尾を引くような滲みを生じている．

b：前眼部OCT所見
左図に示すように上下方向でスキャンすると右図のような断面像（右が上方，左が下方）が得られる．虹彩の間にIOLが描出されているが，上方の虹彩よりも下方の虹彩との距離が大きく，IOLの下方が奥（硝子体側）に傾斜していることが確認できる．

テムという術中リアルタイムに収差情報を取得・表示する装置が開発され，臨床応用されるに至っている[6]．この機能は，例えばLASIK眼や円錐角膜眼など術前のIOLパワー計算が難しい症例において，術中診断を行うことにより手術精度を高める効果が期待できる．

V　おわりに

以上，視力，コントラスト感度，高次収差に関して，最新情報を交えながら日常診療での活用法についてまとめた．平成30年度診療報酬改定ではコントラスト感度検査が新設されたが，精密に視

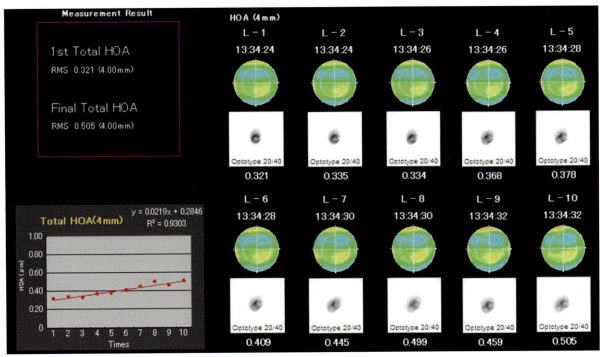

図17 ドライアイの連続波面収差解析結果

1秒ごとに10回(10秒間)連続測定した結果を示している．左下のグラフにその経時変化が表示されるが右肩上がりに高次収差が増加していることがわかる．またランドルト環のシミュレーション像でも徐々に滲みが大きくなっている．開瞼後に涙液が徐々にドライアップするために眼表面の均一性が失われ，このような現象が生じると考えられている．

機能を評価する重要性が認められた結果といえる．診療器機や検査法のさらなる進歩により，今後ますます詳細な視機能評価や眼球光学特性評価が可能となるだろう．患者の愁訴を深く理解し，高いQOVを提供するためにも，本稿で紹介した検査法を日常診療に積極的に取り入れることをお勧めする．

(平岡孝浩)

文献

1) 前田直之，西田幸二，湖崎 亮ほか：治療法選択のための新しい前眼部画像診断法．日眼会誌，115：297-323，2011．
2) Kuroda T, Fujikado T, Maeda N, et al：Wavefront analysis in eyes with nuclear or cortical cataract. Am J Ophthalmol, 134：1-9, 2002.
3) Fujikado T, Kuroda T, Maeda N, et al：Wavefront analysis of an eye with monocular triplopia and nuclear cataract. Am J Ophthalmol, 137：361-363, 2004.
4) Fujikado T, Shimojyo H, Hosohata J, et al：Wavefront analysis of eye with monocular diplopia and cortical cataract. Am J Ophthalmol, 141：1138-1140, 2006.
5) 二宮欣彦，小島啓尚，前田直之：トーリック眼内レンズによる乱視矯正効果のベクトル解析．臨眼，66：1147-1152, 2012.
6) Ianchulev T, Hoffer KJ, Yoo SH, et al：Intraoperative refractive biometry for predicting intraocular lens power calculation after prior myopic refractive surgery. Ophthalmology, 121：56-60, 2014.

I 外来診療における検査機器の上手な使い方

2 前眼部OCT ①角膜・水晶体

日常診療でのポイント―私の工夫―
- ☑ 前眼部OCTは角膜潰瘍や角膜移植後など，角膜形態を前後方向に観察・記録する際に適している．
- ☑ 正常眼から重症例まで幅広い角膜疾患に対して，角膜前後面の形状解析が可能である．
- ☑ 水晶体の詳細な観察が可能で，特殊な白内障の術前検査において後嚢や前部硝子体膜の形態評価に有用である．

I はじめに

角膜や水晶体の検査方法としては細隙灯顕微鏡を用いた観察がゴールドスタンダードであり，安価で汎用性に富むことが特徴である．ただし，正確な所見を得るにはある程度の習熟が必要であることや，可視光を使用するために患者の羞明が強いこと，所見をカルテに記載する際に検者の主観が入ること，前眼部写真に残す際には前後方向の情報が損なわれることなど，いくつかの欠点がある．

前眼部光干渉断層計(optical coherence tomography；OCT)は赤外光により角膜や結膜，強膜，前房隅角，水晶体など前眼部構造の断面像を取得する検査装置である．短時間かつ非接触での撮影により，角膜全体の断面情報を記録することができ，取得したデータを3次元的に解析することも可能である．また，近年では高侵達OCTの登場により角膜前面から水晶体後面までの同時撮影も可能となったため，撮影対象となる適応疾患が拡大した．本稿では，代表的な前眼部OCTとしてCASIAおよびCASIA2(トーメーコーポレーション製)を例に挙げ，従来の細隙灯顕微鏡や前眼部写真と比較しながら，臨床的にどう使えばよいのか解説する．

II 機器の使い方

一般的に使用されるスキャンモードは，2秒前後の測定時間で全周360°を128断面で詳細に撮影する方式である．撮影後に任意の断面を選択して病変を詳細に観察したり，3次元的な観察を行ったりすることが可能である．図1にCASIA2で撮影した正常眼の断層像を示す．CASIA2は高侵達前眼部OCTであり，測定範囲が広く焦点深度も十分であるため，角膜前面および後面，前房隅角や水晶体，前部硝子体腔が鮮明に描出される．

各種形状解析のために撮影断面を16枚に絞り，0.3秒という短時間でスキャンするモードも汎用性が高い．CASIAは角膜形状解析機能のみ搭載しており，CASIA2は角膜だけでなく水晶体や眼内レンズ(IOL)の形態計測機能も搭載している．CASIA2を用いて形態計測を行う場合，測定範囲および焦点深度の関係上，有水晶体眼では角膜形状解析と水晶体形態計測を別のモードで撮影する必要があり，IOL眼では角膜形状解析用の撮影データからIOL形態計測が可能であるため分けて撮影する必要がない．

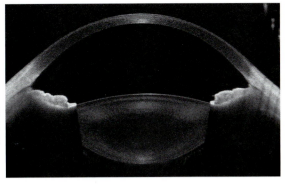

図1
正常眼（CASIA2で撮影）
CASIA2は高侵達前眼部OCTであり，角膜前面から水晶体後面まで1枚におさめることが可能で，深部の情報まではっきりと観察することができる．

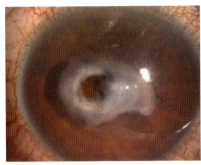

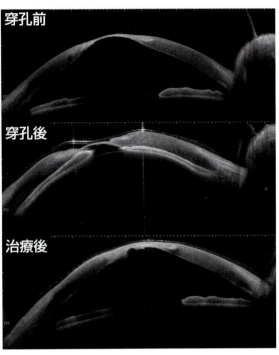

a|b

図2
角膜潰瘍の症例
前眼部写真は平面的な観察に向いており，血管侵入の有無や混濁の広がりを評価することが可能である．一方，前眼部OCTは角膜の前後方向の観察に向いており，角膜の微細な厚みの変化を評価するのに適している．本症例では角膜穿孔を合併し，SCL装用を併用した保存的治療により穿孔部の閉鎖が得られた．前眼部OCTを用いて病変部の厚さを詳細に観察することで，正確な治療効果判定が可能であった．
 a：前眼部写真
 b：CASIA像

III 機器の使い分け

1. 角膜断面検査

　角膜断面検査のゴールドスタンダードは細隙灯顕微鏡であるが，角膜浮腫や角膜潰瘍，角膜移植後など，角膜を前後方向に観察して経時的変化を追う際には，前眼部OCTが非常に使いやすい．この場合，2秒程度かけて詳細にスキャンするモードで撮影し，病変の特徴をよく捉えている断面像を選択して保存するとよい．また，経時的変化を評価する場合には，診察ごとにほぼ同じ位置（角度）の断面像を保存しておくことに注意する．
　図2は角膜潰瘍の症例で，角膜穿孔を合併したためにソフトコンタクトレンズ（SCL）装用を併用して保存的治療が行われた．前眼部OCTを用いて病変を前後方向に評価することで，正確な治療効果判定が可能であった．前眼部写真だけではここまで詳細な描出は困難であり，混濁組織の微細な変化を捉えられるのは前眼部OCTの強みであろう．ただし，前眼部OCTは正面からの観察や色調評価が困難であり，平面的な情報として細胞浸潤や血管侵入の程度，混濁部位の広がり方などはほとんどわからないため，前眼部写真も併せて撮影しておくことをお勧めする．
　近年，角膜移植の分野では角膜パーツ移植が普及しており，角膜内皮移植をはじめ表層移植や深層層状角膜移植などが施行されている．これらの手術が成功するためには移植片とホスト角膜が隙

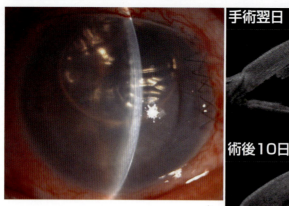

図3
角膜内皮移植術後の症例
前眼部写真では角膜混濁の状態や移植片の偏心，前房内ガスの量などの評価に適している．一方，OCT断面像ではホスト角膜と移植片の接着が非常にわかりやすい．本症例では手術翌日から間隙を認めたため，前眼部OCTで経過を追いながら複数回の前房内ガス注入を行い，最終的に移植片の生着およびホスト角膜の浮腫の改善を得た．
a：前眼部写真
b：CASIA像

間なく接着している必要があり，術後診察においてもその点を念入りに見定めなくてはならない．通常の細隙灯顕微鏡でもある程度の評価が可能であるが，ホスト角膜や移植片が混濁していると詳細な観察が困難なうえ，所見として残しづらいこともあり，前眼部OCTによる観察が欠かせない．図3に角膜内皮移植後に複数回の追加処置を要し，治療に苦慮した症例を提示する．前眼部写真でもスリット光を用いることでホスト角膜と移植片の間隙を描出することができるが，スリット光の幅や照射角度などの撮影条件が変わると所見も異なって見えるため，経時的変化を正確に判断することは困難である．前眼部OCTを経時的に撮影することで移植片の状態を評価し，適切なタイミングで追加処置を施行することができた．これまでは先進医療での検査項目であったが，有用性が評価されたため2018年4月からは角膜移植後眼に対する前眼部3次元画像解析が保険収載された．

2．水晶体断面検査

水晶体断面検査のゴールドスタンダードも角膜と同様，細隙灯顕微鏡であり，通常の白内障症例の混濁評価は細隙灯顕微鏡や前眼部写真で十分である．しかし，特殊症例の術前検査にCASIA2を用いると，手術合併症リスクを評価するうえで有益な情報を得ることができる．例えば，後極白内障や水晶体異物の症例では水晶体後嚢形態を観察し，後嚢破損のリスクを推測することが可能である．また，強度近視症例などで前部硝子体剝離を認めた場合，後嚢誤吸引のリスクが高いことを意識して手術に臨むとよい．

図4に後極白内障の症例を示す．CASIA2を用いると混濁の後方にある水晶体後嚢の連続性を確認可能であり，その所見通り合併症なく手術を完遂できた．また，図5はワイヤーによる穿孔性眼外傷の症例である．細隙灯顕微鏡にてワイヤーが角膜を貫通し水晶体まで至っていることが確認できたが，患者の羞明が強く異物周辺の水晶体は混濁していたため後嚢形態の評価は困難であった．一方，CASIA2では羞明を伴わずに検査可能であり，3次元画像を任意の角度から観察することでワイヤー先端が水晶体後嚢まで至っていないことが確認可能であった．いずれの症例も細隙灯顕微

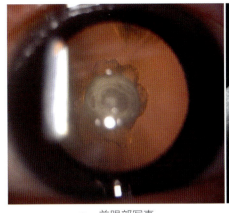
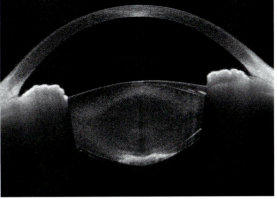

a．前眼部写真　　　　　　　　　　b．CASIA2 像

図4　後極白内障の症例

水晶体後極に限局した混濁を認めた．前眼部OCTでは高輝度部位を通して後囊形態が観察可能で，明らかな変形を認めなかった．その所見通り術中合併症を生じることなく白内障手術を完遂できた．

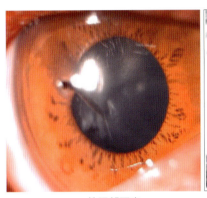
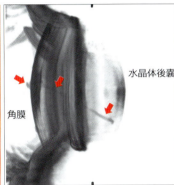
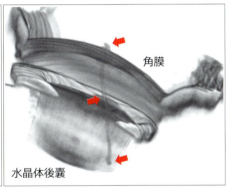

a．前眼部写真　　　　　　　　　　b．CASIA2 3D 像

図5　ワイヤーによる穿孔性眼外傷の症例

ワイヤーが角膜を貫通し水晶体を損傷した症例．細隙灯顕微鏡にて水晶体前囊の損傷は確認できたが，水晶体後囊など深部の状態は評価困難であった．CASIA2の3D表示機能を利用して任意の角度から観察することで，ワイヤー（赤矢印）が水晶体内で止まり，後囊まで至っていないことを確認することができた．

鏡による検査だけでは不十分であり，前眼部OCTが術前検査に有用であった．

3．バイオメトリー

日々の臨床において，前眼部のバイオメトリーとして最も汎用されているのは角膜形状解析である．検査装置としてはプラチド型が一般的であるが，角膜前面形状の測定にとどまること，ドライアイや角膜不正乱視の強い症例では測定精度が低いことなどの欠点がある．前眼部OCTでは断面像から得られる角膜前後面の高さ情報を立体構築することで角膜形状解析を行うことが可能であり，後面形状についての情報も得られることからプラチド型の欠点を補うことができる．正常眼や円錐角膜眼の角膜後面形状を測定する臨床的意義が明らかになっており[1]〜[3]，従来の角膜形状解析だけでなく前眼部OCTによる検査を併用することが理想的である．

また，高侵達前眼部OCTの登場により，水晶体のバイオメトリーも標準的に利用可能となっている．すでに水晶体の曲率半径，傾斜，偏心などの形態解析パラメータは参照可能であり，今後は水晶体内部の輝度情報から混濁の定量化も実現すると思われる．これからの研究次第ではあるが，水晶体形態や内部輝度の情報から高精度な眼内レ

ンズ計算式の作成および手術難易度の推測なども可能となると思われ，高侵達前眼部OCTが白内障術前のルーチン検査に導入されるようになるかもしれない．

IV おわりに

前眼部OCTは簡便な撮影により前眼部断面像を取得可能である．平面的な観察や色調評価という点においては従来の細隙灯顕微鏡や前眼部写真に劣るものの，高解像度であること，混濁組織に強いこと，深部の情報も詳細に描出されること，記録に残しやすいことなど，優れている点が非常に多い．本稿で紹介したのはほんの一部に過ぎないが，外来に導入することで診療の質が向上し，診察も円滑に進むようになると考えられるため，ぜひ上手に活用していただきたい．

(上野勇太)

文献

1) Ueno Y, Hiraoka T, Beheregaray S, et al : Age-related changes in anterior, posterior, and total corneal astigmatism. J Refractive Surgery, 30 : 192-197, 2014.
2) Nakagawa T, Maeda N, Kosaki R, et al : Higher-order aberrations due to the posterior corneal surface in patients with keratoconus. Invest Ophthalmol Vis Sci, 50 : 2660-2665, 2011.
3) 糸井素純：円錐角膜の進行．IOL & RS, 29：67-72, 2015.

すぐに役立つ眼科日常診療のポイント—私はこうしている—

I 外来診療における検査機器の上手な使い方

2 前眼部OCT ②緑内障

日常診療でのポイント—私の工夫—
- ☑ 患者自身の前眼部画像を供覧することで，病状の理解度アップ
- ☑ 非接触検査なので，患者にも検査スタッフにも低ストレスで，術後早期から施行可能
- ☑ 濾過手術後の濾過胞内深部構造，各種緑内障手術後の微小毛様体脈絡膜剥離，チューブシャント手術後のチューブ確認は，細隙灯顕微鏡検査では評価困難で前眼部OCTの恩恵が大きい．

I はじめに

緑内障診療において，隅角検査を主とした細隙灯顕微鏡による前眼部検査は必須であるが，画像を記録し定量的評価も可能な診断機器を補助診断に用いることは，緑内障診療情報の客観化・共有化の面からも有用である．緑内障診療ガイドライン第4版においても，隅角検査の補助診断に有用な検査機器として，超音波生体顕微鏡(ultrasound biomicroscopy；UBM)と前眼部光干渉断層計(前眼部 optical coherence tomography；OCT)の2つが挙げられている[1]．

接触検査であるUBMと異なり，前眼部OCT検査は非接触検査によって，角膜・隅角・虹彩・水晶体などの画像を取得することができる．前眼部OCT検査には，一般的な後眼部用OCT(眼底用OCT)機器に前眼部画像取得用のアタッチメント(モジュール)を取り付けて前眼部OCT画像を撮影する方法と，前眼部専用OCT機器を用いる方法がある．当施設では緑内障診療の補助診断に，前眼部専用OCTを用いており，本稿ではその使用経験をお示しする．

II 前眼部専用OCTを緑内障診療の補助診断に用いる利点

2018年1月現在，国内で診療に使用可能な唯一の前眼部専用OCT機器(CASIA2，トーメーコーポレーション製)は，使用光源の中心波長が1,310 nmで，通常の眼底用OCT機器に比べて長波長であり，高い組織深達性を実現している．また，スウェプトソース方式(SS-OCT)を採用しているため撮影速度がより高速で，深部方向での感度低下が少なく，角膜から水晶体後面までの全体像を同一に近い画質で描出することができる．高速画像取得の恩恵として，「短時間で同一箇所の画像を多数取得し加算平均することで，ノイズの少ない鮮明なBスキャン画像を構築できる」点と，「短時間で広範囲の画像を取得し，3次元前眼部画像を構築できる」点が挙げられる．

図1に，筆者自身の隅角毛様体をUBMで撮影した画像(図1-a)，眼底用スペクトラルドメイン方式OCT(SD-OCT)＋前眼部アタッチメントで撮影した画像(図1-b)，前眼部専用SS-OCTで撮影した画像(図1-c)を示す．超音波を使用するUBMに比べ，眼底用SD-OCTによる画像では毛様体の描出が不十分である．一方，前眼部専用SS-OCTは非接触検査でありながら，毛様体も評

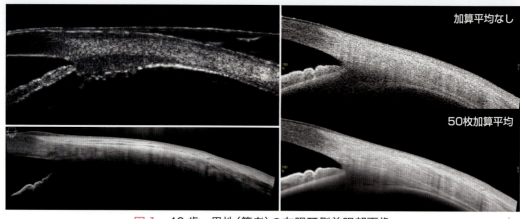

図1　40歳，男性（筆者）の左眼耳側前眼部画像
a：超音波生体顕微鏡（UBM）では，虹彩裏面や毛様体突起まで明瞭に描出されている．
b：眼底用SD-OCT（中心波長840 nm）＋前眼部撮影用アタッチメントで撮影した画像．
c：前眼部専用SS-OCT（中心波長1,310 nm）画像．Bスキャン画像1枚（上）よりも，50枚加算平均画像（下）で，組織間の境界所見が明瞭に描出されている．

価可能なレベルで描出可能であり，検者・被検者双方にとってストレスが少ない．

III　私の実際の使い方

1. 隅角検査の補助診断と，患者への説明時の画像供覧

隅角鏡検査は，緑内障診療において必要不可欠である．周辺部前房深度や隅角開大度の検査・記載法には，van Herick法や，Shaffer分類・Scheie分類があるが[1]，いずれも主観的・定性的記録となる．前眼部OCT機器を用いることにより，非接触検査で前房・隅角の形状を客観的に記録でき，前房深度や隅角パラメータを定量的に評価することもできる．

特に現行の前眼部専用SS-OCTは，Bスキャン画像最大撮影範囲が水平16 mm×奥行13 mmとUBMに比べて広く深く，1枚のBスキャン画像から，両サイドの隅角パラメータだけでなく，中心角膜厚・前房深度・水晶体因子パラメータ・虹彩パラメータなど，緑内障診療に役立つ多彩なパラメータが，半自動で定量される（図2）．全周隅角を短時間で撮影した後，画像的隅角閉塞範囲の割合を算出する解析ソフトも内蔵されている[2]（図2-a-3，b-3）．

紙面の都合上，各パラメータの解説は割愛するが，眼底用SD-OCT＋前眼部アタッチメントで計測した隅角パラメータと前眼部専用SS-OCTで得られた隅角パラメータは，よく対応したという報告もある[3]．

原発閉塞隅角症疑い・閉塞隅角症や閉塞隅角緑内障の患者には，視機能異常の自覚がない患者も多く，病状を説明しても理解が得られずに苦労することがしばしばある．このような場合でも，経験上患者自身の前眼部OCT検査結果を供覧しながら説明すると，自身がどれほど「正常ではない」状態であるか，理解して頂きやすい．

2. 濾過手術後の濾過胞・強膜弁の評価

濾過手術後の濾過胞評価は重要であり，従来は細隙灯顕微鏡検査所見により行われてきたが，やはり主観的・定性的評価であるため，修練した評価者でないと結果がばらつく恐れがある．UBM所見による分類[4]も用いられてきたが，UBMは接触検査であるため，濾過手術後早期に施行するには，侵襲性が比較的高い検査となる．

これに対して，前眼部SS-OCT検査は細隙灯顕微鏡では評価困難な濾過胞の内部構造や強膜弁下の房水濾過経路の評価を低侵襲で行うことができ，非接触検査であるため，術後早期であっても施行しやすい（図3，4）．他施設からは，術後早

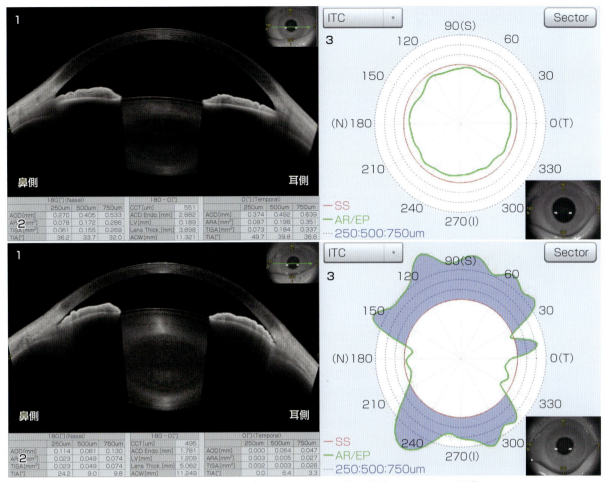

図2 正常眼と原発閉塞隅角症疑い眼の前眼部専用SS-OCT画像

前眼部水平断Bスキャン画像(a-1, b-1)を定性的に比較するだけでも，前房深度・隅角開大度・水晶体厚などの差が一目瞭然である．1枚の画像から，耳側・鼻側の隅角，角膜水晶体に関する多彩なパラメータが半自動で定量される(a-2, b-2)．ラジアルスキャンにより360°全周の画像を取得し，画像的閉塞隅角(iridotrabecular contact；ITC)の範囲を半自動で評価することもできる．ただしITCが器質的周辺虹彩前癒着か機能的閉塞隅角かの鑑別には，接触検査である(圧迫)隅角検査を必要とする．筆者の眼はITC index 0.0%(a-3)．原発閉塞隅角症疑い眼では上下を中心にITCが広く認められた(ITC index 77.5%；b-3)が，圧迫隅角検査で機能的閉塞隅角と診断された．

a：40歳，男性(筆者)，眼軸長23.82 mm
b：62歳，女性，眼軸長21.30 mm

期に前眼部専用SS-OCTで記録した濾過胞の3D画像所見に基づいた，濾過手術予後予測の可能性を示す結果も報告されている[5]．

3. 濾過手術後・流出路再建術後の微小毛様体脈絡膜剥離の評価

濾過手術後，濾過胞形状が不良に見えても良好な眼圧下降が維持される症例があり，そのような症例では lake under the scleral flap(LUSF)や ciliochoroidal detachment(CCD)がしばしば確認されると報告されている[6]．自施設での検討では，トラベクトーム®(NeoMedix製)を用いた房水流出路再建術眼内法でもしばしば一過性のCCDが認められる[7]．LUSFやCCDは細隙灯顕微鏡検査では決して確認できない一方で，術後眼圧経過と関連し得るため，組織深達性の高い前眼部専用SS-OCT検査を用いて本所見の有無を評価することは重要と考えている．

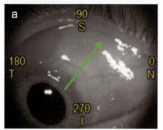
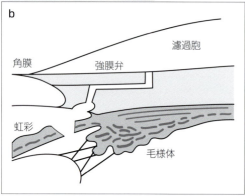
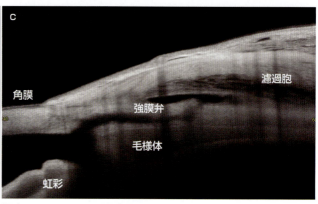

図3 濾過手術後の前眼部専用SS-OCT画像(断層スキャン)

50歳,男性.右眼濾過手術(線維柱帯切除術)後1.5か月,眼圧8 mmHg
a:前眼部の近赤外画像.緑線の箇所の断層Bスキャン画像を多数枚取得
b:濾過胞Bスキャン画像の模式図
c:濾過胞Bスキャン画像(50枚加算平均).非接触で前房・強膜弁下から結膜下への房水濾過経路,濾過胞内部構造が評価できる.

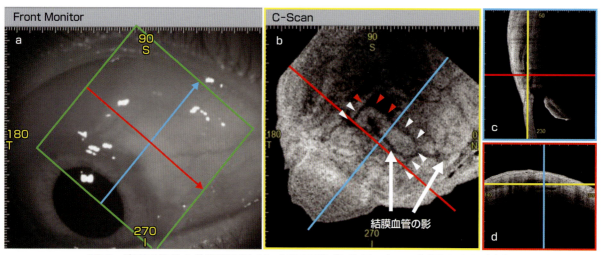

図4 濾過手術後の前眼部専用SS-OCT画像(3次元スキャン)(図3と同症例)

50歳,男性.右眼濾過手術後1.5か月,眼圧8 mmHg
a:前眼部の近赤外画像.緑四角の範囲をスキャンし,3次元的画像情報を取得
b〜d:3次元画像から切り出した断層像.aの水色線・赤色線の箇所に該当する断層像がそれぞれc,dに相当する.c,dの黄色線の箇所に該当する断層像がbに相当する.bでは,強膜弁(四角弁)の縁が一部確認でき(矢頭),房水が主に上側・円蓋部側の角(赤矢頭)から結膜下に漏出していることが示唆される.

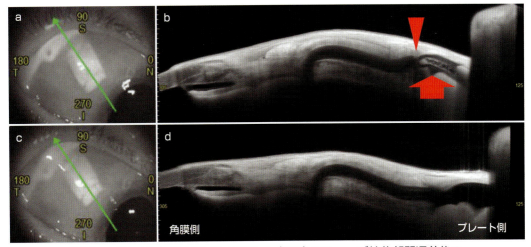

図5 バルベルト緑内障インプラント（BGI）のチューブ結紮部開通前後の前眼部専用SS-OCT画像

77歳，男性．右眼白内障手術後の眼外傷で，眼内レンズ摘出＋硝子体手術施行後に続発性緑内障をきたし，複数回の緑内障手術を施行されたが眼圧下降が維持できず，BGIを用いたチューブシャント手術を施行された．術中に自然吸収糸によるチューブの完全結紮を施行した．

前眼部画像で，チューブを被覆する保存強膜と，円蓋部のプレートが一部確認できる（a，c）．チューブ開通前は，結紮部位（b矢頭）よりプレート側に，高輝度のチューブ内沈着物が確認できる（b矢印）．開通後はチューブ径が均一になり，プレート側のチューブ内沈着物も消失している（d）．

a，b：チューブ開通前．緑内障点眼3剤使用して，眼圧は28 mmHg
c，d：チューブ開通後．緑内障点眼使用なしで，眼圧は12 mmHg

4. ロングチューブシャント手術後のチューブ開通評価

難治緑内障に対する観血的手術として，チューブシャント手術（プレートがあるもの）があり，日本国内では2018年1月時点で，バルベルト緑内障インプラントとアーメド緑内障バルブの2種類が承認されている．このうちバルベルト緑内障インプラントには調圧弁がないため，術後早期の低眼圧予防目的でチューブを自然吸収糸で完全結紮する術式がある．この場合，術後の結紮糸自然吸収によりチューブ自然開通が得られると，眼圧の下降が期待される．前眼部専用SS-OCTを用いると，チューブ結紮箇所を比較的鮮明に描出することができることが多く[8]，術後経過観察に有用な検査の1つとして位置付けている（図5）．

IV おわりに

隅角パラメータについては，正常からの逸脱度判定用の正常眼データ収集が前眼部専用SS-OCT機器を用いて現在進められており，同機種による濾過胞評価についても，丈や範囲だけでなく，濾過胞内部のOCT信号強度定量ソフト開発が進められていると聞いている．今後の展望として，検査機器が示す結果を決して盲信してはならないが，前眼部OCTが角膜や白内障の分野だけではなく，緑内障診療においても，今後さらなる知見を深める手助けをしてくれることを期待したい．

（中西秀雄）

文献

1) 日本緑内障学会緑内障診療ガイドライン作成委員会：緑内障診療ガイドライン（第4版）．日眼会誌，112：5-53，2018．
2) Ho SW, Baskaran M, Zheng C, et al：Swept source optical coherence tomography measurement of the iris-trabecular contact (ITC) index：A new parameter for angle closure. Graefe's Arch Clin Exp Ophthalmol, 251：1205-1211, 2013.

3) Xu BY, Mai DD, Penteado RC, et al : Reproducibility and agreement of anterior segment parameter measurements obtained using the CASIA2 and spectralis OCT2 optical coherence tomography devices. J Glaucoma, 26 : 974-979, 2013.
4) Yamamoto T, Sakuma T, Kitazawa Y : An Ultrasound biomicroscopic study of filtering blebs after mitomycm C trabeculectomy. Ophthalmology, 102 : 1770-1776, 1995.
5) Kojima S, Inoue T, Nakashima K, et al : Filtering blebs using 3-dimensional anterior-segment optical coherence tomography : a prospective investigation. JAMA Ophthalmol, 133 : 148-156, 2015.
6) Hamanaka T, Omata T, Sekimoto S, et al : Bleb analysis by using anterior segment optical coherence tomography in two different methods of trabeculectomy. Investig Ophthalmol Vis Sci, 54 : 6536-6541, 2013.
7) Akagi T, Nakano E, Nakanishi H, et al : Transient ciliochoroidal detachment after ab interno trabeculotomy for open-angle glaucoma : A prospective anterior-segment optical coherence tomography study. JAMA Ophthalmol, 134 : 304-311, 2016.
8) Akagi T, Uji A, Yoshimura N : Glaucoma tube changes after suture lysis assessed by high-resolution anterior segment optical coherence tomography. JAMA Ophthalmol, 134 : e153674, 2016.

すぐに役立つ眼科日常診療のポイント―私はこうしている―

I 外来診療における検査機器の上手な使い方

3 角膜形状解析（ケラトメータも含めて）

> **日常診療でのポイント―私の工夫―**
> ☑ 各種角膜形状解析装置の原理と特性を知っておく．
> ☑ 検査の際は，アライメントを含め，複数回行い再現性を確認する．
> ☑ 細隙灯顕微鏡検査で異常がないのに患者が見え方に異常を訴える場合は，積極的に角膜形状解析を行う．

I はじめに

　現在の角膜形状測定装置は，角膜前面のみの解析であるプラチド写真をもとに解析を行う装置と，光学断面を撮影し角膜の高さ情報を取得し角膜前後面の解析や角膜厚マップの作成が可能な装置に大別できる．前者は，オートケラトメータやプラチド角膜トポグラファーが属し，後者は原理にスリット光を使用したものはスリットスキャン角膜トモグラファー，光干渉断層計（optical coherence tomography；OCT）を使用したものは光干渉角膜トモグラファーと呼べる（表1）．本稿では，それぞれの角膜形状解析装置における原理と適応，検査目的について述べさせていただく．

II 各装置の原理と特徴

1. オートケラトメータ

原理：最も一般的に使用され，なじみがある角膜形状解析装置である．原理は，角膜前面にリング照明を投影し，角膜前涙液層の反射で生じるプルキンエ-サンソン第1像（マイヤー像）の大きさから，角膜傍中央3 mm領域における直交する強弱主経線の角膜曲率半径を測定し，keratometric index（1.3375）を用いて角膜屈折力を算出する[1]．

角膜屈折力は正常でおよそ43±1 Dであるので，40〜46 Dの範囲にあるかをチェックする．検査時にマイヤーリングが角膜前涙液層に正しくフォーカスしていることが大変重要で，眼内レンズ（IOL）の最小単位は0.5 Dであり，曲率半径は±0.10 mm以内の精度が必要である．

適応：オートケラトメータは，解析アルゴリズムがシンプルなのでデータの再現性がよい．また，IOLやIOL度数計算式はオートケラトメータに最適化されている．そのため，正常な角膜であれば何ら問題なく正確な測定ができる．しかし，非対称性や強弱主経線が直交していないことは検知できないため，角膜形状異常の有無と程度が定量化できないことを理解しておく．例えば，laser-assisted in situ keratomileusis（LASIK）眼では，角膜屈折力が角膜中央と測定部位で異なるため，オートケラトメータを用いてIOL度数計算を行うと誤差が生じる．また，角膜不正乱視の評価はできないので，トーリックIOLや多焦点IOLなどの高機能IOLの適応評価には不向きである．

2. プラチド角膜トポグラファー

原理：ビデオカメラを用いて撮影したマイヤー像をコンピューターに取り込み，得られた画像から自動的にリング間の距離を測定し角膜屈折力を算出する[2]．代表的な装置はTMS（topographic

表1　各種角膜形状測定装置の特徴

ケラトメータが角膜曲率半径のみ表示されるのに対して，プラチド，シャインプルーク，光干渉の各装置は，得られた画像情報がデータ処理され，カラーコードマップや指数として表示される．そのため，角膜形状異常の診断だけでなく，角膜不正乱視などの角膜光学的特性の評価が可能である．
シャインプルーク，光干渉の装置は断層像であるので，角膜厚マップや角膜後面の評価が可能である．プラチドは，TMS-5ではスリットスキャンとの複合機なので角膜後面が検査できる．
光干渉の装置は原理にOCTを用いているので，混濁した角膜でも検査可能である．
検査の再現性は，解析アルゴリズムのシンプルなケラトメータが最良である．カラーコードマップや指数はデータ処理されたものであることに留意する．

	ケラトメータ	プラチド	シャインプルーク	光干渉
測定部位	傍中央の2点	広汎	広汎	広汎
結果の出力	角膜曲率半径	マップと指数	マップと指数	マップと指数
不正乱視判定	不可能	可能	可能	可能
対象	正常角膜のみ	正常〜中等度の不正乱視	正常〜高度の不正乱視	正常〜高度の不正乱視
角膜後面	測定不可	測定可(TMS-5)	測定可	測定可
角膜厚	測定不可	測定可(TMS-5)	測定可	測定可
角膜混濁	△	△	○	◎
再現性	◎	○	△	△

modeling system)である．従来は，角膜前面屈折力の大小を疑似カラー表示するカラーコードマップを作成し，角膜屈折力をパターンとして視覚的に表示することに機能が絞られていた．TMS-5（トーメーコーポレーション製）では，スリットスキャン式との複合機となり，角膜後面の測定が可能になった．従来のセンタリングの自動補正に加え，円錐角膜の自動診断（図1）やエクタシアのスクリーニング（図2），フーリエ変換を行い角膜正乱視と不正乱視を分離できるなどの付加価値が加わり，光学的特性の評価も可能になった．以前の機種では，オートケラトメータ同様，角膜前涙液層で反射する光をマイヤー像として利用するため，マイヤーリングが正確にディジタイゼーションされているかどうかが結果を左右していた．TMS-5では，このマイヤーリングの欠損データはシャインプルーク画像からデータを補完できるようになったことも特徴である．また，涙液層の破綻によるマイヤー像の変化を経時的に解析し，涙液層の安定性を評価するtear stability analysis system（TSAS）もある[3]．

適応：プラチド角膜トポグラファーは，角膜前面の形状異常の検出に敏感である．したがって，よい適応はLASIKのスクリーニングや高機能IOLの適応評価，角膜不正乱視の検出やオルソケラトロジーレンズの効果判定などに有用で，TSASではドライアイ患者の視機能評価も行える．注意点は，TMS-4までの機種では，角膜形状異常のスクリーニングには優れるが，角膜厚や角膜後面の解析ができないこと，高度の円錐角膜のような角膜変形が高度な症例ではマイヤーリングの読み飛ばしが生じること，涙液層の破綻前後で画像が異なることを理解しておく．

3．シャインプルーク角膜トモグラファー

原理：シャインプルーク角膜トモグラファーは，細隙灯顕微鏡のようにスリット光を用いて角膜をスキャンし，得られたスリット像の角膜前後面や虹彩前面のエッジを自動検出し，前眼部の3次元構造を解析する．代表的な機種は，シャインプルークカメラを回転させ角膜断面情報を取得するペンタカム®（Oculus製）である．

適応：角膜前後面および角膜厚が評価できることに加えて，測定結果が涙液層に影響されない．Best-fit-sphere（BFS）に対する角膜前・後面の距離を示すエレベーションマップやBelin/Ambrosioエンハンスドエクタシアプログラムなどにより様々な角膜形状異常の解析に加えて，ゼルニケ解析で光学的特性も評価することができる．ま

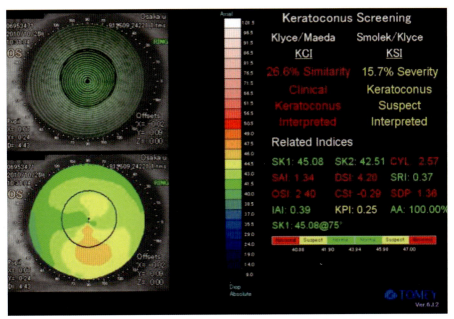

図1 TMS-5の円錐角膜のスクリーニングプログラム

エキスパートシステムを用いたKlyce/Maeda keratoconus index(KCI)では，円錐角膜の可能性が26.6%あることを示し，円錐角膜の程度を示すSmoleK/Klyce keratoconus severity index(KSI)は15.7%で，両プログラムともに本症例が円錐角膜の可能性があることを示す．

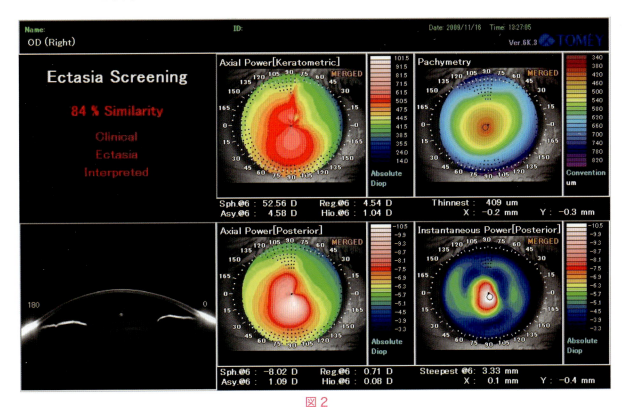

図2

TMS-5では，角膜前後面の形状解析から検討した円錐角膜やエクタシアの可能性を%表示する．

3. 角膜形状解析（ケラトメータも含めて） 29

た，前房深度測定や角膜，水晶体の混濁の定量化ができる．注意点は，測定時間が約1秒と比較的長いため，被検者の固視が悪い場合や，測定光に可視光を用いるので角膜混濁が強いと照明光による散乱により角膜の境界がディジタイゼーションされず，結果の正確性が低下する．

4. 光干渉による角膜トモグラファー

原 理：OCTは，得られた角膜断面を3次元立体構築するものである．原理の違いによりタイムドメイン式，スペクトラルドメイン式，スウェプトソース式に大別される．代表的な機種は，前眼部専用OCTとしては，スウェプトソース式で測定波長1,310 μmの光源を用いたCASIA2（トーメーコーポレーション製），後眼部用OCTに専用アタッチメントを装着し撮影するスペクトラルドメイン式で，波長840 μmの光源を用いたRTVue®-100，iVue™-100がある．

適 応：OCTは，角膜前面形状だけでなく角膜後面形状や角膜厚分布が評価できる点は，シャインプルークカメラと同様であるが，CASIA2では，測定時間が0.34秒と短いため検査時の固視不良によるアーチファクトが少ないことや，測定範囲が最大直径16 mmのため，角膜最周辺部を含めた広範囲な観察ができる．さらに，深さ方向の撮影範囲が13 mmになり，角膜から水晶体後面まで撮影できる．赤外光を使用していて組織深達度が高いため，混濁した角膜においても角膜形状解析が可能であり，角膜の内部構造の検出に優れる．検査対象としては，高度な円錐角膜の光学的特性や3次元解析を利用して全層角膜移植後の周辺虹彩前癒着の評価，DALK（深層層状角膜移植術），DSAEK（角膜内皮移植）などの角膜パーツ移植術後におけるgraft形状および光学的特性の評価，顆粒状角膜ジストロフィの沈着部位の3次元把握などに有用[4]である．OCT機種間で比較すると，測定波長による解析範囲の違いや解像度による分解能の差があるため，あらかじめ測定目的を明確にする必要がある．

III 検査目的

角膜形状解析の目的は，角膜曲率半径の測定，角膜形状異常の判定，角膜不正乱視に対する評価の3つである．角膜形状異常の診断はマップ全体による定性的解析を行い，視機能への影響は瞳孔領上のパターンを解析する．光学的特性の評価は，角膜屈折力，角膜正乱視および不正乱視に対する指数をはじめとした定量的解析を行う．

1. 角膜曲率半径の判定

角膜曲率半径の測定は，白内障手術におけるIOL度数の計算，ハードコンタクトレンズ処方時でのトライアルレンズのベースカーブの決定，トーリックIOLの適応決定における角膜乱視の評価で使用され，IOL度数決定やコンタクトレンズ処方において必須である．

2. 角膜形状異常の判定

角膜形状異常の判定は，角膜が透明であるにもかかわらず見え方に不満を訴える場合に重要である．軽度の円錐角膜やペルーシド角膜辺縁変性などの角膜形状異常をきたす疾患や，眼科手術後や角膜疾患などで二次的に生じた角膜形状異常の有無を評価する際に有用である．角膜形状異常の判定はマップ全体による定性的解析を行う．LASIK希望者のスクリーニングにおける円錐角膜の除外診断や白内障手術術前における多焦点やトーリックIOLの適応決定では，臨床上問題となる角膜形状異常の有無を確認することは大変重要である．角膜屈折力は，代表的なaxial power，局所の形状を反映するinstantaneous power，IOLの度数計算に向いているoptical powerがある．図3に正常眼のaxial powerマップを示す．マップをチェックする際は表2に示すように，"4つのA"を系統的にチェックする．円錐角膜の角膜形状解析では，axial powerマップにおける角膜前面の局所的急峻化が特徴的で[5]，角膜中央と周辺の屈折力差が大きくなる．また，強弱主経線が曲線化することもあり，これはlazy 8 figureと呼ばれる．本症のエレベーションマップでは，角膜前後

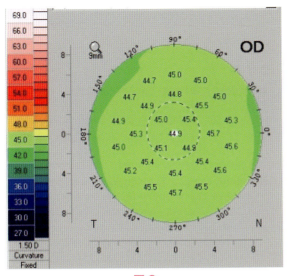

図3 正常角膜は，中央から周辺に向かい全方向でやや扁平になる．

表2 Axial powerマップをチェックする際の"4つのA"

Asphericity（非球面性） 　正常角膜は，中央から周辺に向かい全方向でやや扁平になる． Asymmetry（非対称性） 　正常角膜は，上下左右で対称パターン，左右眼は正中線に対して線対称である． Astigmatism（乱視） 　正乱視は，垂直か水平の蝶ネクタイパターンで，強弱主経線は直線で直交する． Abnormal steepening or flattening（異常な急峻化，扁平化） 　正常では異常な急峻化，扁平化を認めない．

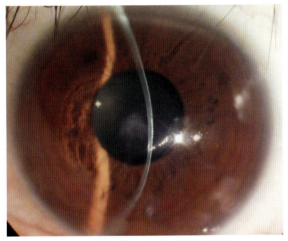

図4 円錐角膜の細隙灯顕微鏡所見
角膜下方の突出および菲薄化がある．

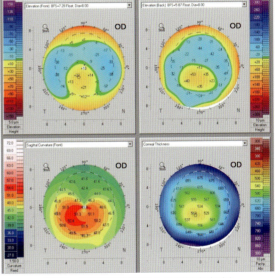

図5 軽度円錐角膜の角膜形状解析
a，bの角膜前面および後面エレベーションマップは，角膜中央やや下方が島状に前方突出している．cのaxial powerマップは角膜下方の局所的急峻化があり，角膜厚マップの最菲薄部が急峻化している部位と一致していることが見て取れる．

　　a：前面エレベーションマップ
　　b：後面エレベーションマップ
　　c：Axial powerマップ
　　d：Pachymetricマップ

面ともに島状の突出パターンとなり，この突出部位は角膜中央やや下方に位置し角膜厚マップの最菲薄部と一致する（図4，5）．

3．角膜不正乱視の評価

　眼表面は眼光学系における最大の屈折面であり，スネルの法則で説明されるように空気と角膜前涙液層の屈折率（空気1.00，角膜前涙液層1.336）の差が大きいため，角膜前涙液層の形状のわずかな変化でも，角膜屈折力は大きく変化する．すなわち，細隙灯顕微鏡検査で所見がなくても，瞳孔領の角膜形状や角膜前涙液層の性状の変化がわず

かでも存在すれば，角膜不正乱視が生じ，視機能に対して悪影響を及ぼす．そのような場合，角膜形状解析で角膜不正乱視を定量的に評価する．

Ⅳ おわりに

各機種にはそれぞれ個性があり，原理を理解して，使用目的に応じて選択する．角膜形状解析の目的は，マップによる定性的解析と指数による定量的解析を総合的に行うことにある．マップの解釈における要点は，見落としを避けるため，いつも同じ手順(asphericity, asymmetry, astigmatism, abnormal steepening or flattening)で系統的にみる習慣を身に付けることである．

（戸田良太郎）

文献

1) 前田直之：眼科診療での角膜形状の検査．日本の眼科，69：1011-1014, 1988.
2) Klyce SD：Computer-assisted corneal topography. High-resolution graphic presentation and analysis of keratoscopy. Invest Ophthalmol Vis Sci, 25：1426-1435, 1984.
3) Kojima T, Ishida R, Dogru M, et al：A new non-invasive tear stability analysis system for the assessment of dry eyes. Invest Ophthalmol Vis Sci, 45：1369-1374, 2004.
4) Maeda N：Optical coherence tomography for corneal diseases. Eye Contact Lens, 36：254-259, 2010.
5) Maeda N, Klyce SD, Smolek MK, et al：Automated keratoconus screening with corneal topography analysis. Invest Ophthalmol Vis Sci, 35：2749-2757, 1994.

I 外来診療における検査機器の上手な使い方

4 角膜内皮スペキュラー

> 🔍 **日常診療でのポイント―私の工夫―**
> - ☑ 内皮細胞密度の自動測定では細胞が正確にトレースされ，十分数がカウントされているかを確認する．
> - ☑ 内皮細胞密度に加えて，変動係数，六角形細胞出現率から内皮障害が過去に生じたのか，現在進行形であるのかを判断する．
> - ☑ 接触型内皮スペキュラーは角膜疾患の病態解明や角膜移植後の内皮移植の動態解明に有用である．

I はじめに

　スペキュラーマイクロスコープとは，鏡面観察法の原理を用いて角膜上皮ならびに角膜内皮を観察することが可能な生体顕微鏡である．一般には，角膜内皮の観察に特化した角膜内皮スペキュラーマイクロスコープ（内皮スペキュラー）のことを指す場合が多い．角膜内皮は角膜の最内層に存在する1層の細胞群で，デスメ膜を基底膜として六角形の細胞が敷石状に配列し角膜後面を埋め尽くしている．バリア機能とポンプ機能を有し，角膜実質内の水分量を調節している．内皮細胞は生体内では細胞分裂しないため，障害されると細胞面積が拡大，つまり細胞密度が低下することで代償する．しかし，およそ500個/mm^{3}以下に内皮細胞密度が減少し，ポンプ機能が代償できなくなると，水疱性角膜症と呼ばれる病態となり，角膜が不可逆的に混濁し著しい視力低下をきたす．内皮スペキュラーは白内障など内眼手術前後の内皮細胞密度の評価に始まり，角膜内皮炎やフックス角膜内皮ジストロフィといった角膜疾患の診断，また角膜移植における手術適応の決定や術後の評価など日常の眼科臨床に欠かせない検査機器とい

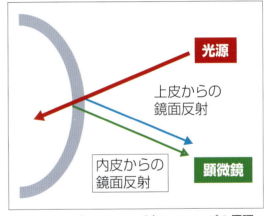

図1　スペキュラーマイクロスコープの原理

える．本稿では内皮スペキュラーの使い方，パラメータの読み方を中心に概説する．

II 内皮スペキュラーの使い方

1．原　理（図1）

　内皮スペキュラーは鏡面観察法の原理を用いて角膜内皮細胞を観察する装置であり，その原型は1979年にMauriceによって開発された．鏡面反射とは，鏡などに入射した光が反射される事象のこ

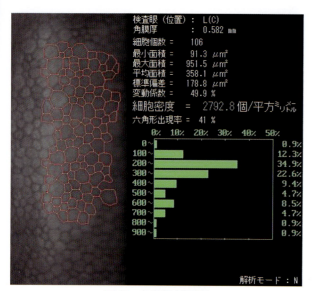

図2　自動解析画面

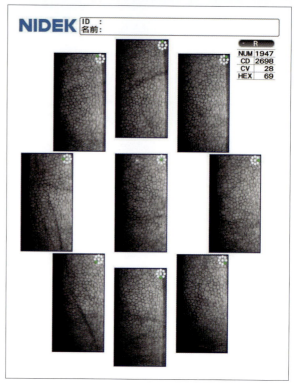

図3　パノラマ型内皮スペキュラー像
（藤本久貴先生のご厚意による）

とで，鏡面に対して光の入射角と反射角は同じ角度となる．角膜に斜めに入る光を考えた場合，そのうち一部は上皮面と角膜内皮面で反対方向に反射する．内皮スペキュラーではこの内皮面からの反射光を受光し，顕微鏡で拡大することで角膜内皮像を得ることができる．細隙灯顕微鏡を用いた鏡面法による角膜内皮細胞の観察と原理は同じである．

2. 撮影方法

内皮スペキュラーはその撮影方法から非接触型と接触型に分かれる．

1) 非接触型内皮スペキュラー

患者角膜に接触することなく非侵襲に撮影することができるタイプで，最も広く普及している．現在，本邦では主要4社から発売された機器が使用されているが，いずれもオートトラッキング，オート撮影機能が搭載され，簡便に撮影することが可能である．加えて自動解析機能（図2）が搭載され，後述する内皮細胞密度など各種パラメータの解析結果を瞬時に得ることができる．自動解析では，細胞が正確にトレースされ，十分数の内皮細胞がカウントされているかを注意する．角膜内皮移植後などでは通常の角膜厚から逸脱した場合に角膜内皮面の自動検出が不正確な場合がある．また，非接触型の内皮スペキュラーの撮影部位は基本的に角膜中央のごく一部に限局されるため，角膜全体の内皮細胞の状態を反映していない場合があるので注意が必要である．最近では複数のポイントで撮影しパノラマ型スペキュラー像を得られる機器が登場し（図3），フックス角膜内皮ジストロフィにおけるguttaeの解析などに応用されている[1]．

2) 接触型内皮スペキュラー

デバイスの先端に設置したコーンレンズで患者の角膜を圧平させて撮影する（図4）．撮影前に点眼麻酔を行い，圧平に際しては角膜保護剤を用いる．圧平した平面を観察するため，非接触型と比べて一度に広い範囲のスペキュラー像を得ることができる（図5）．また，コーンを移動させることで角膜中央から周辺部まで連続的に撮影することができ，角膜全体の内皮細胞の状態を観察することが可能である．

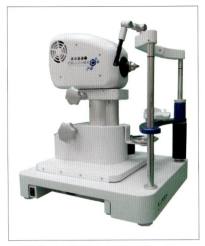

図4 接触型内皮スペキュラー

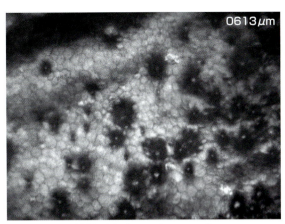

図5 接触型内皮スペキュラー像
（フックス角膜内皮ジストロフィ）

表1 角膜内皮障害の重症度分類

	内皮細胞密度（個/mm^3）
正常	2,000以上
角膜内皮障害（Grade 1：軽度）	1,000〜2,000
角膜内皮障害（Grade 2：中等度）	500〜1,000
角膜内皮障害（Grade 3：高度）	500未満，角膜浮腫なし
角膜内皮障害（Grade 4：水疱性角膜症）	細胞密度測定不能，角膜浮腫

表2 変動係数

	変動係数
40歳以下	0.2〜0.25
60歳以上	0.25〜0.3
異常値	0.35以上

表3 六角形細胞出現率

	六角形細胞出現率
40歳以下	65〜70%
60歳以上	60〜70%
異常値	50%以下

表4 各パラメータと角膜内皮細胞の状態との関係

細胞密度	変動係数	六角形細胞出現率	内皮細胞の状態
○	○	○	正常
○	増加	減少	現在，障害されつつある
減少	○	○	過去に障害（現在は障害なし）
減少	増加	減少	過去から継続的に障害

○：正常値

3. 結果の読み方

1）定量的解析

(1) 角膜内皮細胞密度：単位面積当たりの細胞数で，出生時は5,000個/mm^{3}程度であるが，徐々に減少する（0.3〜0.7%/年の減少率）．木下らの重症度分類では2,000個/mm^{3}未満が異常とされ，高度に障害されると水疱性角膜症の状態になる[2]（表1）．

(2) 変動係数：細胞面積の標準偏差を平均値で割った値でCV値（coefficient of variation）と略される．細胞の大小不同の程度を示し，年齢によって増加する．0.35以上が異常値とされる（表2）．細胞密度と比較して，現在の内皮障害を鋭敏に検出する．

(3) 六角形細胞出現率：六角形細胞の頻度を示し，年齢に伴い減少する．50%以下が異常値とされる

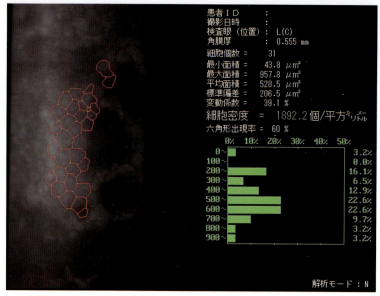

図6　フックス角膜内皮ジストロフィにおけるダークエリア

（表3）．細胞密度と比較して，現在の内皮障害を鋭敏に検出する．

上記のパラメータを総合的に解釈することで角膜内皮細胞の状態を評価する（表4）．

2）定性的解析

Guttaeに伴うダークエリアや角膜後面沈着物，内皮細胞の変性や浮腫といった所見を観察する（図6）．

III　内皮スペキュラーの使い分け

内皮スペキュラーを撮影する目的としては，内眼手術における手術適応の決定や手術侵襲の評価，コンタクトレンズによる内皮細胞障害の評価，角膜内皮炎やフックス角膜内皮ジストロフィ，虹彩角膜内皮症候群といった角膜疾患の診断，角膜移植の適応決定や術後評価などが挙げられる．前述のように内皮スペキュラーには非接触型と接触型があるが，基本的には前者があればその目的は達成できるといえる．一方，角膜内皮疾患の病態解明や角膜移植後の角膜内皮細胞の動的な変化を把握するためには接触型スペキュラーは有用なデバイスといえる．

（相馬剛至）

文献

1) Fujimoto H, Maeda N, Soma T, et al：Quantitative regional differences in corneal endothelial abnormalities in the central and peripheral zones in Fuchs' endothelial corneal dystrophy. Invest Ophthalmol Vis Sci, 55：5090-5098, 2014.
2) 木下　茂，天野史郎，井上幸次ほか：角膜内皮障害の重症度分類．日眼会誌，118(2)：81-83, 2014.

I 外来診療における検査機器の上手な使い方

5 後眼部 OCT ①眼底疾患

> 🔍 **日常診療でのポイント―私の工夫―**
> - ☑ OCT 画像ではまず RPE を目で追い，病変が RPE の上か下かを把握することで的確な診断に繋がる．
> - ☑ 滲出性変化の前回との比較(治療効果の判定・再燃の判断)には網膜厚カラーマップを用いる．完全に消失したかは OCT 画像で確認する．
> - ☑ RPE レイヤーマップは AMD の初期変化や脈絡膜新生血管の検出に有用であり，僚眼も定期的に確認する．

I はじめに

21世紀に光干渉断層計(optical coherence tomography；OCT)が登場したことで眼科医療は飛躍的な進歩を遂げた．まるで組織を見ているように網膜の10層構造も確認できるので診断に有用なことは言うまでもないが，さらに治療効果の判定が一目瞭然となり，当時，黄斑浮腫の治療に使用されるようになっていたトリアムシノロン・アセトニドの即効性が確認できたことで世界中に適応外使用が一気に広がった．その後，認可された光線力学的療法(photodynamic therapy；PDT)や抗血管内皮増殖因子(anti-vascular endothelial growth factor；VEGF)療法の普及にも OCT は重要な役割を果たしている．このように OCT は今や黄斑疾患の診断・治療に不可欠なものとなっている．使いこなすためには若干の知識が必要だが，苦手意識を持っている眼科医も多いようである．本稿では OCT 画像の正常所見を覚え，診断に必要なポイント，治療に用いる際のコツを解説する．

II OCT 画像の正常所見を覚える(図1)

まず OCT 画像の正常所見を覚える必要がある．組織で覚える網膜の10層構造のうち，内境界膜のみ正常網膜では観察できないが，それ以外の9層と内側の硝子体の付着，外側の脈絡膜が観察できる．順に内層側から①網膜硝子体界面，②神経線維層，③神経節細胞層，④内網状層，⑤内顆粒層(双極細胞などの核)，⑥外網状層，⑦外顆粒層(視細胞の核)，⑧外境界膜(ミュラー細胞のend-foot)，⑨視細胞層のエリプソイドゾーン(視細胞内節のミトコンドリア領域，EZ)とinterdigitation zone(錐体細胞-RPE 接合部，IDZ)(撮影条件でみえない場合もある)，⑩網膜色素上皮(retinal pigment epithelium；RPE)，⑪ブルッフ膜(通常はみえない)，⑫脈絡膜(choriocapillaris/Sattler/Haller 層)，⑬強膜(はっきりしない場合も多い)まで確認する．脈絡膜は，通常の OCT の作動距離より機器を押し込んで，後方のシグナルを強調する深部強調イメージング(enhanced depth imaging；EDI)という OCT の撮影方法を使うか[1]，長波長の観察光で高深達のスウェプトソース OCT(SS-OCT)(または deep range imaging

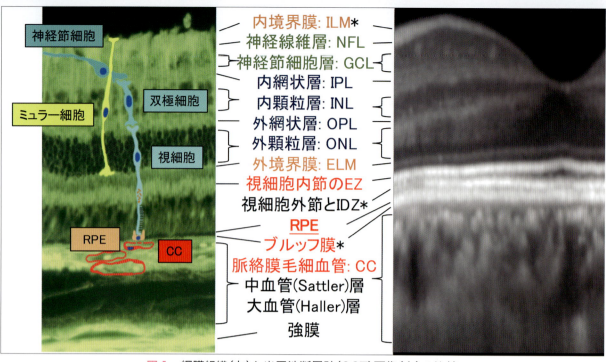

図1　網膜組織(左)と光干渉断層計(OCT)画像(右)の比較

ミュラー細胞のendfootがILMとELMを作っている．
＊：ILMとブルフ膜は通常はOCTでわからないが，ILM下血腫や色素上皮剥離などの異常所見を伴う場合に確認できる．IDZは観察光の入射角度などで同じ眼でも映るときと映らないときがある．RPEのラインをまず確認する習慣をつける．

OCT；DRI-OCT)を用いることにより少し明瞭に撮像できる．

III 診断に用いる(図2, 3)

診断のポイントとして，まず，RPEのラインを目で追う習慣を身につける(図2)．そうすることでRPEの上の病変か下の病変かの区別は容易になり，誤診しがちな「1型黄斑部毛細血管拡張症(macular telangiectasia type 1；MacTel type 1)や陳旧性の網膜静脈分枝閉塞症(branch retinal vein occlusion；BRVO)」と「加齢黄斑変性(age-related macular degeneration；AMD)」の鑑別や，「AMD」と「中心性漿液性脈絡網膜症(central serous chorioretinopathy；CSC)」の鑑別や，黄斑下血腫の2大原因である「網膜細動脈瘤」と「AMD」の鑑別も容易になる．RPEの不整の確認にはRPEレイヤーマップも有用である．ドルーゼンとポリープ状脈絡膜血管症(polypoidal choroidal vasculopathy；PCV)のポリープ病巣や異常血管網の存在を示唆するdouble layerサイン(RPEとブルフ膜の隙間の実質性の細い間隙)の鑑別はOCT画像のみでは難しい場合があるが，RPEレイヤーマップで確認するとポリープは異常血管網の周囲に局在して，外輪山様の隆起を示すことが多く，ドルーゼンの場合は孤発の隆起か，集簇性に認める場合は中央ほど癒合傾向にあり，峰状の隆起を示す(図3)．RPEの不整の確認のあとは，どこの層に異常があるかを確認すれば，診断はそれほど難しくはない．網膜内の所見にとどまるなら糖尿病黄斑浮腫(diabetic macular edema；DME)や網膜静脈閉塞症(retinal vein occlusion；RVO)などの網膜疾患であり，RPE不整を伴う滲出性変化はAMDを代表とした脈絡膜疾患である(図2)．網膜内囊胞を認める場合に網膜疾患と安易に考えたことによる誤診が散見されるが，

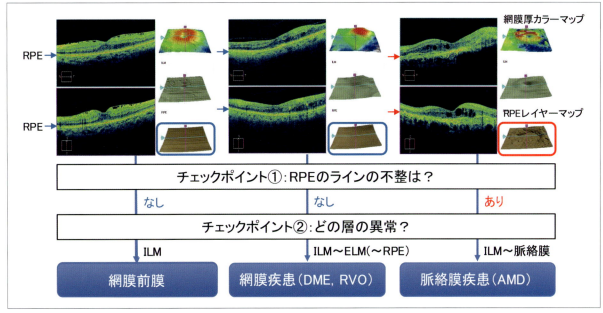

図2　OCT画像による診断のコツ

まずRPEのライン（矢印）を目で追い不整がないか確認する．RPEレイヤーマップも役立つ．次に，異常所見の有無とどの層にあるのかを確認する．網膜疾患か脈絡膜疾患かの鑑別はRPEの不整の有無が鍵となる．

AMDでも起こる所見であることを認識し，RPEの不整の確認を怠らなければ，鑑別は難しくない（ただし，併発例も稀に認める）．その他，CSCとAMDの鑑別でも，CSCはRPEの隆起がないか漏出部に一致した小さな漿液性色素上皮剝離（内部が低輝度）のみで，基本的にRPEの不整を認めない．OCT画像でdouble layerを認める場合や，RPEレイヤーマップで面状の低い隆起を認める場合は，大抵，PCVの異常血管網（かPCVと診断できない1型脈絡膜新生血管）である．

IV 治療に用いる（図4, 5）

治療には何よりも網膜厚カラーマップを活用する．網膜厚は内境界膜からRPEまでの距離を反映しているので，厚くなる主な原因は網膜浮腫と網膜剝離である．一方，ドルーゼンや1型脈絡膜新生血管（PCVのポリープを含む）や色素上皮剝離などに由来するRPEの隆起はこの厚みには含まれない．これは非常に意義がある．何故なら，視力低下に影響する因子は黄斑浮腫と網膜剝離であり，RPEの隆起は視力障害に直接影響するもので

はないからである．簡単にいうと，黄色〜赤〜白で表示される網膜厚の増加を認めたら治療を行い，治療の有効性を治療前後のマップの色の変化で比較する．滲出性変化が完全消退したかはOCT画像で確認し，滲出が残存していたら再治療を検討する．再燃もマップで確認すると中心窩外の病変の変化を捉えることができるので，BRVOに伴う黄斑浮腫などで，より早期の治療が可能となる．OCT機器が自動算出する黄斑体積の変化も参考になるが，測定できていない部分やアーチファクトによりパニック値が混在していることがあるので注意する．また，AMDで萎縮が進むにつれて黄斑体積の変化が乏しくなった場合，カラーマップや黄斑体積では変化を捉えにくくなる．この場合はOCT画像で確認するか中心窩網膜厚の数値を参考にする．

1. 加齢黄斑変性（図4）

病変は多岐にわたる．通常は脈絡膜側からの滲出であるので，脈絡膜新生血管に関連した占拠性病変，色素上皮剝離，ドルーゼンと，漿液性網膜剝離を認める場合が多い．これに出血，硬性白斑，フィブリンなどの滲出物を伴う場合もあり，フィ

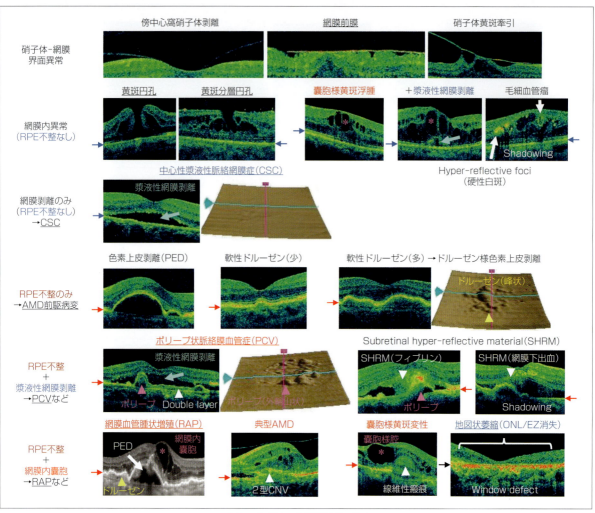

図3 OCTの層別異常所見

CSCとAMDの鑑別ポイントは小さな漿液性色素上皮剥離以外のRPEの不整の有無である．PCVとRAPはポリープや異常血管網とドルーゼンによるRPEの隆起が似ているので注意が必要である．網膜内嚢胞はRAP，漿液性網膜剥離はPCVに特徴的な随伴所見であるが確定的ではない．脈絡膜が薄ければRAP，厚ければPCVの可能性が高いがこれも確定的ではない．網膜内出血（眼底写真の所見）と色素上皮剥離の頂上辺りのRPEに亀裂（OCTの所見）があればRAPである．

ブリンは網膜と脈絡膜新生血管組織の癒着の橋渡しとなり，このような状況では網膜内嚢胞や網膜内への硬性白斑析出も生じるのでDMEやRVOに併発した黄斑浮腫と紛らわしくなる．

また，網膜血管腫状増殖（retinal angiomatous proliferation；RAP）では，網膜内から網膜色素上皮／脈絡膜への新生血管が発生するので，網膜内出血と網膜内嚢胞が初発所見である．RAPは進行すると網膜新生血管が脈絡膜新生血管と吻合するRAP stage 3に移行して網膜障害性が高く，易出血性で物理的に治癒が困難となるため，早期発見・早期治療が大原則である．DMEやBRVOの黄斑浮腫と見誤ってはいけない．糖尿病患者などでも，ドルーゼンが黄斑部に多数存在し，その中央にのみ網膜出血を認める場合はRAPを疑う．RAPの網膜出血を毛細血管瘤と誤って網膜光凝固を施行するとstage 3へと誘導してしまうリスクが高い．抗VEGF薬はAMDと黄斑浮腫の共通の治療薬にて使用するのは無難である．RAPは通常抗VEGF薬が著効するが，数年にわたり2～3か月ごとに再発を繰り返す場合が多く，根気よい治療が求められる．

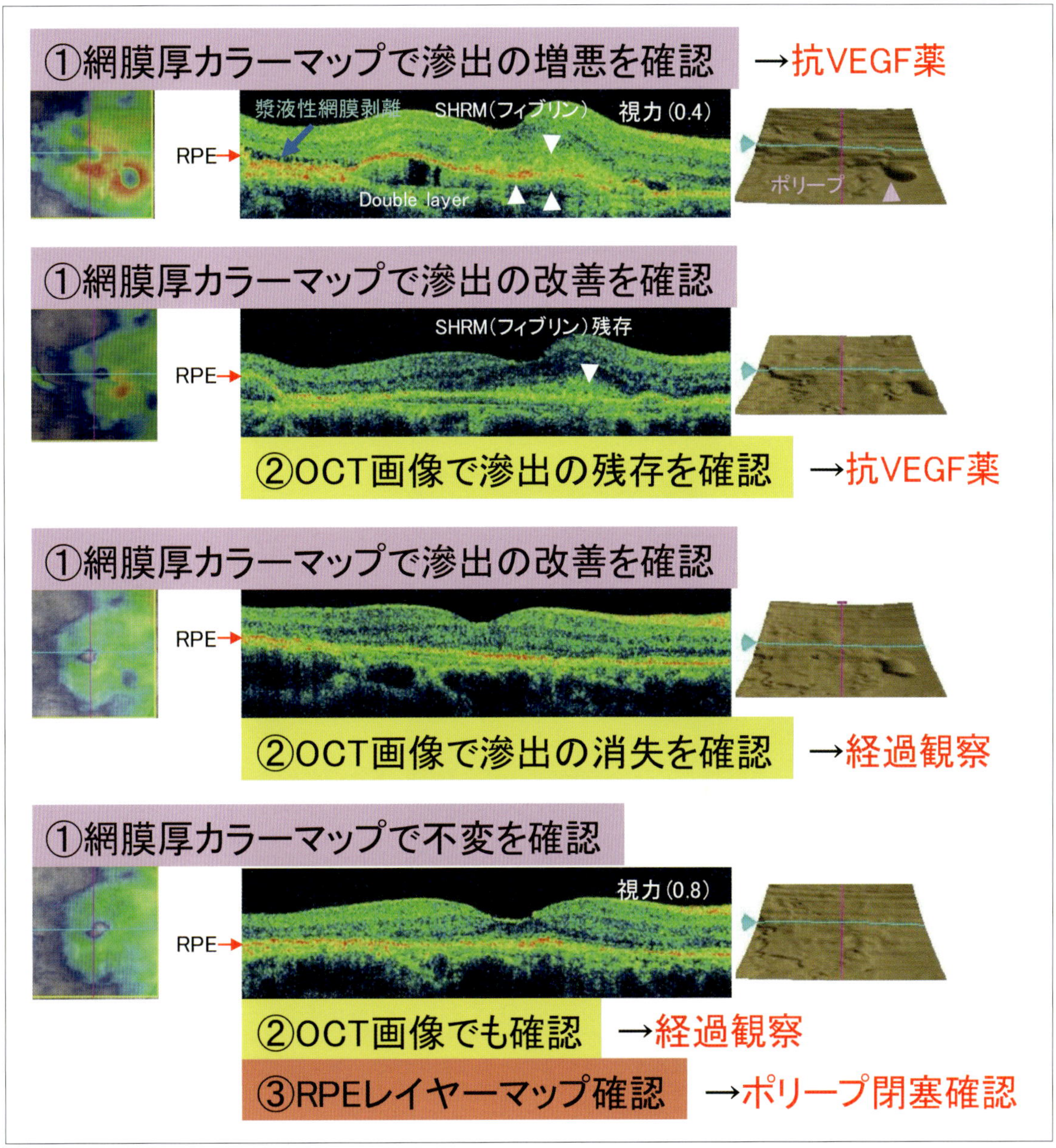

図4 滲出型加齢黄斑変性の治療方針

滲出性変化の発生や改善・悪化の把握には網膜厚カラーマップが有用である．治療効果の把握はカラーマップで，治療を休止するかの判断はOCT画像で滲出性変化が完全消退したかで判断する．治療方針に直接影響しないが，RPEレイヤーマップでポリープの消退や色素上皮剥離の面積や丈の変化を把握しやすい．

フィブリン成分を中心とした網膜下高輝度病変（subretinal hyper-reflective material；SHRM）をRPEの直上に認める場合，発症初期の場合は脈絡膜新生血管やポリープの活動性が高いことに起因するが，長い経過のなかで出現してきたものは，恐らくRPEの萎縮による外側血液網膜関門の破綻に対する代償性のフィブリン析出を意味していて，治療に抵抗しやすく，視力予後不良因子である[2]．最終的にフィブリンの代わりにミュラー細胞のendfootの伸長，被覆により[3]，網膜光凝固後のような網膜とRPE（脈絡膜）の癒着が生じて，滲出が網膜内嚢胞の形態をとるようになると，角膜内皮減少による水疱性角膜症と類似の病態で，嚢胞様黄斑変性（cystoid macular degeneration；

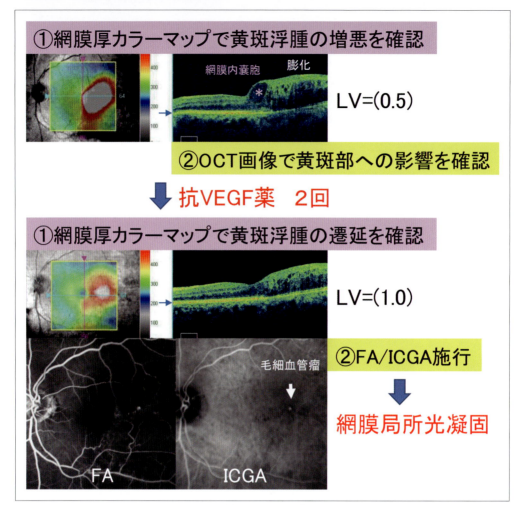

図5 黄斑浮腫の治療方針

カラーマップで黄斑浮腫の発生や改善・悪化を把握する．中心窩に及ぶ前に滲出性変化を検出するためにも有用である．抗VEGF薬に抵抗する場合，浮腫が残存する部位に毛細血管瘤の形成を認める場合が多い．フルオレセイン蛍光眼底造影(FA)の早期像より，インドシアニングリーン蛍光眼底造影(ICGA)の中〜後期像のほうが黄斑浮腫の原因となっている毛細血管瘤の選択的検出に有用である[5]．網膜局所光凝固が奏効すれば黄斑浮腫は速やかに改善する．

CMD)と呼ばれる．矯正視力(0.1)以下となっている場合，囊胞下の視細胞は死滅していて，囊胞を消退させる抗VEGF薬の意義は乏しく治療断念の目安となる．迷う場合は，一度抗VEGF薬を行って自覚症状の改善を認めるか確認するとよい．

脈絡膜厚で治療効果を予測する試みもあるが，脈絡膜厚はRPEの分泌するVEGFの他，ブルッフ膜の沈着脂質の量，年齢，RPE萎縮の有無，眼軸，眼圧，血圧，喫煙歴，腎機能など多くの交絡因子の影響を受けると考えられるので，参考程度でしかない．確実に言えることは，「pachychoroid (肥厚脈絡膜)であれば健常なRPEが比較的残存している(黄斑部が健常かは不明)」ということと，逆に「脈絡膜が異常に薄ければ，高度近視や加齢やAMD関連でRPEが萎縮しているか，VEGFの拡散障害を引き起こすブルッフ膜の脂質沈着が著明であるか(集簇性の軟性ドルーゼンや網膜下ドルーゼン様沈着物はそのサイン)のどちらかである」ということである．

2. 黄斑浮腫(図5)

DMEやBRVOに黄斑浮腫やMacTel type 1では，まず基本的にRPEのラインに不整を伴わな

い．黄斑浮腫は，①網膜内層のスポンジ状の膨化か，②嚢胞様腔の形態をとる．通常，外境界膜はアルブミン以上の大きさの蛋白や脂質を通さないが[4]，浮腫が高度で外境界膜の破綻があると網膜下へ漏出したアルブミンの膠質浸透圧により，③漿液性網膜剝離の形態をとる場合があり，CSC との鑑別が必要である．RPE の不整のない漿液性網膜剝離は CSC を第一に考えるが，黄斑浮腫の場合は何かしら網膜内の所見，すなわち，網膜内の硬性白斑（OCT 上の hyper-reflective foci を含む），網膜出血，毛細血管瘤，網膜血管の蛇行や拡張，網膜浮腫（膨化，嚢胞）などを伴う．漿液性網膜剝離の成分に脂質を伴う場合は網膜下に硬性白斑析出を認め，AMD（特に PCV）との鑑別が必要である．やはり，RPE の不整の有無，網膜内の所見の有無から診断するが，いずれにおいても中心窩下への硬性白斑の析出は視力障害の強い要因となるので，析出する前に予防的治療（毛細血管瘤への網膜局所光凝固[5]やトリアムシノロン・アセトニド投与や抗 VEGF 薬）を行い，すでに析出してしまった症例では網膜下 BSS 注入などを目的とした硝子体手術も検討する[6]．

V 発症予測・早期発見に用いる

早期発見には，RPE（3 D）レイヤーマップを活用しよう．AMD 前駆病変（ドルーゼン）の変化，色素上皮剝離の面積や丈の増減，PCV のポリープや異常血管網の位置や変化，脈絡膜新生血管の病変面積の増減を検出するのに有用である．前述のごとく，RPE の隆起自体は直接，視力に影響を及ぼすものではないが，病勢の把握に有用である．特に片眼性 AMD で治療中，OCT は無散瞳でも撮像できるので，僚眼の RPE レイヤーマップのチェックをまめに行うことで前駆病変の変化を見逃さないことが重要である．患者には僚眼のAMD 発症予防が最も大切であると何度も説明して，禁煙・サプリメント（または緑黄色野菜）摂取・遮光（屋外でのサングラス着用，暗所でのテレビ，携帯電話の使用を避けるなど）に努めてもらうのと同時に，OCT の RPE レイヤーマップをチェックする．禁煙やサプリメント摂取ができている患者では，ドルーゼンや色素上皮剝離の隆起の平坦化が得られることも少なくない．このような患者では，予防が奏効しているとして患者を安心させることもできるし，逆に禁煙やサプリメント摂取をしてくれない患者において RPE の不整が増悪するようであれば，このままでは僚眼もAMD が発症する可能性が高いということを告げて，予防の大切さを再認識してもらう．もっとも，そのためにはまず医師自身が予防の大切さを理解していないといけない[7]．

（安川　力）

📖 文　献

1) Spaide RF, Koizumi H, Pozzoni MC：Enhanced depth imaging spectral-domain optical coherence tomography. Am J Ophthalmol, 146：496-500, 2008.
2) Willoughby AS, Ying GS, Toth CA, et al：Subretinal hyperreflective material in the comparison of age-related macular degeneration treatments trials. Ophthalmology, 122：1846-1853, 2015.
3) Edwards MM, McLeod DS, Bhutto IA, et al：Subretinal glial membranes in eyes with geographic atrophy. Invest Ophthalmol Vis Sci, 58：1352-1367, 2017.
4) Bunt-Milam AH, Saari JC, Klock IB, et al：Zonulae adherentes pore size in the external limiting membrane of the rabbit retina. Invest Ophthalmol Vis Sci, 26：1377-1380, 1985.
5) Ogura S, Yasukawa T, Kato A, et al：Indocyanine green angiography-guided focal laser photocoagulation for diabetic macular edema. Ophthalmologica, 234：139-150, 2015.
6) Morizane Y, Kimura S, Hosokawa M, et al：Planned foveal detachment technique for the resolution of diffuse diabetic macular edema. Jpn J Ophthalmol, 59：279-287, 2015.
7) Age-Related Eye Disease Study 2 Research Group：Lutein+zeaxanthin and omega-3 fatty acids for age-related macular degeneration：the Age-Related Eye Disease Study 2（AREDS2）randomized clinical trial. JAMA, 309：2005-2015, 2013.

I 外来診療における検査機器の上手な使い方

5 後眼部 OCT ② OCT angiography

🔍 日常診療でのポイント─私の工夫─
- ☑ 造影検査困難な症例でも脈絡膜新生血管や網膜毛細血管瘤を検出しサイズを測定できる非侵襲的な新しい保険診療である．
- ☑ AMD 診療における脈絡膜新生血管の検出に大きな威力を発揮する．
- ☑ RVO や DR の黄斑部の網膜の深さ別に網膜毛細血管閉塞や血管瘤が検出できる．

I はじめに

OCT (optical coherence tomography) angiography は造影剤を用いない非侵襲的な検査で網脈絡膜血管を可視化できる検査機器である．眼底の微細な血管構造を描出できるこの技術はすでに研究段階ではなく，日常臨床に必須の検査になってきている．平成 30 年度診療報酬改定において「D256-3 光干渉断層血管撮影」として 400 点になっている．

この新たな保険診療である OCT angiography の現時点での黄斑疾患の診断と治療に対する使い方とそのポイントを紹介する．

II 機器の使い方

OCT angiography は OCT を機能的に拡張して血液の流れからモーションコントラストを検出することにより微小血管系を描出する技術である．フルオレセインやインドシアニングリーンなどの造影剤を用いずに詳細な微小血管構造を描出できるので蛍光眼底造影の代わりになる可能性があるだけでなく，従来得られなかった情報を与えてくれる可能性もある検査機器である．しかし検査をするときに忘れてはならないのが漏出 (leak) を見ることができない点である．その点で活動性の評価に使えるかが今後の検討課題である．また多くのアーチファクトがあることも知られており，検査結果をそのまま鵜呑みにすることなくほかの画像検査と組み合わせて (multimodal imaging)，アーチファクトを理解して使用することが重要である[1]．

1. アーチファクト①
セグメンテーションエラー

OCT スキャンにより網膜の層ごとに輝度が異なることを利用して，網膜層構造に境界を引くセグメンテーションをする技術がある．OCT の 3 次元断層画像から擬似的な眼底画像を構築する画像が en face 画像で，その技術を応用している．硝子体や網膜の出血，浮腫，硬性白斑などによるセグメンテーションエラーの有無をまず確認する必要がある．加齢黄斑変性における網膜色素上皮剝離もセグメンテーションエラーが生じやすい病態であるため，注意が必要である[2]．

2. アーチファクト②
プロジェクションアーチファクト

プロジェクションアーチファクトとは，赤血球の動きによるちらつきにより異なる深さに反射強度に変化が生じて，OCT angiography 画像で異なる深さに血管があるかのように描出される

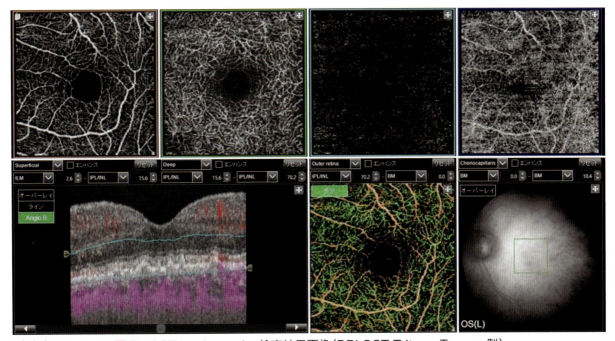

図1　OCT angiography 検査結果画像（DRI OCT Triton, Topcon 製）
網膜表層（a），網膜深層（b），網膜外層（c），脈絡膜毛細血管層（d）の4つのスラブが表示されている．eはBスキャン画像に血流情報を表示している画像（angio B 画像）である．fが各層をカラー別に重ね合わせた画像である．gは測定部位とサイズである．

アーチファクトである．Bスキャン画像の血流情報を確認して，深さ情報に注意することが必要である．

III　機器の使い分け

1. OCT angiography 画像の実際の見方

検査機器により得られる血管情報が異なるが，多くの機種が4つのスラブで深さ別の結果が表示される（図1）．疾患によりどのスラブで検討するかが異なる．疾患ごとに OCT angiography 画像の活用法を紹介する．

2. 滲出型加齢黄斑変性

滲出型加齢黄斑変性（age-related macular degeneration；AMD）を疑う症例では脈絡膜新生血管（choroidal neovascularization；CNV）の有無を確認することが重要である．従来は眼底所見での出血や滲出性変化に加えて OCT B スキャン画像で AMD 関連疾患を疑い，確定診断や活動性の評価にフルオレセイン蛍光造影とインドシアニングリーン蛍光造影を行ってきた．OCT angiography 画像では，まず網膜外層と脈絡膜毛細血管層のスラブを確認する．CNV は網膜色素上皮上のtype 2 CNV の検出だけでなく（図2），網膜色素上皮下のtype 1 CNV の検出に関しても脈絡膜毛細血管層より網膜外層のほうが一見して判断しやすく，血管構造のない部位に血管構造が描出されるので患者への説明も容易になる（図3）．また前述の多くのアーチファクトで血管像にみえているだけの誤診を避けるため，Bスキャン画像の血流の情報も必ず確認する必要がある．

スウェプトソース（SS）-OCT の OCT angiography を用いた報告では，CNV 検出率が感度75.7％，特異度100％と高い検出率が示された[2]．背の高い（400μm 以上）の網膜色素上皮剥離では CNV の検出率が低下するため特に注意が必要である．

中心性漿液性脈絡網膜症（CSC）と滲出型 AMD の比較は画像診断にとって重要なポイントである．OCT による脈絡膜肥厚所見を利用して CSC

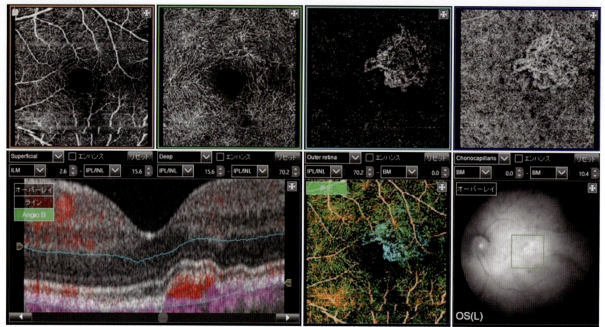

図2 滲出型 AMD type 2 CNV の OCT angiography 画像
網膜外層(c)と脈絡膜毛細血管層(d)に明瞭な脈絡膜新生血管が検出されている.
Bスキャン画像(e)でも網膜色素上皮上に type 2 CNV の血流が赤色で確認できる.

a	b	c	d
e		f	g

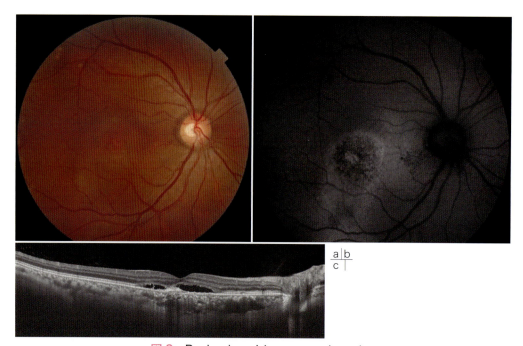

図3 Pachychoroid neovasculopathy
眼底に出血がなく漿液性網膜剥離があり,眼底自発蛍光にて顆粒状低蛍光がある.
OCT Bスキャン画像では網膜下液と肥厚した脈絡膜と漏出部位にフィブリンがあり
中心性漿液性脈絡網膜症が疑われる所見である.

a:眼底写真
b:眼底自発蛍光
c:SS-OCT 画像

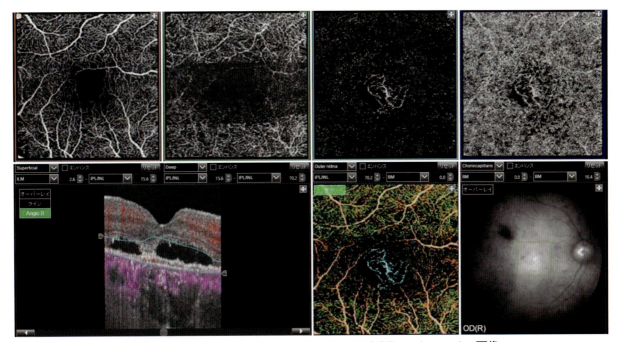

a	b	c	d
e	f	g	

図4　Pachychoroid neovasculopathy の OCT angiography 画像
網膜外層(c)と脈絡膜新生血管層(d)に明瞭な脈絡膜新生血管が検出されている．Bスキャン画像(e)で double layer sign の部位に網膜色素上皮下に type 1 CNV の血流が確認できる．

と AMD を鑑別する手法が取られてきたが，pachychoroid spectrum disease という肥厚した脈絡膜血管に網膜色素上皮異常や，type 1 CNV が生じやすい新たな疾患概念が報告され，鑑別がより重要になった．OCT angiography が血管造影検査よりも pachychoroid での type 1 CNV 検出率が高い検査であることが示されている[3]（図4）．

3. 糖尿病網膜症

糖尿病網膜症を疑う症例では，眼底所見で両眼性の網膜毛細血管瘤や網膜出血，軟性白斑や網膜新生血管を確認して，フルオレセイン蛍光造影で中心窩無血管領域の不整，新生血管や無血管領域を確認することが重要である．OCT Bスキャン画像において黄斑浮腫の成分を囊胞様黄斑浮腫と網膜膨化と漿液性網膜剝離に分けて確認する．

OCT angiography のフルオレセイン蛍光造影に対する利点は，蛍光造影で確認できなかった網膜毛細血管網を層別に確認できることと中心窩無血管領域の不整を確認できることである（図5）．糖尿病網膜症早期の変化は深層網膜毛細血管網に生じることが知られている．OCT angiography でも糖尿病黄斑浮腫でみられる多くの毛細血管瘤が深層で確認でき重要な所見である[4]．また，OCT angiography で中心窩無血管領域が健常人に比べ糖尿病網膜症未発症が広く，網膜症発症例がさらに広いことが示され，糖尿病網膜症発症を予測できる可能性が示されている[5]．

（佐藤　拓）

📖 文献

1) Spaide RF, Fujimoto JG, Waheed NK：Image artifacts in optical coherence tomography angiography. Retina, 35(11)：2163-2180, 2015.
2) Ahmed D, Stattin M, Graf A, et al：Detection of treatment-naive choroidal neovascularization in age-related macular degeneration by swept source optical coherence tomography angiography. Retina, 2017. doi：10.1097/IAE.0000000000001832.
3) Demirel S, Yanık Ö, Nalci H, et al：The use of optical coherence tomography angiography in pachychoroid spectrum diseases：a concurrent comparison with dye angiography. Graefes

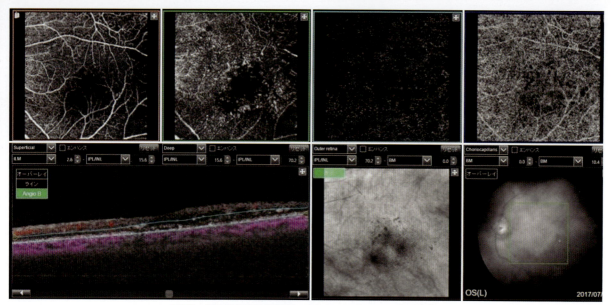

図5 糖尿病黄斑浮腫の OCT angiography 画像
網膜内層(a)に浅層毛細血管網の閉塞があり，網膜深層毛細血管網(b)に閉塞と毛細血管瘤が確認される．

a	b	c	d
e		f	g

Arch Clin Exp Ophthalmol, 255(12) : 2317-2324, 2017.

4) Hasegawa N, Nozaki M, Takase N, et al : New insights into microaneurysms in the deep capillary plexus detected by optical coherence tomography angiography in diabetic macular edema. Invest Ophthalmol Vis Sci, 57(9) : 2016.

5) Takase N, Nozaki M, Kato A, et al : Enlargement of foveal avascular zone in diabetic eyes evaluated by en face optical coherence tomography angiography. Retina, 35 : 2377-2383, 2015.

すぐに役立つ眼科日常診療のポイント―私はこうしている―

I 外来診療における検査機器の上手な使い方

5 後眼部 OCT ③緑内障

> **日常診療でのポイント―私の工夫―**
> ☑ OCT 所見のみでは診断せず，必ず眼底所見，視野所見との相応性を確認する．
> ☑ 緑内障とよく似た OCT 所見を呈するほかの疾患があることを念頭に置く．
> ☑ NFL や GCC の解析マップだけではなく乳頭 radial 断層像もチェックする．

I はじめに

光干渉断層像（optical coherence tomography；OCT）は，もはや緑内障診療に必要不可欠な機器になったといっても過言ではない．OCT を用いると，これまで鑑別が難しかった小乳頭や近視乳頭の症例の診断が容易となり，さらに発症から間もない前視野緑内障の診断にも極めて有用である．

しかしながら，OCT の結果だけを鵜呑みにして緑内障を診断しようとすると思わぬ落とし穴にはまってしまうことも事実である．

本稿では，日常臨床で筆者が実際に OCT をどのように用い，また，使い分けながら緑内障を診断しているのかについて私見を交えながら述べてみたい．

II OCT 緑内障診断の基本

1. OCT，眼底，視野所見の相応性をチェックする

一般的に緑内障性視神経症では網膜神経節細胞の減少に伴い，乳頭周囲の神経線維層（nerve fiber layer；NFL）と黄斑周囲の網膜神経節細胞複合体（ganglion cell complex；GCC）が菲薄化する．そして，それらの所見は多くの場合，検眼鏡所見における視神経乳頭辺縁部の対応部位の菲薄化や，網膜の神経線維層欠損（nerve fiber layer defect；NFLD）としても観察される．さらに，視野障害期の緑内障である場合，それらの所見が静的視野検査の結果と相応することが確認できる（図1）．

後述するように，緑内障以外の疾患であっても，OCT でよく似た所見を呈する眼底疾患も少なくないことから，このような，OCT 所見，検眼鏡的所見および視野所見の相応性を確認することは重要である．

2. 眼底所見では診断できない場合にも有用

OCT の最大の長所は，まだ眼底に顕在化していない網膜の微細な形態変化を捉えられることである．とりわけ，前視野緑内障のような発症早期や，小乳頭（図2），近視性乳頭変化（図3）を有する眼においては，乳頭辺縁部の特徴的変化や NFLD を捕捉することは極めて困難である．しかしながら，このような眼においても，網膜内層厚の異常性をいち早く捕捉できる OCT は緑内障診断に極めて有用である．これが OCT の緑内障診断力が検眼鏡的な眼底観察を凌駕したと評される所以である．

3. OCT 所見だけを鵜呑みにしない

それでは，OCT だけで緑内障を診断できるであろうか．その答えは否である．他院で緑内障と診断され，すでに点眼治療が行われていた症例が，陳旧性の網膜動脈分枝閉塞症（図4）であったり，網膜色素変性症であったりしたことがあっ

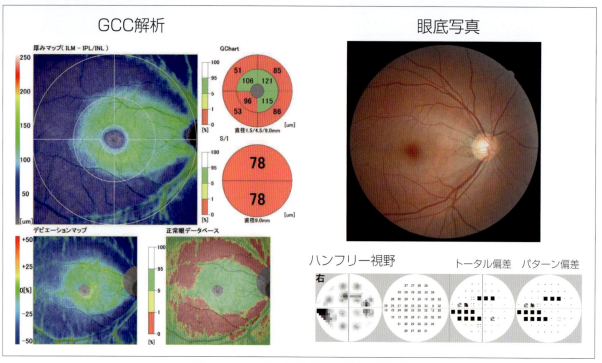

図1 OCT所見と相応する眼底と視野所見
OCTのGCCの菲薄部と相応する眼底のNFLD所見と視野所見

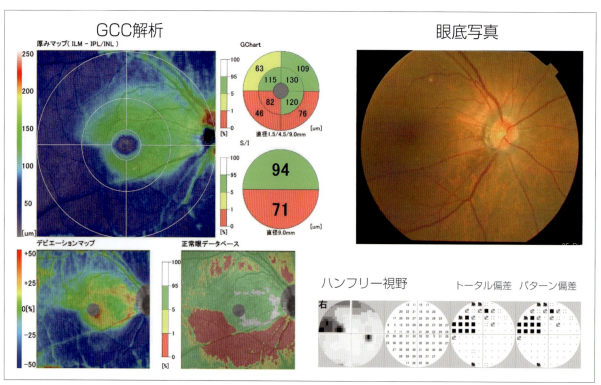

図2 小乳頭症例
小乳頭では辺縁部の菲薄化がわかりにくいが，OCTのGCCの菲薄化と視野が相応している．

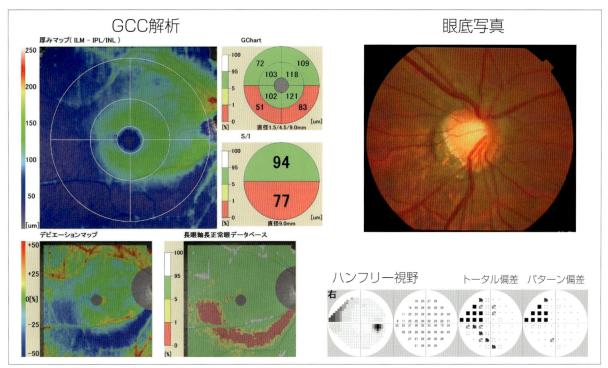

図3 近視乳頭症例
近視乳頭では辺縁部の菲薄化がわかりにくいが，OCT の GCC の菲薄化と視野が相応している．

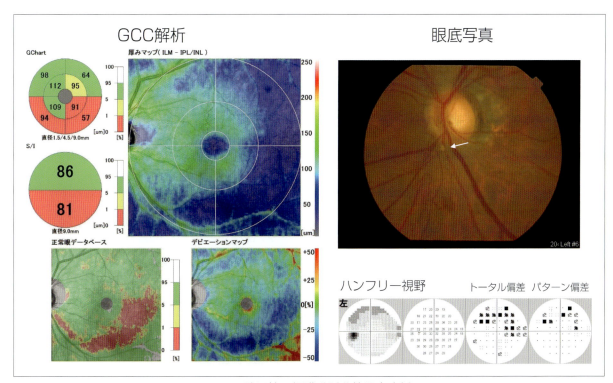

図4 陳旧性の網膜動脈分枝閉塞症例
眼底写真上，網膜動脈に white plaque（矢印）を認め，周囲には副側血行路も認められる．

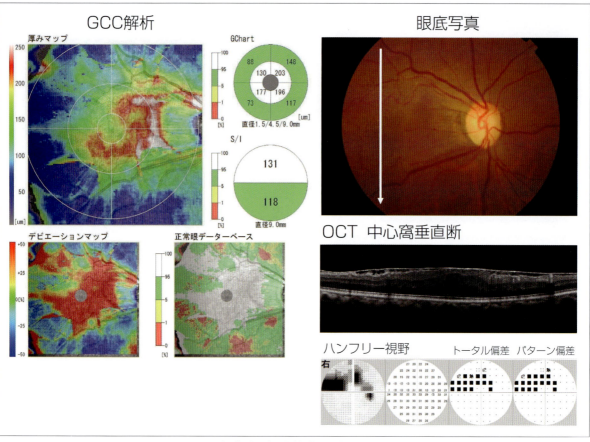

図5 緑内障に網膜前膜を合併した症例
正確なGCC厚の測定は困難となる.

た. 誤認されていたこれらの症例の共通項は, 十分な眼底観察がなされずに, 単にOCTと視野検査との対応をチェックされただけで"緑内障"と診断されていることである. さらに, 網膜前膜を有する眼(図5)では網膜内層厚の正確な測定が不可能となることからOCTでの診断は難しくなる.

このように, OCT時代であっても緑内障診断における眼底観察の重要性は変わらない.

III OCTの使い方

1. 長眼軸眼の緑内障診断

長眼軸眼では正常眼軸眼と比較して, NFLやGCCが全体的に薄くなるため, 特に高度近視眼においては, 緑内障による局所的な菲薄化を検出することは困難である. さらに, 眼軸長が異なると, 撮像エリアも異なるため, 正常眼軸眼を中心としたデータベースと比較する解析では誤判定が生じる原因ともなっていた. しかしながら機種によっては, 長眼軸眼データベースを搭載し, 眼軸長による撮像エリアの補正も可能としているものもあり, 鑑別に有用である(図6).

しかし, そのような機種を持ち合わせていなくとも, 黄斑部を含む垂直断層像を撮像し, 内層の上下の厚さを比較して対称性の乱れを確認することも診断に有用である[1].

2. 他疾患との鑑別における乳頭radial撮像の有用性

緑内障診断では, 前述したように黄斑部GCC厚, 乳頭周囲NFL厚の3次元解析マップに注目が集まりやすい. しかしながら, 緑内障との鑑別に迷う例については, 視神経乳頭のradial断層像が診断に有力な情報を与えてくれることもある. 図7の症例は視神経乳頭辺縁部にノッチらしき菲薄化を認め, 対応する網膜にもNFLD様の眼底像を認め同部にGCCの菲薄化も認めたため, 緑内

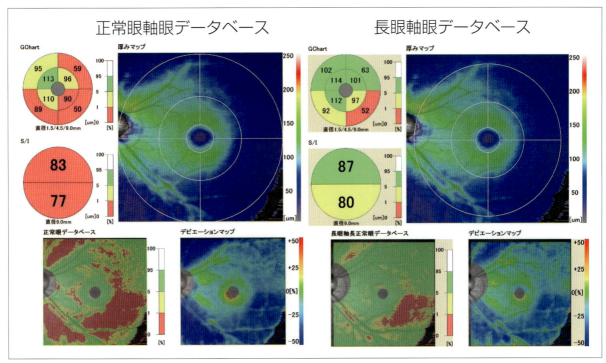

図6 長眼軸データベースの使用が有用だった近視初期例
長眼軸眼データベースを用いると初期緑内障性変化の検出に優れる．

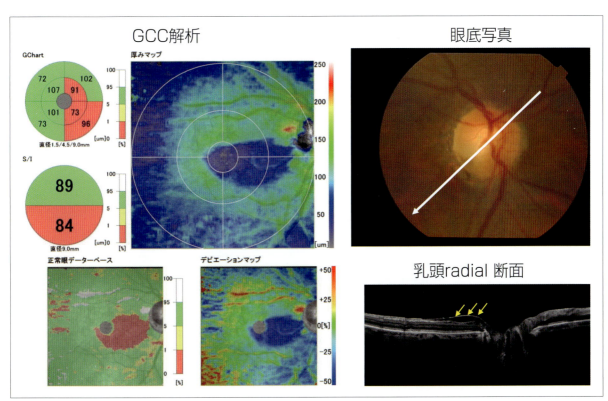

図7 乳頭radial断層像が診断に有用だったピット黄斑症候群
ピットを含む断層像を撮像すると網膜下液（黄矢印）が確認された．

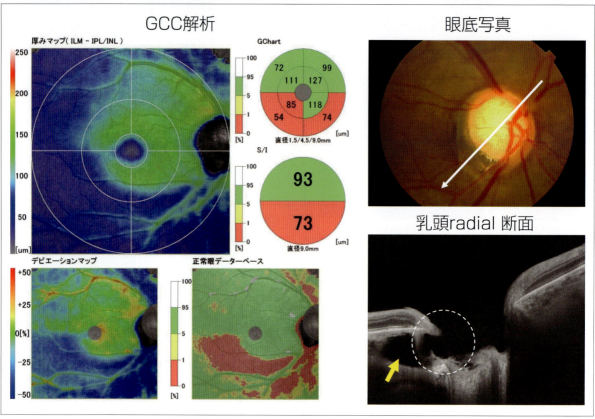

図8 SS-OCT の乳頭 radial 断層像が診断に有用だった ICC 眼
比較的大きい ICC（黄矢印）に伴う網膜構造の不連続性（点線囲み）が確認できる．

障と診断されていた症例であるが，乳頭 radial 断層像の撮像を行ったところ，視神経乳頭から連続する網膜下液を認めたことからピット黄斑症候群との診断に至った（図7）．

乳頭 radial 断層像を示した．SS-OCT によって ICC の断層形状や，本疾患の特徴とされている網膜構造の解剖学的不連続性[4]が明瞭に描出されている．

（溝上志朗）

IV OCT の使い分け

1. ICC の観察には SS-OCT が有用

スウェプトソース OCT（SS-OCT）は，組織深達度の高い光源を利用することで，従来の OCT よりも脈絡膜や強膜などの深部組織の観察が可能である．また，視神経乳頭の微細な構造異常の描出も可能であることから，ICC（intra choroidal cavitation）眼の観察にも優れている．以前より ICC 眼は緑内障様の視野障害を呈することが報告されており[2]，我々の検討でも ICC 眼の 73.3％に初期緑内障様の視野変化が確認された[3]．よって今後，ICC 眼と緑内障眼との鑑別が問題になってくると思われる．図8 に典型的な ICC 眼の GCC 所見と

📖 文献

1) Nakano N, Hangai M, Noma H, et al：Macular imaging in highly myopic eyes with and without glaucoma. Am J Ophthalmol, 156：511-523, 2013.
2) Shimada N, Ohno-Matsui K, Yoshida T, et al：Characteristics of peripapillary detachment in pathologic myopia. Arch Ophthalmol, 124：46-52, 2006.
3) Okuma S, Mizoue S, Ohashi Y：Visual field defects and changes in macular retinal ganglion cell complex thickness in eyes with intrachoroidal cavitation are similar to those in early glaucoma. Clin Ophthalmol, 29：1217-1222, 2016.
4) Spaide RF, Akiba M, Ohno-Matsui K：Evaluation of peripapillary intrachoroidal cavitation with swept source and enhanced depth imaging optical coherence tomography. Retina, 32：1037-1044, 2012.

すぐに役立つ眼科日常診療のポイント―私はこうしている―

I 外来診療における検査機器の上手な使い方

6 ハンフリー視野計とゴールドマン視野計

> **日常診療でのポイント―私の工夫―**
> - ☑ ハンフリー視野計では，検者の技量を必要とせず客観的かつ統計学的評価が可能なため，経過観察に適している．
> - ☑ ゴールドマン視野計は視野全体を把握でき，周辺視野を測定できるほか，検査が難しい高齢者や小児でも対応できる利点がある．
> - ☑ ハンフリー視野計が検査の主流・基本となるが，結果の判断に苦慮する場合，固視不良の多い患者，協力が難しい患者など症例に応じた検査を使い分けていくことが必要である．

I はじめに

視野は視力とともに視機能の基本的要素であり，視野検査は眼科日常診療において欠かすことのできない重要な検査の1つである．視力が黄斑部中心窩に限局した網膜機能を反映するのに対し，視野は網膜全域の機能を反映する．視野計は，ハンフリー視野計に代表される自動静的視野計とゴールドマン視野計による動的視野計に大別される．自動静的視野計では中心部視野の状態を詳細にすることができ，比較的短時間で鋭敏な検査が可能であることから，緑内障初期にみられる傍中心暗点，弓状暗点に適している．また，自動的に検査が行われるため，検者の技量を必要とせず客観的かつ統計学的評価が可能なため経過観察にも適しており，現在ほとんどの視野は自動静的視野計で測定されている．一方で，ゴールドマン視野計は，視野全体を把握できること，周辺視野を測定できるという長所がある．また，検者は被検者の反応を確認しながら検査を進めるため，検査が難しい高齢者や小児であっても，熟練した検者であれば柔軟に対応できる利点がある．しかし，病期や経過を判断するには定量性を欠くので，経過観察には必ずしも使いやすいとはいえない．いずれにせよ，視野検査は自覚的検査であるために，日々の変動やアーチファクトの影響を理解して結果を解釈する必要がある．動的視野で異常が検出されるときには約50％の網膜神経線維が消失しているが，静的視野計ではおおよそ10 dBで40％，5 dBで20％の神経線維の消失が検出できるとされており，静的視野計のほうが初期の緑内障変化による視野異常の検出，緑内障性視野障害の程度判定や進行判定に優れている．また，近年，眼底3次元画像解析装置の進歩普及に伴い，緑内障性構造変化は認めるものの，通常の視野検査では緑内障性変化を認めない前視野緑内障にも注目が集まっている．本稿では静的視野検査の代表的機器であるハンフリー視野計と動的視野検査のゴールドマン視野計について述べる．

II 機器の使い方

ハンフリー視野計の検査パターンにはスクリーニング，閾値検査，スペシャルパターンがあるが，緑内障患者では通常閾値検査が用いられる．閾値検査には全点閾値，FastPac，SITA-Standard，

表1 ハンフリー視野計のプログラム（閾値測定プログラム）

名　称	検査範囲	検査点	適　応	平均検査時間（分）		
				全点閾値	SITA-Standard	SITA-Fast
中心10-2	10°	68	黄斑部疾患，視神経疾患，緑内障	10〜12分	6〜8分	4〜6分
中心24-2	24°	54	緑内障，視神経疾患，一般	10〜12分	6〜8分	4〜6分
中心30-2	30°	76	緑内障，網膜疾患，視神経疾患，一般	12〜15分	7〜9分	5〜7分
周辺60-4	60°	60	緑内障，網膜疾患，一般	12〜15分		
黄斑部	4°	16	黄斑部疾患	8〜10分		
鼻側階段	鼻側50°	14	緑内障	2〜3分		

表2 単一視野解析における緑内障性視野異常判定基準（Anderson-Patellaの基準）

1．パターン偏差確率プロットで異常点の集積
　最も周辺でない検査部位に正常の5％以下の感度の点が3点以上固まって存在し，うち，1点は正常の1％以下の感度
2．パターン標準偏差または修正パターン標準偏差の正常である確率が5％以下
3．緑内障半視野テストが正常範囲外

（文献1より）

SITA-Fastの4種類のアルゴリズムが選択できる（表1）．検査時間が最も短いSITA-Fastは緑内障疑いの患者のスクリーニングや長時間の検査が難しい高齢者などに適しており，FastPac（SWAP）はより早期の初期緑内障検出に適している．一方，信頼性や異常検出力ではSITA-Standardが優れており，眼圧や視神経所見から緑内障を強く疑う場合，また緑内障の経過観察では中心30-2，24-2を測定し，必要に応じて中心10-2も行うなど，症例によってプログラムを選択する．ハンフリー視野測定では，単一視野解析における緑内障性視野異常は個別検査点の異常，グローバルインデックスの異常，分割した視野の異常などで判定され，Anderson-Patellaの分類がよく用いられる（表2）[1]．

図1に中心24-2の視野結果の例を示す（図1）．ハンフリー視野検査は信頼度などに変動があるため，結果の解釈には注意し，再現性を確認することが重要である．チェックポイント（表3）としては，まず①信頼性パラメータの確認を行う．一般に固視不良が20％未満，偽陰性，偽陽性ともに33％未満であれば信頼性ありとされる．信頼性が十分でない場合は日を変えて再検査を考慮する必要がある．ついで，②視神経乳頭，網膜神経線維束障害の所見と視野所見に矛盾がないかを確認することが重要である．そして，③グローバルインデックスを確認する．SITAプログラムではMDとPSDの2つのインデックスが表示され，信頼性に足る視野が複数回測定されていれば，MD値の経時的変化を視野進行度判定に用いることができる．一般に−3 dB以上の悪化があれば進行を強く疑うが，その際も視野変化の信頼性を確認すること，視神経乳頭所見との対応，白内障やその他の疾患の除外が必要である．また，10-2プログラムは緑内障進行例での中心視野の確認に重要だが（図2），緑内障性視神経障害を認めるものの30-2や24-2で異常が検出されない前視野緑内障において，特に黄斑部の神経線維菲薄が著明な症例では10-2で異常を認める症例もあり，初期緑内障においても適宜行うべき検査である．

ゴールドマン視野計は国際的にも普遍的な基準として用いられている視野計であり，自動視野計もゴールドマン視野計を基準に設計されている．背景輝度は31.5 asb（アポスチルブ），計測距離は30 cmに設定されており，指標の大きさは0（1/16 mm^2），Ⅰ（1/4 mm^2），Ⅱ（1 mm^2），Ⅲ（4 mm^2），

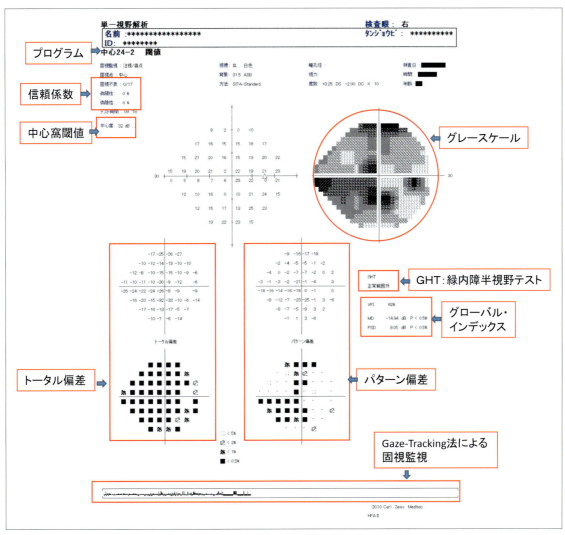

図 1 　中心 24-2 の例

表 3 　ハンフリー測定結果でのチェックポイント

結果表示	
信頼性パラメータ	
固視不良	マリオット盲点での光の提示で応答がある
偽陽性	みえているのに応答がない
偽陰性	みえてないのに応答がある
トータル偏差	測定点の実測閾値と年代別正常値との差（年齢補正）
パターン偏差	正常視野パターンとの差（白内障，角膜混濁などを補正）
グローバルインデックス	
mean deviation（MD）	年代別正常値からの感度低下の平均（びまん性感度低下を反映）
pattern standard deviation（PSD）	正常パターンからの感度のばらつき（局所感度低下を反映）
緑内障半視野テスト	
glaucoma hemifield test（GHT）	視野を上下に分け，半視野ごとに 5 領域を比較，緑内障性視野異常を判定する

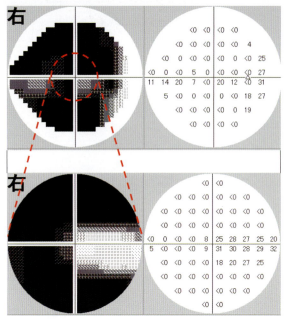

図2 中心24-2と10-2の対応
上：24-2
下：10-2

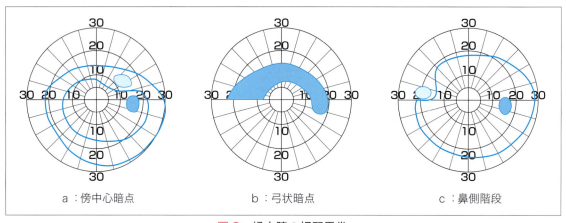

a：傍中心暗点　　　b：弓状暗点　　　c：鼻側階段

図3　緑内障の視野異常

Ⅳ($16\,mm^2$)，Ⅴ($64\,mm^2$)の6段階，輝度は最大輝度である4e(1,000 asb)から1a(12.5 asb)に設定できる．通常はV/4e，I/4e，I/3e，I/2e，I/1eの5つの設定で指標を動かして，その指標が最初に見える部位（以下，視認点）をいくつか決定（基本的には15°に1点），それらを線で結んでイソプター（等感度線）を描く．測定は被検者の屈折矯正や非検査眼の遮閉を行った後，検者が視標を能動的に動かすが，基本的に1秒あたり3～5°の速度で周辺から中心へ動かし，V/4e，I/4e，I/3e，I/2e，I/1eの順でイソプターを求める．マリオット盲点はI/4eあるいはI/3eで計測する．正常視野は各イソプターが凹凸のない楕円形を呈し，視野の範囲（V/4eイソプター）はおよそ上方60°，下方75°，鼻側60°，耳側100°である．

緑内障の視野異常では網膜神経線維束の障害が結果として対応する部位に視野障害を生じさせる．盲点から放射状に伸び，鼻側水平経線に至る弓状の領域はブエルム領域と呼ばれ，緑内障で網膜神経線維束が障害されるとまずこの領域に孤立暗点が出現することが多い．孤立暗点はゴールドマン視野計では検出困難で，ハンフリー視野計が優れている．ゴールドマン視野計でみられる緑内障視野異常の代表的なものには以下のようなものがある（図3）．

1. 傍中心暗点

暗点はその周囲より感度が低下している領域だが，その沈下の深さにより比較暗点（視標 I/4e が見える）と絶対暗点（視標 I/4e が見えない）に分類される．傍中心暗点は固視点近傍から 30°までの中心視野内に出現する暗点であり，初期緑内障視野異常に多い．

2. 弓状暗点

孤立暗点がマリオット盲点と癒合し，鼻側も水平経線まで広がって弓状を呈する暗点を弓状暗点といい，初期〜中期によくみられる視野異常である．

3. 部分沈下

局所的なイソプターの沈下で，暗点を伴う場合と暗点を伴わない場合がある．初期緑内障眼においてみられる部分沈下は暗点への進行を示唆する所見である．

4. 鼻側階段

鼻側のイソプターが階段状を呈する場合を鼻側階段といい，鼻側水平経線の上下での感度の違いがある．これは緑内障では上方あるいは下方線維のいずれかが先に障害されることが多く，特徴的である．視野障害が進行し，マリオット盲点からつながる弓状暗点が鼻側階段とつながった状態を鼻側穿破と呼ぶ．

III 機器の使い分け

大多数の緑内障はある程度緩徐な進行を示すことが多いため，経過観察のなかで特に進行判定が重要である．定量的経過観察，進行判定が可能なハンフリー視野計をはじめとする自動静的視野計の優位性は高いが，複数回の時系列データがあってはじめて進行判定が可能となること，患者が視野検査に慣れることが必要であることに注意が必要である．現在ではファイリングシステムと解析ソフトの導入により，イベント解析やトレンド解析を用いた詳細な進行評価が可能になってきている．

一方で，自動視野計が検査の主流となっているものの，ゴールドマン視野計も今なお重要である．自動静的視野の判断に苦慮する場合や，固視不良の多い患者，協力が難しい患者の場合には動的視野検査が適しているほか，静的視野検査で正常と判断されても，ゴールドマン視野計で異常が検出されることもあるため，症例に応じた検査を使い分けていくことが必要である．

（本庄　恵）

📖 文献

1) Anderson DR, et al：Automated static perimetry, 2nd ed, Mosby, St. Louis, 1999.

I 外来診療における検査機器の上手な使い方

7 眼圧計

> **日常診療でのポイント―私の工夫―**
> - ☑ 眼球を圧迫しないように開瞼するため，経験を積んで測定に慣れる．
> - ☑ 患者の緊張を和らげ，固視を保つため声をかけながら測定する．
> - ☑ 角膜厚の影響を考慮する．

I はじめに

　眼圧測定は眼科診療において必要不可欠な検査項目であるが，真の眼内圧を測定しているわけではなく，間接的に得られた値であることを認識すべきである．特に，中心角膜厚の影響は大きく，角膜厚が厚いと高く，薄いと低く測定される[1)2)]．Laser in situ keratomileusis（LASIK）の既往があっても患者が申告しない場合もあり，常に注意が必要である．

II 各眼圧計の特徴

　精査用としてゴールドマン圧平眼圧計が，スクリーニング用としてノンコンタクトトノメーターが，携帯型眼圧計としてTono-Pen®やicare®が使用されている．

1. ゴールドマン圧平眼圧計

　Imbert-Fickの法則に基づいた眼圧計で，現在，臨床で使用されている眼圧計のなかで最も精度が高いとされる．

　細隙灯顕微鏡の支持枠に圧平プリズムを付け，圧平プリズムの目盛0を支持枠の水平の線に合わせる（図1-a）．角膜乱視が3ジオプター以上の場合は，弱主経線の角度を支持枠の斜めの線に合わせる（図1-b）．患者に表面麻酔薬を点眼して，適量のフルオレセインで染色する．その後，細隙灯顕微鏡に顔を当ててもらい，ブルーフィルターを入れ，光量を全開にした観察光を60°付近から入光させてプリズムを角膜中央にゆっくりと接触させる．開瞼が不十分な場合，筆者は上眼瞼皮膚をつまみ上げるか，眼窩の前頭骨に押し当てるように上眼瞼を引き上げ，眼球を圧迫しないように開瞼しているが（図2），操作を体得するには経験を積んで測定に慣れることが重要である．また，患者は過度に緊張していきんだり，どこを見たらよいのかわからずに固視を保つのが困難なことがある．常に声をかけながら測定する配慮が必要である．プリズムを接触させると上下に半円が観察されるので，ちょうど同じ大きさになるように調整し（図3-a），半円の内縁同士が接するようにドラムを回転させる（図4）．半円の直径は3.06 mm，幅は約0.2 mmと決まっており，フルオレセインの染色が多いとリングの幅は太く，眼圧は高めに（図3-b），少ないと細く，眼圧は低めに測定されるので注意する（図3-c）．また，脈波に応じて半円が動く場合は中間値を採用する．

2. ノンコンタクトトノメーター

　角膜に空気を噴射し，角膜表面が平坦化し，陥凹して再度平坦化するまでの時間と噴出空気圧から眼圧値を算出する眼圧計である．眼表面に障害のある症例や，睫毛が被ってしまう症例は誤差が

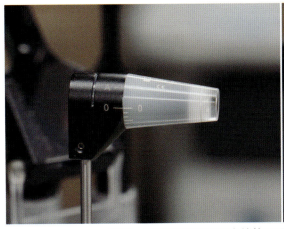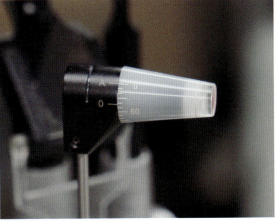

a|b 　　図1　細隙灯顕微鏡の支持枠に圧平プリズムを取り付けたところ
　a：プリズムの目盛0を支持枠の水平の線に合わせる．
　b：角膜乱視が3ジオプター以上の場合は弱主経線の角度を支持枠の斜めの線（A）に合わせる．

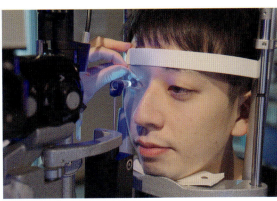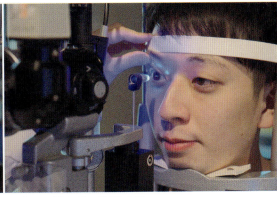

a|b 　　図2　ゴールドマン圧平眼圧計での測定時の開瞼方法
　a：上眼瞼皮膚をつまみ上げ，眼球を圧迫しないように開瞼している．
　b：上眼瞼を眼窩の前頭骨に押し当てるようにして開瞼している．

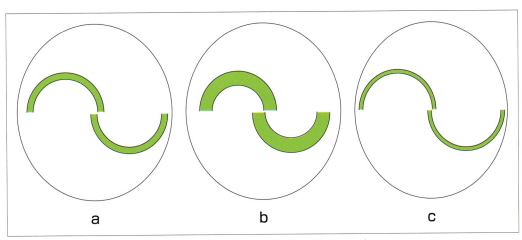

図3　圧平プリズム接触時に観察される半円
　a：上下の半円がちょうど同じ大きさになるように調整する．
　b：フルオレセインの染色が多いとリングの幅は太くなり，眼圧は高めに測定される．
　c：フルオレセインの染色が少ないとリングの幅は細くなり，眼圧は低めに測定される．

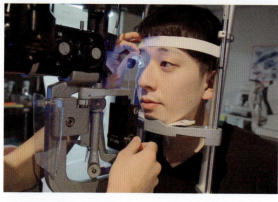

図4 ドラムの回転
左手で開瞼し，右手でドラムを回転させている．

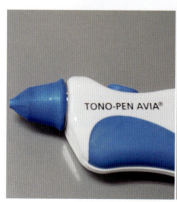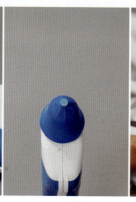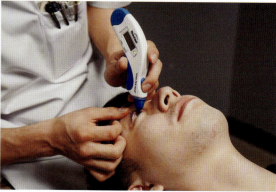

図5 Tono-Pen® a|b|c
Tono-Pen AVIA®での眼圧測定の準備，測定
a，b：先端部にカバーを被せて使用する．
c：点眼麻酔をした後，先端を眼に接触させて測定する．

生じやすいことに留意する．また，測定時間が短く，脈波により測定値が変動するため，測定は3回以上行い平均値を採用する．

ノンコンタクトトノメーターとゴールドマン圧平眼圧計の測定値は正常眼圧域ではよく相関するが，ノンコンタクトトノメーターは高眼圧域では低く，低眼圧域では高く測定されることがわかっており[3]，ノンコンタクトトノメーターで異常値が測定された場合はゴールドマン圧平眼圧計で再検査する必要がある．また，ノンコンタクトトノメーターは眼表面に接触することがなく，コメディカルでも測定可能なため日常診療で頻用されているが，圧平式眼圧計であるため眼球破裂や角膜移植術直後の症例などに対しては測定が好ましくない場合もあるので注意する．

なお，近年，角膜の物理的特性の指標である角膜ヒステリシスが測定可能なノンコンタクトトノメーターも市販されている．

3. Tono-Pen®

Mackay-Marg理論を用いた携帯型眼圧計であり，圧平面積が小さいため瞼裂の狭い症例でも測定が可能である．先端部にカバーを被せ（図5-a, b），点眼麻酔をした眼に接触させて測定する（図5-c）．10回の測定を行うと，ディスプレイに平均値と標準偏差が表示される．後述するicare®と異なり，眼圧計の向きにかかわらず測定が可能である．

ゴールドマン圧平眼圧計との比較では，Tono-Pen®は高眼圧域では低く測定され[4]，低眼圧域では高く測定されるという報告がある[5]．

4. icare®

表面麻酔薬を用いずに眼圧測定が可能な携行型眼圧計であり，麻酔の刺激が許容できない小児や認知症患者，アレルギーなどで点眼薬が使用できない症例では特に有用である．また，測定時に開瞼操作が不要なことも多く，瞼裂の狭い症例や閉

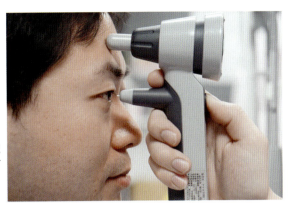

図6
icare®
icare® PRO での測定．睫毛に当たらないようにして測定する．

瞼の強い症例に対しても容易に測定できる(図6)．コイルに挿入したマグネット付きのプローブを，眼球から4〜6 mm離れたところから角膜中央に向けて射出し，眼球に当たって跳ね返る際に生じる電気信号をコイルで検出することで眼圧を算出する．測定は6回行い，平均値と標準偏差がディスプレイに表示される．Tono-Pen®より測定時の眼圧計の向きの制限がある．

なお，icare®はゴールドマン圧平眼圧計と相関があると報告されている[6]．

（禰津直也，丸山勝彦）

文献

1) Hsu SY, Sheu MM, Hsu AH, et al：Comparisons of intraocular pressure measurements：Goldmann applanation tonometry, noncontact tonometry, Tono-Pen tonometry, and dynamic contour tonometry. Eye(Lond), 23：1582-1588, 2009.
2) Nakamura M, Darhad U, Tatsumi Y, et al：Agreement of rebound tonometer in measuring intraocular pressure with three types of applanation tonometers. Am J Ophthalmol, 142：332-334, 2006.
3) Moseley MJ, Evans NM, Frielder AR：Comparison of a new non-contact tonometer with Goldmann applanation. Eye, 3：332-337, 1989.
4) Frenkel RE, Hong YJ, Shin DH：Comparison of the Tono-Pen to the Goldmann applanation tonometer. Arch Ophthalmol, 106：750-753, 1988.
5) Kooner KS, Cooksey JC, Barron JB, et al：Tonometry comparison：Goldmann versus Tono-pen. Ann Ophthalmol, 24：29-36, 1922.
6) 丸山勝彦，保田朱美，白土城照：携行型眼圧計i-care，ならびにTono-Penとゴールドマン圧平眼圧計による測定値の比較．眼臨医報, 101：357-360, 2007.

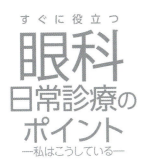

II よくある異常 ―眼科外来での鑑別診断のコツ

すぐに役立つ眼科日常診療のポイント―私はこうしている―

II よくある異常―眼科外来での鑑別診断のコツ

1 流涙症

> **日常診療でのポイント―私の工夫―**
> - ☑ 流涙症は分泌性流涙と導涙性流涙に分類され，眼表面疾患，眼瞼疾患，涙道疾患が原因となり得る．成人と小児では流涙症の原因は大きく異なり，特に高齢者では流涙の原因が複数あることも多い．
> - ☑ 流涙症の診療では，眼表面，眼瞼，涙道のすべてを総合的に理解し，診断・治療を進めていくことが重要である．各種検査により流涙症の原因となる疾患の鑑別診断を行い，原因疾患に対し点眼などの保存的療法あるいは外科的加療を進めていく．
> - ☑ 特に抗がん剤による涙道閉塞は時期を逸すると不可逆的な涙点・涙小管閉塞となることが多いため，早めに専門機関へ送るようにする．

I はじめに

流涙とは涙が滲む，もしくは溢れるという症状をいい，様々な要因によって生じる．流涙に伴い眼不快感や視機能異常[1]を自覚することが多く，慢性的に涙液や眼脂が眼周囲の皮膚に付着することで，発赤・腫脹・疼痛といった炎症所見を引き起こす．

涙は涙腺から分泌され眼表面に拡がり涙液層を形成する．瞬目によって上下涙点から涙小管・涙嚢・鼻涙管と流れ，鼻涙管下部開口部から鼻腔に排出される．流涙の原因は，涙の分泌量が増えることによって起こる分泌性流涙と，涙が眼表面から鼻腔へと排出される過程の障害によって起こる導涙性流涙に分けられる．さらに，導涙性流涙は涙道通過障害を伴う流涙（涙道疾患）と涙道通過障害を伴わない流涙（機能性流涙）に分けられる．

流涙の要因は，成人と小児では大きく異なり，それぞれの流涙の要因を表1，2に示す．成人（特に高齢者）の流涙のメカニズムは複雑で，分泌性流涙の要因と導涙性流涙の要因が合わさっている場合や複数の導涙性流涙の要因が合わさっている場合がある．また，結膜弛緩症や眼瞼内反症・外反症のように分泌性流涙と導涙性流涙のどちらの要因にもなり得る疾患もある．そのため，近年，流涙の原因となる疾患群は流涙症と総称されるようになり，流涙症の診療では，眼表面，眼瞼，涙道のすべてを総合的に理解し，診断・治療を進めていくことが重要である．

II 鑑別診断における見極めのポイント

1. 成人の流涙症

成人の流涙症の診断は，1)問診，2)視診・触診，3)細隙灯顕微鏡検査，4)涙管通水検査，5)画像検査（CT・MRI），6)涙道内視鏡検査と進めていく．

1) 問 診

流涙症の診断には，まず詳細に問診を行うことが重要である．自覚症状（眼脂・痛み・かゆみ・充血の有無），いつから，どのくらいの期間，片眼か両眼かなどである．流涙の自覚は，常時なのか，屋外で風に当たるときだけなのか，など具体的な状況・程度を尋ねる．また，涙道閉塞・狭窄の原因に結びつく既往症，治療歴がないか問診する．

表1 成人の流涙症の原因

	主な原因	分泌性流涙	導涙性流涙
眼表面疾患	感染性結膜炎・アレルギー性結膜炎	○	
	角結膜上皮障害・異物	○	
	ドライアイ	○	
	結膜弛緩症・翼状片	○	○
眼瞼疾患	睫毛乱生	○	
	眼瞼内反症・眼瞼外反症	○	○
	顔面神経麻痺による眼輪筋麻痺・兎眼	○	○
	眼瞼弛緩・眼瞼下垂		○
涙道疾患	涙道閉塞・狭窄		○

表2 小児の流涙症の原因

	主な原因	分泌性流涙	導涙性流涙
眼表面疾患	感染性結膜炎・アレルギー性結膜炎	○	
	角結膜上皮障害・異物	○	
	先天緑内障	○	
眼瞼疾患	睫毛内反	○	
	眼瞼異常(内反・外反・閉瞼不全)	○	○
涙道疾患	先天鼻涙管閉塞 先天涙嚢ヘルニア 涙点・涙小管形成不全 皮膚涙嚢瘻 後天性鼻涙管閉塞・狭窄 結膜炎後，鼻炎・副鼻腔炎，腫瘍性，医原性		○

2) 視診・触診

明室で，外眼部・顔面の外傷や形態異常，開瞼・閉瞼障害，瞬目障害の有無を観察する．視診と触診で内眼角部の腫脹，発赤，圧痛，硬結の有無をみることで涙嚢炎や涙嚢腫瘍の可能性を判断する．眼瞼は，特に眼瞼内反症・外反症，下眼瞼弛緩症の有無をみる．下眼瞼弛緩症の客観的評価方法としては，pinch test(下眼瞼中央の皮膚を手前に引き，下眼瞼が眼表面から8 mm以上離れる場合は下眼瞼弛緩と判断する)，snap back test(下眼瞼中央の皮膚を下方に引き，指を離してから元に戻る様子で下眼瞼弛緩を評価する．戻りが遅い場合は軽度，瞬目するまで戻らない場合は中等度，瞬目しても完全に戻らない場合は高度とする)，medial distraction test(下眼瞼を鼻側に引き，下涙点が涙丘の中心線よりも鼻側に移動する場合，外眼角靱帯の弛緩と判断する)，lateral distraction test(下眼瞼を耳側に引き，下涙点が涙丘外側端と角膜輪部内側端の中央よりも耳側に移動する場合，内眼角靱帯の弛緩と判断する)がある．

3) 細隙灯顕微鏡検査

細隙灯顕微鏡を用いて，まず眼瞼から観察し流涙症をきたし得る眼瞼内反症・外反症，睫毛乱生などの有無をみる．続いて角結膜上皮障害，結膜の炎症・弛緩，翼状片やそのほかの隆起性病変の有無をみる．眼瞼を必ず翻転して瞼結膜に結石・異物，乳頭増殖，濾胞形成などの有無をみる．最小限のフルオレセインで涙液を染色し，涙液メニスカスの高さ(tear meniscus hight；TMH)を評価，涙液層破壊時間(tear film break-up time；BUT)を測定する．また，左右上下の4つの涙点をそれぞれよく観察し，涙点閉塞，涙点狭窄，涙点の腫脹・発赤(涙小管炎)，涙点からの膿の排出・圧出(涙小管炎・涙嚢炎・鼻涙管閉塞など)の有無を確認する．

4) 涙管通水検査

涙管洗浄針（通水針）を付けた生理食塩水入りシリンジを使用して，涙点から生理食塩水を注入する．涙道閉塞・狭窄がない正常な状態であれば，逆流はなく涙点から鼻腔へスムーズに通水される．涙管通水検査は，涙道通過障害の有無だけでなく，上下交通の有無，涙道内貯留物の逆流の有無とその性状などから閉塞部位や涙道内の状態を推察することができるため，涙道疾患の診断には欠かせない検査である（表3）．

5) 画像検査

涙道疾患は耳鼻科との境界領域であり，特に鼻内手術歴，副鼻腔炎の既往がある場合，涙囊腫瘍と涙囊炎の鑑別が必要である場合には画像検査を行い，涙道および周辺組織を確認する必要がある．実際に，涙道閉塞が涙道原発腫瘍，鼻腔・副鼻腔腫瘍の涙道への進展，副鼻腔炎などの炎症性疾患の波及，副鼻腔手術の術後医原性閉塞などが原因となっていることが画像診断により見つかることがある．まずは比較的簡便なCTを行い，CTで腫瘍が疑われる場合にはMRI（造影）を行うようにする．画像診断で内眼角の涙点から下鼻道の鼻涙管開口部まで涙道全体を把握するために撮影部位は，眼窩ではなく副鼻腔を指定し，水平断・冠状断で撮影する．

また，涙囊鼻腔吻合術施行前にCT検査を行うことは必須で，骨の厚さ，周辺組織との位置の確認，腫瘍との鑑別，耳鼻科疾患の合併の有無などを術前に確認する必要がある．

6) 涙道内視鏡検査

涙道内視鏡のプローブ（直径0.9 mm）を涙点より挿入し，涙点，涙小管，涙囊，鼻涙管と進めていくと涙道の内腔を直接観察することができる．涙道内視鏡検査では，涙道の閉塞・狭窄の程度や位置の同定，炎症の評価，涙道内の涙石，異物（涙点プラグの涙道内迷入など），腫瘤の有無などを知ることができ，涙道疾患の診断には不可欠なものである．

表3　涙管通水検査

ⓐ正常 抵抗なく涙点から鼻涙管へと流れる．上涙点，下涙点とも逆流はない．	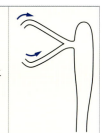
ⓑ上涙小管閉塞 上涙点から注入時は上涙点から逆流し通水はなく，下涙点から注入時は抵抗なく流れ逆流はない．	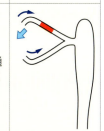
ⓒ上下涙小管閉塞 上涙点から注入時は上涙点から逆流し通水はなく，下涙点から注入時も下涙点から逆流し通水はない．	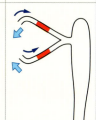
ⓓ総涙小管閉塞 上涙点から注入時は下涙点から逆流し通水はなく，下涙点から注入時は上涙点から逆流し通水はない（上下交通あり）．	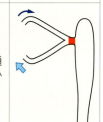
ⓔ鼻涙管閉塞・涙囊炎 上涙点から注入時は下涙点から逆流し通水はなく，下涙点から注入時は上涙点から逆流し通水はない（上下交通あり）．膿性逆流物を認める場合は，涙囊炎を併発している．	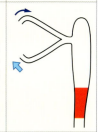
ⓕ涙囊涙石 上涙点から注入時は下涙点から逆流し通水はなく，下涙点から注入時は上涙点から逆流し通水はない（上下交通あり）．涙石の涙囊内での嵌頓位置によっては正常に通水することがある．膿性逆流物を認めることがある．	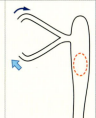

2. 小児の流涙症

小児の流涙症も，成人と同じく分泌性流涙と導涙性流涙に分けることができる(表2)．小児の流涙症の診断は，1)問診，2)視診・触診，3)細隙灯顕微鏡検査，4)色素消失試験，5)涙管通水検査，6)画像検査(CT・MRI)と進めていく．

1) 問　診

小児の流涙症の診察では，まず先天性か後天性かを判別する必要があり，家族からの問診は非常に重要となる．先天性の小児の流涙症で最も頻度の高いものは先天鼻涙管閉塞であるが，流涙，眼脂の症状は生下時から生後2か月目に認められることがほとんどである．後天性の場合は，発症時期や発症前にあったエピソード(外傷，結膜炎の既往など)を聞き出すことが診断の手掛かりとなる．

2) 細隙灯顕微鏡検査

睫毛内反，下眼瞼内反，結膜炎など小児に多くみられる眼疾患には分泌性流涙をきたすものが多い．また先天性の流涙には，涙点・涙小管形成不全や皮膚涙囊瘻がある．細隙灯顕微鏡検査では，眼瞼，角結膜，涙点などの前眼部をよく観察し，これらの疾患や先天異常の有無をみる．また，成人同様にフルオレセインで染色し，角膜上皮障害の有無やTMHの評価を行う．

3) 色素消失試験

フルオレセインを結膜円蓋部に点入し，5分後の涙液メニスカスの色素残留状態を観察する．低侵襲な検査であり，導涙性流涙を疑うときにまず行うとよい検査である．特に先天鼻涙管閉塞の診断感度が90％，特異度が100％と報告されており[2]，先天鼻涙管閉塞が疑われる生後1年未満の患児には有用である．しかし，色素消失試験は，涙道通過障害だけではなく，瞬目などがかかわる導涙ポンプ機能の障害も同時に評価する検査であるため，涙道閉塞の有無の確定診断には涙管通水検査が必要である．

4) 涙管通水検査

成人と同様に小児の涙道通過障害の確定診断に有用な検査であるが，小児の場合はベッド上に固定して体動を抑制して行わなければならない．体動の抑制が不十分であると，特に乳児では涙点は小さいため，検査時に通水針や涙点拡張針の操作で涙点や涙小管を損傷し，医原性の涙道閉塞や狭窄が検査後に生じてしまうことがある．無理して涙管通水検査を行う必要はなく，まずは色素消失試験を行うとよい．

5) 画像検査(CT・MRI)

成人同様，涙道の画像診断は，内眼角の涙点から下鼻道の鼻涙管開口部までの涙道全体を把握するために，撮影部位は，眼窩ではなく副鼻腔を指定し，水平断・冠状断で撮影する．

先天性の小児流涙症で画像診断が必要となるのは，先天涙囊ヘルニアと顔面奇形を伴う場合である．先天涙囊ヘルニアは生下時からの流涙・眼脂が認められるが，内眼角部の青黒色の涙囊部腫脹が特徴的であるため診断は可能である．しかし，涙囊ヘルニアは急性涙囊炎を生じやすく眼周囲の発赤腫脹があると先天鼻涙管閉塞によるものとの鑑別が困難となる．その場合，画像診断が有用であり，CTで涙囊・鼻涙管の拡大，下鼻道の鼻腔内囊胞がみられれば涙囊ヘルニアと診断できる．また，口唇口蓋裂などの顔面奇形のある先天鼻涙管閉塞では骨性鼻涙管閉塞や涙道奇形を伴うことが多く，通常の先天鼻涙管閉塞よりも自然治癒率やプロービングによる治癒率が低く，最終的に涙囊鼻腔吻合術を行う必要となることがあるため，治療経過を予測するためにも早めにCTでの画像診断を行っておくほうがよい．

小児の後天性鼻涙管閉塞には，腫瘍による涙道閉塞が含まれることがあるため，画像診断が必要となることがある．まず，CTを行い，腫瘍の可能性が否定できない場合は，MRI(造影)で精査する．

III 専門機関に送るタイミング

流涙症の原因となる疾患を診断した後は，その

疾患の加療を進めていく．特に診療機会が多く，専門機関への紹介のタイミングを迷うことがある疾患について述べる．

1. 涙小管炎

中年女性に多く，眼脂，充血，流涙といった結膜炎症状がみられる．結膜炎と診察されてしまい，抗菌薬で点眼加療を継続しても軽快しないまま数か月〜数年経過しているというエピソードを持つ症例もよくみられる．涙点の腫脹・発赤，涙点圧迫による涙点からの膿や涙石の排出が特徴的な所見である．治療には手術が必要で，涙点を切開し，涙小管内の涙石を完全に除去すると治癒する．治癒のためには涙小管内の涙石はすべて除去しなければならず，涙道内視鏡は涙石排出や涙石残存の確認に有用である．内視鏡で涙小管内腔に出血や損傷がある場合は，術後に涙小管閉塞が起こる可能性があり，涙管チューブ挿入を行う．自院での手術加療が困難である場合は，早めに専門機関に紹介する．

2. 抗がん剤による涙道閉塞

抗がん剤のなかで特に 5-FU 系の経口抗がん剤である TS-1 には，涙道閉塞・狭窄，角膜上皮障害などの副作用があり流涙症を引き起こす．発症頻度は約 10〜24.3％，発症時期は約 3〜4 か月頃，涙道閉塞は両眼性で涙点と涙小管の閉塞・狭窄が多い[3]．抗がん剤による涙道閉塞は難治性で，再建が困難であることが多い．TS-1 内服中は，細隙灯顕微鏡検査で涙点・涙小管狭窄の有無，角膜上皮障害の有無を観察し，涙管通水検査で涙道通過障害が生じてこないか注意して経過をみる．経過観察中は，防腐剤無添加人工涙液を 1 日 6 回以上点眼し，抗がん剤成分に曝露された涙液を洗い流すことで涙道閉塞，角膜上皮障害を予防する．涙点・涙小管が狭窄してくるようであれば，涙道閉塞が起こる前の早期の段階で涙管チューブ挿入術を行い，抗がん剤使用中はチューブを留置しておくことで閉塞を予防する．涙点・涙小管閉塞が生じてしまうと，閉塞部位の開放は困難で，治療には結膜涙囊鼻腔吻合術（ジョーンズチューブ挿入）が必要となる．抗がん剤による涙道閉塞は難治であるため，早めに専門機関へ紹介するほうがよい．

3. 先天鼻涙管閉塞

新生児の 6〜20％にみられ，生後 3 か月までに 70％，生後 12 か月までに約 90〜96％が自然治癒するとの報告[4]がある．自然治癒傾向が強いため，プロービングによる治療時期についてはいまだに議論がある．急性涙囊炎や眼瞼炎が長引く場合は，早めにプロービングを行う．プローブに抵抗があれば無理に進めることなく，涙道内視鏡によるプロービングを行うことが望ましい．ブラインド操作での無理なプロービングは，仮道形成や瘢痕化による医原性閉塞を起こすことがあるためである．自院で難しければ涙道内視鏡によるプロービング可能な専門機関へ紹介するとよい．

（松山浩子）

文献

1) 井上　康，下江千恵美：涙道閉塞に対する涙管チューブ挿入術による高次収差の変化．あたらしい眼科，27：1709-1713, 2010.
2) MacEwen CJ, Young JD, et al：The fluorescein disappearance test(FDT)：an evaluation of its use in infants. J Pediatr Ophthalmol Strabismus, 28(6)：302-305, 1991.
3) 柏木広哉：TS-1 による涙道閉塞について教えてください．あたらしい眼科，30：84-87, 2013.
4) MacEwen CJ, Young JD：Epiphora during the first year of life. Eye, 5：596-600, 1991.

II よくある異常―眼科外来での鑑別診断のコツ

2 角膜混濁

> 🔍 **日常診療でのポイント―私の工夫―**
> - ☑ 炎症性(感染性・非感染性)混濁，瘢痕性混濁，沈着性混濁，腫瘍性混濁，浮腫性混濁を考える．
> - ☑ 観察項目の要は，混濁の範囲，深さ，充血の種類，血管侵入の有無である．
> - ☑ 大至急の対応を要するのは，炎症性混濁では感染性角膜炎，浮腫性混濁では急性緑内障発作と移植後拒絶反応が代表的である．
> - ☑ ステロイド投与を積極的に考慮したい疾患として，炎症性混濁のうち非感染性混濁があり，その所見の特徴を把握することが必要である．

I はじめに

「角膜が濁っている」，つまり「角膜混濁」(図1)という表現に当てはまる病態としては，炎症性混濁(浸潤や膿瘍)，瘢痕性混濁，沈着性混濁，腫瘍性混濁，浮腫性混濁が考えられる[1)〜3)]．必ずしも別々に生じるとは限らず，重複する，あるいは随伴する場合もある．原因は多岐にわたるため，日常診療においてその場で病態を鑑別し，急いで治療するべき疾患か経過観察が可能な疾患かどうかを判断することは，次回再診までの期間，専門機関への紹介の必要性，ステロイド投与の可否，患者への予後の説明などを決定するうえで重要である．

特に炎症性混濁は，感染性のものと非感染性のものに大別され，ステロイド投与の適応決定が求められる．瘢痕性混濁では，点眼や内服治療で軽減できるものか，あるいは外科的治療が必要であるかは，患者背景と照らし合わせて判断する．沈着性混濁では，その遺伝形式の有無や患者年齢によって予後説明に細心の注意が必要であり，腫瘍性混濁は，稀少であるがゆえに見逃さないように疑うことが求められる．また，浮腫性混濁は急

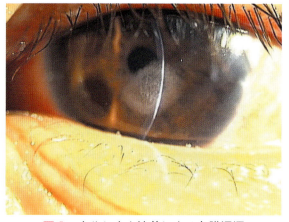

図1 カルシウム沈着による角膜混濁
触診にて鑑別可能であった．

性・一過性のものと，恒久性・遷延性のもの，あるいは随伴性のものと原発性のものに大別され，患者への予後説明が大きく異なる．代表的な疾患を表1に挙げる．

II 鑑別診断における見極めのポイント

角膜混濁の診断において，特に注目すべきポイントは表2のとおりである．部位(①周辺部，②中間周辺部，③中央部，④全体)，深さ(①上皮内，

表1 角膜混濁を生じる疾患一覧（腫瘍は他書に譲る）

炎症性	感染性		細菌性 真菌性 ヘルペス アメーバ	沈着性	上皮内	代謝異常沈着（Fabry病） 薬剤沈着（アミオダロン・フェノチアジン） 残存ヘモジデリン沈着（Fleischer ring/Stocker line/Fery line）
	非感染性	周辺部	カタル性 自己免疫疾患		上皮下	脂質沈着（老人輪・limbal firdle of Vogt） カルシウム沈着（帯状角膜変性症） 角膜ジストロフィ（Reis-Buckler/gelatinous drop like） 結節性（Salzman結節変性）
		中間周辺部	ブドウ球菌性 異物による反応性浸潤（ソフトCL・縫合糸） マイボーム腺炎角膜上皮症（フリクテン型）		実質	角膜ジストロフィ（顆粒状・格子状・斑状・シュナイダー） 全身疾患（ムコ多糖代謝異常・脂質代謝異常・多発性骨髄腫）
		中央部	ウイルス性（HSV/VZV/adeno/タイゲソン病因ウイルス）		前デスメ膜	角膜ジストロフィ（Francoisジストロフィ/pre-Descemetジストロフィ） 銅代謝異常（Kayser-Fleischer ring）
瘢痕性	両眼性		結核・梅毒	浮腫性	Acute onset	急性緑内障発作 角膜移植後拒絶反応 円錐角膜急性水腫
	片眼性		単純ヘルペス		Gradual onset	先天性（フックス/PPCD/CHED） 機械的（レーザー虹彩切開・内眼手術・分娩時外傷） ウイルス性（HSV/VZV/mumps/CMV）
腫瘍性			上皮内癌・異形上皮			

・HSV；herpes simplex virus（単純ヘルペスウイルス）
・VZV；varicella-zoster virus（水痘・帯状疱疹ウイルス）
・PPCD；posterior polymorphous corneal dystrophy（後部多形性角膜ジストロフィ）
・CHED；congenital hereditary endothelial dystrophy（先天性遺伝性角膜内皮ジストロフィ）

②上皮下，③実質，④前デスメ膜），充血の種類（①結膜充血，②毛様充血，③強膜充血），血管侵入の有無が挙げられる．それ以外に，眼脂の有無，発症から受診までの期間，オンセットの急激性，外傷やコンタクトレンズ（CL）装用，全身疾患などの既往歴，家族歴など患者背景が重要であることはいうまでもない．

さらに，前眼部疾患では容易に触れることができるという特徴があり，触覚も大切な鑑別ポイントである．例えば，図1の角膜混濁は，観察のみでは鑑別困難であるが，鑷子で触れたときの感触でカルシウム沈着であることが鑑別できる．

詳細は他書に譲るが，初診時において，1. 急ぐか，急がないか，2. ステロイドを投与するか，しないかを中心に解説する．

1. 急ぐ，急がない

角膜混濁において，治療に大至急を要するものは，表1の赤字箇所，比較的急を要するものは青

表2 角膜混濁診断における注目ポイント

混濁の部位	周辺部 中間周辺部 中央部 全体
混濁の深さ	上皮内 上皮下 実質 前デスメ膜
充血の種類	結膜充血 毛様充血 強膜充血
血管侵入の有無	マイボーム腺炎角膜上皮症 壊死性ヘルペスで著明
その他	眼脂の有無 発症から受診までの期間 発症の急激性 外傷・CL装用・全身疾患の既往 家族歴

字箇所である．大至急を要するものの代表疾患は，炎症性混濁のなかの感染性角膜炎である．起因菌としては，概ね，細菌＞真菌＞アメーバ＞ヘルペスの順に急を要する．細菌性角膜炎による角膜混濁は，ステロイド点眼使用などによる免疫能低下やCL装用，外傷などの既往歴に加え，眼脂や著明な毛様充血，濃い膿瘍（好中球主体の濃い浸潤塊）を鑑別点とする．診断には塗抹・培養が必須である．また，真菌性角膜炎による角膜混濁は，高度な充血や膿瘍とともに実質深層に膿瘍を認めることが多いが，例外的に浅層に病巣を生じたり，炎症所見が軽微なこともあるため，やはり患者背景が真菌性角膜炎を疑うための大きなヒントとなる．

一方，浮腫性混濁で急を要するものは，急性緑内障発作および角膜移植後拒絶反応である．急性緑内障発作は，高度な頭痛，嘔吐，極端な浅前房，強い毛様充血などから細隙灯顕微鏡観察をすれば診断は容易である．また移植後拒絶反応は，浮腫が全体に生じる場合も局所的に生じる場合もあるが，角膜移植の既往歴，白色の小さなKP（Khodadoust lineと呼ばれる線状の配列を認める場合も全体的にdiffuseに出現する場合もある），実質内に膿瘍が存在しないこと，眼脂がないこと，急激な発症などから判断する．

なお，炎症性（非感染性）混濁，瘢痕性混濁，沈着性混濁，腫瘍性混濁に関しては，穿孔の可能性がみられない場合は，大至急を要する場合が少なく，即日の専門施設への紹介が必須ではない場合が多い．

2．ステロイドを投与する，しない

ステロイド投与の原則として，充血の存在がある．充血がない場合は，ステロイド投与は考えなくともよいといえる．しかし，充血があったとしても，炎症性（感染性）角膜混濁では，ステロイドは禁忌である．実際には専門施設で感染性角膜混濁の治療局面でステロイドを使用することはあるが，少なくとも治療初期に非専門施設では，使用しないほうがよい．

逆に積極的に使用を推奨したいのは，炎症性（非感染性）角膜混濁である．代表的な疾患特徴のシェーマを図2に挙げる．このなかでも特にマイボーム腺炎角膜上皮症（フリクテン型）は，ステロイドが著効するにもかかわらず，ステロイド投与が躊躇される疾患である．代表的な写真を図3に示す．

1）周辺部の炎症性非感染性角膜混濁の鑑別ポイント

- カタル性角膜浸潤：①好発部位（2・4・8・10時），②輪部に平行で透明帯あり，③上皮欠損が狭小
- 自己免疫性角膜浸潤（モーレン潰瘍や膠原病関連）：①輪部に平行で透明帯なし，②深掘の潰瘍（穿孔に注意），③強膜炎の合併
- 異物による反応性浸潤（ソフトCLや縫合糸）

2）傍中心部の炎症性非感染性角膜混濁の鑑別ポイント

- ブドウ球菌性角膜浸潤：①境界鮮明な正円形角膜浸潤
- マイボーム腺炎角膜上皮症（フリクテン型）：若年女性．霰粒腫頻発．太い血管侵入があり結節状混濁を呈する．上皮欠損はわずか．

3）中央部もしくは全体に広がる炎症性非感染性角膜混濁の鑑別ポイント

- 流行性角結膜炎に続発する多発性円形上皮下浸潤
- 上皮型単純ヘルペス角膜炎に伴う上皮下浸潤
- 上皮型，実質型単純角膜ヘルペス治癒後の多発性斑状上皮下浸潤
- 帯状ヘルペス角膜炎治癒後の角膜上皮下浸潤

これらはいずれも特徴的な臨床所見を呈するウイルス性角膜炎に続いて生じるため，他疾患からの鑑別が容易である．

- タイゲソン点状表層角膜炎：原因ウイルス感染は確定されていない．両眼性で，フルオレセイン陽性の点状浸潤が角膜全体に生じる．充血は軽度

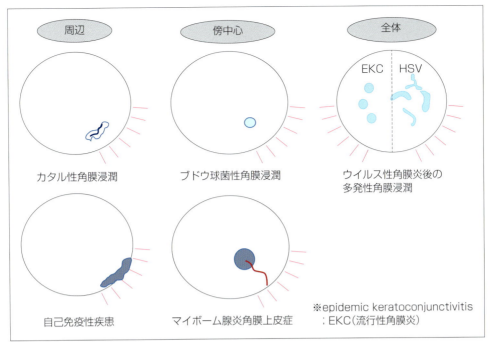

図2 炎症性(非感染性)角膜混濁の代表疾患シェーマ

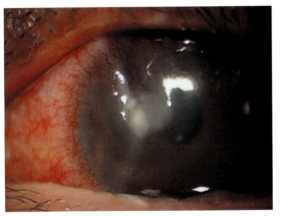

図3 マイボーム腺炎角膜上皮症(フリクテン型)

表3 角膜混濁を専門機関に送るタイミング例

混濁の種類	紹介のタイミング(例)
炎症性(感染性)混濁	抗菌薬の反応が悪ければ紹介
炎症性(非感染性)混濁	ステロイド減量中に再燃すれば紹介
瘢痕性混濁	ステロイド長期投与による副作用や中止時期に不安が生じれば紹介
沈着性混濁	確定診断のための精査目的で紹介，あるいは視力向上のための外科的加療希望時に紹介
浮腫性混濁	内皮機能不全が不可逆性の場合，比較的早期に紹介

- 近年では，カラー CL による角膜障害が全体的な炎症性(非感染性)混濁を呈し，アカントアメーバとの鑑別が必要とされる．

III 専門機関に送るタイミング

　個人の力量にもよるが，専門施設に紹介するタイミングの一案を表3に提示する．

　炎症性混濁において，感染性混濁は抗菌薬の反応が悪ければ，薬剤を変更する前に紹介するほうが望ましい．非感染性混濁については，ステロイド投与にていったん消炎可能であるが，ステロイドの減量中に再燃したり，予防的投与方法に迷う際は，ステロイドを再投与する前に，専門施設で治療指針を提示してもらうことが望ましい．瘢痕性混濁は，ステロイド点眼が奏効することも多いが長期投与が必要であり，長期投与による副作用や中止時期に不安が生じた場合は専門施設へ紹介する．沈着性混濁は，診断名確定のための遺伝子検索が必要な場合，あるいは本人が視力向上のための外科的加療を希望された際に，専門施設へ紹介する．浮腫性混濁は，原因疾患治療が完了し，

内皮細胞賦活作用のあるステロイド点眼を投与してもなお，内皮機能不全が残存した場合，外科的加療目的で専門施設へ紹介する．近年は内皮移植が盛んに行われるようになったため，従来よりも早い段階で手術適応となり得るため，内皮機能不全が恒久的であると判断すれば，早い段階で専門施設へ紹介してもよい．腫瘍性混濁は，疑わしきものはすべて紹介してよいと考える．試験切除を自施設で行うかどうかについては，地理的状況，患者背景を併せて判断する．

（佐々木香る）

文献

1) 井上幸次編：専門医のための眼科診療クオリファイ 25 角膜混濁のすべて，中山書店，2014.
2) 大橋裕一，木下 茂編：あたらしい眼科—角膜診療 minimum requirements—. 31(3)：2014.
3) 宇野敏彦，大橋裕一，渡邉 潔：8. 角膜混濁．角膜クリニック（眞鍋禮三ほか監，井上幸次ほか編），医学書院，2003.

II よくある異常―眼科外来での鑑別診断のコツ

3 眼底出血

> 🔍 **日常診療でのポイント―私の工夫―**
> ☑ まず眼底検査による出血形態とOCTのBスキャン画像所見から，出血部位を診断する．
> ☑ 出血部位別に鑑別診断を挙げ，必要に応じて蛍光眼底検査を施行して疾患を確定する．
> ☑ 視力への影響および緊急性の有無を判断し，専門機関への紹介の必要性も含めて治療方針を決定する．

I はじめに

眼底出血は，出血部位によって特徴的な形態や色調を呈する．また，視力予後は出血部位によって大きく異なるため，治療の緊急度および治療方針を決定するうえで，出血部位を正確に診断することが要求される．出血部位の診断には，眼底検査所見に加えて光干渉断層計（optical coherence tomography；OCT）の所見も必要である．

眼底出血は，出血部位により網膜前出血（内境界膜下出血・後部硝子体膜下出血），網膜出血，網膜下出血，網膜色素上皮下出血（出血性網膜色素上皮剥離）に分けられる．

1．網膜前出血

境界明瞭な円形の出血が多く，時間の経過とともにニボー（水平面）を形成しやすい．眼底検査にて出血領域の網膜血管が観察できないことで診断できる．

解剖学的部位の違いから以下の2つに分類される．

内境界膜下出血：網膜神経線維層と内境界膜の間に生じる出血である（図1）．

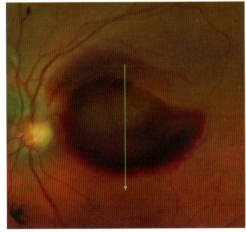
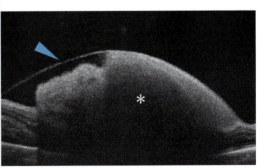

a|b

図1 内境界膜下出血（網膜細動脈瘤）

a：黄斑部を中心に楕円形の内境界膜下出血がみられる．黄斑部上方には網膜内出血，網膜下出血もみられる．内境界膜下出血領域の網膜血管は観察できない．

b：内境界膜下出血（OCT）．内境界膜下出血（＊）はニボーを形成しつつある．矢頭は内境界膜．

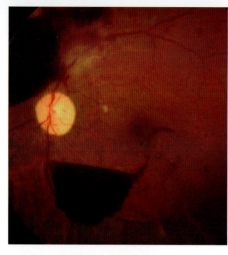

図2 後部硝子体膜下出血(増殖糖尿病網膜症)

乳頭上方および黄斑下方に網膜新生血管の破綻による後部硝子体膜下出血がみられる．ニボー形成もみられる．出血領域の網膜血管は観察できない．

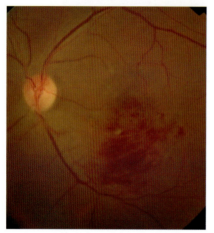

図3 線状・火炎状出血(網膜静脈分枝閉塞症)

黄斑下方に線状・火炎状出血がみられる．黄斑部近傍には点状出血もみられる．

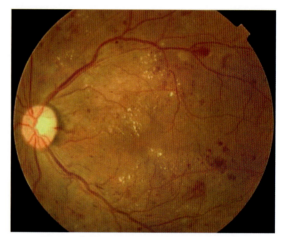

図4 点状・斑状出血(糖尿病網膜症)

アーケード血管の周囲に点状・斑状出血がみられる．線状出血もみられる．

後部硝子体膜下出血：内境界膜と後部硝子体膜の間に生じる出血である(図2)．不完全後部硝子体剝離の状態で観察されるが，後部硝子体剝離が周辺部に拡大進展すると硝子体出血に移行するため，出血の境界は不鮮明になる．

2. 網膜出血

網膜の毛細血管は，網膜神経線維層から神経節細胞層に存在する網膜表層毛細血管網と内顆粒層を挟むように存在する網膜深層毛細血管網から構成されており[1]，出血は以下の2つに分類される．

網膜表層出血：網膜神経線維層内の出血であり，神経線維の走行に沿った出血形態となるため，ブラシではいたような線状・火炎状の出血になる(図3)．

網膜深層出血：網膜外網状層内の出血であり，点状・斑状・しみ状の出血になる(図4)．

3. 網膜下出血

網膜視細胞層と網膜色素上皮細胞層の間に生じる出血であり，色調は赤色であるが，出血量が多いと暗赤色になる．出血領域の網膜血管が観察できることで診断できる(図5)．

4. 網膜色素上皮下出血

網膜色素上皮細胞層とブルッフ膜の間に生じる出血であり，色調は暗赤色である．ドーム状に隆起した卵円形で，出血の境界は明瞭である(図6)．

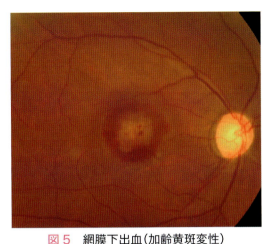

図5 網膜下出血（加齢黄斑変性）
黄斑部の脈絡膜新生血管のまわりに円形・赤色の網膜下出血がみられる．出血領域の網膜血管は観察できる．OCT像は図12-b参照

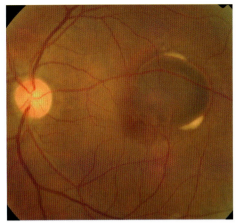

図6 網膜色素上皮下出血（加齢黄斑変性）
黄斑部上耳側に卵円形・暗赤色の網膜色素上皮下出血がみられる．OCT像は図12-b参照

表1 出血部位別にみた主要な網膜疾患・脈絡膜疾患

網膜出血
・網膜表層出血（線状・火炎状） 　網膜静脈閉塞症，高血圧性網膜症，糖尿病網膜症，血液粘性亢進網膜症 ・網膜深層出血（点状・斑状・しみ状） 　糖尿病網膜症，網膜細動脈瘤，網膜血管腫状増殖，貧血網膜症（ロート斑），網膜静脈閉塞症，高血圧性網膜症，血液粘性亢進網膜症，インターフェロン網膜症，バルサルバ出血性網膜症
網膜前出血
・後部硝子体膜下出血 　糖尿病網膜症・網膜静脈閉塞症（網膜新生血管），網膜細動脈瘤，テルソン症候群，バルサルバ出血性網膜症 ・内境界膜下出血 　網膜細動脈瘤，テルソン症候群，バルサルバ出血性網膜症
網膜下出血
滲出型加齢黄斑変性，網膜細動脈瘤，脈絡膜新生血管を併発した疾患群，テルソン症候群，鈍的眼外傷
網膜色素上皮下出血（出血性網膜色素上皮下出血）
滲出型加齢黄斑変性（特にポリープ状脈絡膜血管症）

II 鑑別診断における見極めのポイント（表1, 2）

- 線状および火炎状出血をきたす代表疾患は網膜静脈閉塞症（図3）や高血圧性網膜症である．
- 多発性の点状および斑状出血をきたす代表疾患は糖尿病網膜症である（図4）．黄斑部にのみ点状もしくは斑状出血を認めた場合には網膜血管腫状増殖の可能性もある（図7）．

表2 日常臨床で遭遇する頻度の高い眼底出血をきたす疾患

- 糖尿病網膜症
- 加齢黄斑変性
- 網膜静脈閉塞症
- 網膜細動脈瘤

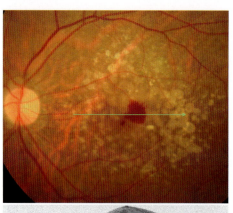
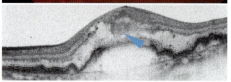

図7 黄斑部の網膜点状・斑状出血（網膜血管腫状増殖）

a：黄斑部にのみ出血がみられる．
b：網膜出血（OCT）．網膜内新生血管と網膜出血による中等度反射がみられる（矢頭）．

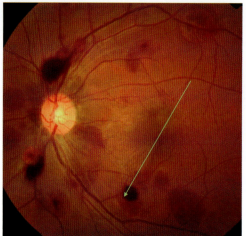
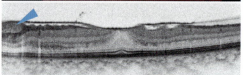

図8 網膜前出血・網膜出血・網膜下出血（テルソン症候群）

a：内境界膜下出血，線状の網膜出血，多発性の網膜下出血がみられる．もう片眼は硝子体出血により眼底透見不能であった．
b：内境界膜下出血（OCT）．内境界膜下出血による中等度反射がみられる（矢頭）．

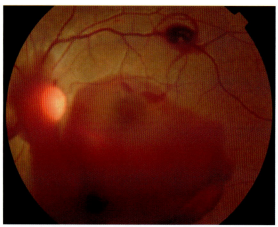

図9 網膜前出血・網膜出血（バルサルバ出血性網膜症）

網膜前出血は硝子体出血に移行しつつある．

- 後部硝子体膜下出血は網膜新生血管の破綻によって生じやすく，代表疾患は網膜新生血管を伴った糖尿病網膜症（図2）や網膜静脈閉塞症である．
- 内境界膜下出血をきたす代表疾患は，網膜細動脈瘤とテルソン症候群である．網膜細動脈瘤お

よびテルソン症候群ではあらゆる部位（網膜前・網膜内・網膜下）に出血が生じやすい．網膜細動脈瘤（図1）は片眼に生じるが，テルソン症候群（図8）はくも膜下出血による頭蓋内圧亢進が原因であるため両眼に生じることが多く，硝子体出血によって眼底透見不能であることも多い．バルサルバ出血性網膜症でも網膜前・網膜出血・硝子体出血を生じ得るが，網膜下出血は稀である．バルサルバ出血性網膜症は胸腔内圧が突然上昇する状態で出血する疾患[2]であるため，問診でいきみのエピソードがなかったか聴取することが重要である．図9の症例はトイレでいきんだ直後に視力低下を自覚された．

- 網膜下出血をきたす代表疾患は滲出型加齢黄斑変性である（図5）．その他に脈絡膜新生血管を併発する類縁疾患でも認められる．
- 網膜色素上皮下出血をきたす代表疾患は滲出型加齢黄斑変性である．特にポリープ状脈絡膜血管症で頻度が高い（図6）．

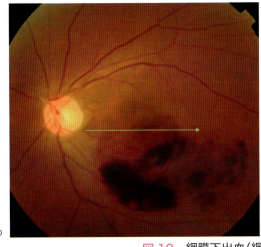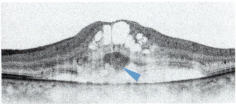

a|b

図10　網膜下出血（網膜静脈分枝閉塞症）
a：黄斑下方領域の網膜出血が多い症例であり，黄斑部の網膜下にも出血がみられる．
b：黄斑浮腫（OCT）．黄斑部に網膜下出血による中等度反射がみられる（矢頭）．網膜浮腫と漿液性網膜剥離もみられる．

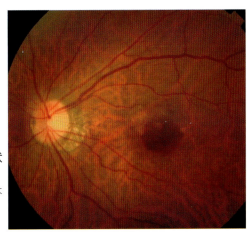

図11
網膜下出血（ポリープ状脈絡膜血管症）
出血領域の脈絡膜血管は透見できる．

III 専門機関に送るタイミング

眼底出血による視力予後は出血部位と出血量によって左右される．

- 網膜前出血での視力予後は良好である[3]．ただし，網膜新生血管からの出血症例では増殖膜による牽引性網膜剥離の有無を確認し，認められた場合には専門医への紹介が必要である．
- 網膜出血では深層の出血ほど視力への影響がある．出血量が多いと網膜下にも貯留することがある（図10）．このような症例は網膜内出血であっても専門医への紹介が必要である．
- 網膜下出血は視力への影響が最も大きいため，専門機関へ送るべきかどうか的確に判断する必要がある．出血量が多い症例ほど専門機関において血腫移動目的の早期治療が必要になる．その見極めは眼底検査にて出血領域の脈絡膜血管が透見できるかどうかが1つの判断基準になる．脈絡膜血管が透見できる症例は，原疾患の治療をしながら吸収を待ってよい（図11）．一方，脈絡膜血管が透見できない出血（図12）は，出血量が多い血腫の状態であり永続的な視機能障害を残す危険性があるため，速やかに専門機関への紹介が必要である．網膜下血腫は暗赤色であるが，古くなると器質化して黄白色に変化する（図13）．このような器質化した血腫は積極

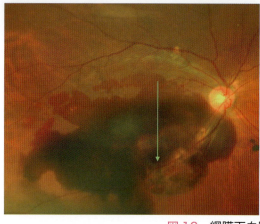
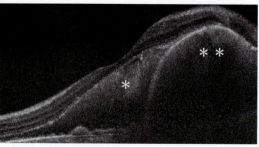

図12 網膜下血腫(加齢黄斑変性)
a：黄斑部を含んで広汎な網膜下出血がみられ，出血領域の脈絡膜血管は透見できない．
b：黄斑下血腫(OCT)．黄斑部に網膜下出血(*)による中等度反射，黄斑部下方には網膜色素上皮下出血(**)による中等度反射がみられる．

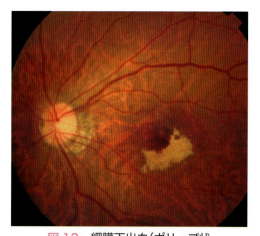

図13 網膜下出血(ポリープ状脈絡膜血管症)
古い出血は器質化して黄白色となっている．

的治療の適応にはならないことが多い．
- 網膜色素上皮下出血に対しては，原疾患に対する治療を行いながら，出血の吸収を待つ．

(上甲武志)

文献
1) 猪俣 孟：眼の組織・病理アトラス，医学書院，2001．
2) Duane TD：Valsalva hemorrhagic retinopathy. Trans Am Ophthalmol Soc, 70：298-313, 1972.
3) 斎藤克也，飯島裕幸：網膜細動脈瘤の黄斑部病変と視力予後．日眼会誌，101：148-151, 1997.

II よくある異常―眼科外来での鑑別診断のコツ

4 飛蚊症

> 🔍 **日常診療でのポイント―私の工夫―**
> - ☑ 症状をしっかりと問診する．特に進行性の有無
> - ☑ 特に進行性の場合は，必ず散瞳をして眼底検査を行う．
> - ☑ そのときに異常がなくても，後日増悪するときには連絡してもらうよう話す．

I はじめに

飛蚊症は眼科診療でよく遭遇する訴えである．黒い点や虫のようなもの，または薄い雲のようなものが視野のなかに見え，眼球運動とともに同方向に移動し，かつ揺れていることから，目の前を蚊が飛んでいるように感じる症状である．多くは生理的なものであるが，稀に網膜裂孔や網膜剥離を伴うこと，さらにはこれらの前兆であることもあり，注意が必要である．

II 鑑別診断のポイント

1. 生理的飛蚊症

加齢とともに硝子体ゲルが液化し，硝子体ポケットが形成され後壁である後部硝子膜が網膜から外れると，後部硝子体剥離（posterior vitreous detachment；PVD）が完成される[1)2)]．視神経乳頭から硝子膜が外れれば輪状混濁（weiss ring）が観察されやすいが，硝子体は透明であるため必ずしも発見できないこともあり，そのためにはコンタクトレンズ，あるいは前置レンズを用いた細隙灯顕微鏡による眼底検査をしっかりと行うことが大事である（図1）．

近年では，光干渉断層計（optical coherence tomography；OCT）の発達により後部硝子体膜も

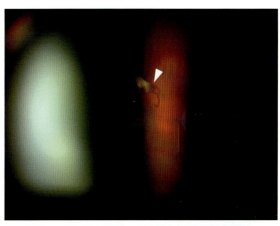

図1 68歳，男性．右眼後部硝子体剥離例
後部硝子体剥離による weiss ring（矢頭）が観察できる（前置レンズを用いた細隙灯顕微鏡所見）．

容易に観察されるようになり，PVDの有無などの診断には大きな手助けになる（図2，3）．

次項に示すような網膜硝子体疾患を伴わない飛蚊症を生理的飛蚊症ということになるが，PVDが進行過程の場合，特に周辺部に格子状変性などを伴う場合，網膜裂孔を形成し，さらには網膜剥離に進展することも危惧されるため，飛蚊症の進行の有無（その際には片眼での確認を）を患者本人にチェックするようにしてもらい，進行や視野異変があったときにはすぐに連絡するよう説明することが最も大事と考える．

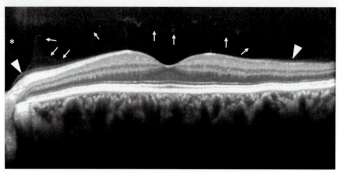

図2　41歳，男性．左眼正常硝子体
後部硝子体皮質（矢頭），硝子体ポケット（矢印），
そしてクロケット管（＊）が観察できる．

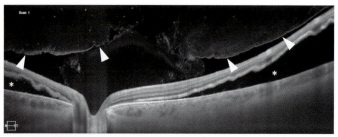

図3　69歳，男性．左眼裂孔原性網膜剝離
OCTでのBスキャン（16 mm）では剝離した網膜（＊）や，
後部硝子体皮質（矢頭）が網膜から剝離している様子がよく
わかる．

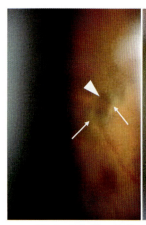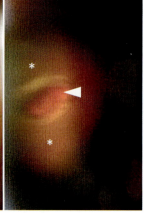

図4　50歳，女性．　　　　　　　　　　　a｜b
左眼網膜裂孔→裂孔原性網膜剝離

a：前置レンズを用いた細隙灯顕微鏡所見で
　網膜裂孔（矢頭）と後部硝子体皮質の牽引
　（矢印）がみられる．網膜光凝固術を施行

b：1週間後，硝子体の牽引が増悪し，網膜
　裂孔（矢頭）の拡大と網膜剝離（＊）がみら
　れる（硝子体手術の適応）．

2. 病的飛蚊症

病的な飛蚊症として以下のような疾患があり，
早急な治療が必要なこともあるので注意が必要で
ある．

1) 網膜裂孔，網膜剝離

PVDの形成過程などによる硝子体の牽引によ
り網膜に孔があくことを網膜裂孔と呼び，この際
に網膜色素上皮細胞が硝子体中に拡散され，飛蚊
症として自覚する．網膜裂孔発生時に，網膜血管
の損傷があれば，硝子体中に出血が広がり高度な
飛蚊症を自覚する．さらに裂孔に硝子体液が入り
込むことにより網膜剝離の状態になり，硝子体牽
引とさらなる硝子体液の侵入の増加により，網膜
剝離は進行する（図3，4）．

2) 硝子体出血

硝子体出血は全身状態でいう発熱のような状態
であるため，基本的には原因疾患があって生じる
状態である．そのため硝子体出血のみで失明する
ことは基本的にないが，原因疾患の見落としや，
治療の介入の遅れなどによる恒久的な視力障害

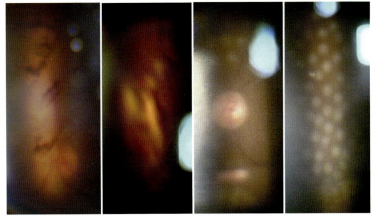

図5　硝子体出血例

前置レンズを用いた細隙灯顕微鏡所見

a：75歳，女性．右眼の網膜静脈分枝閉塞症による硝子体出血がみられるが，視神経乳頭や網膜血管の透見性は比較的よいため経過観察中

b：50歳，女性．高血圧の既往があり，原因不明の硝子体出血．出血も濃いため硝子体手術を施行

c，d：図5-bの症例の硝子体手術後（IOL挿入）6時間．陳旧性のBRVOが原因であり（c），下鼻側に網膜光凝固術を施行（d）

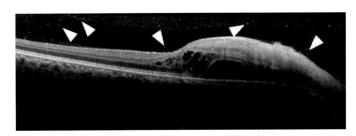

図6　OCTを用いた炎症細胞の検出

OCTを用いると微細な硝子体中の炎症細胞（矢頭）が検出可能である．

（失明）を招くことがあり注意が必要である．主な原因としては増殖糖尿病網膜症や，網膜静脈閉塞症，網膜裂孔，裂孔原性網膜剝離，眼外傷などがある（図5）．

3）ぶどう膜炎

硝子体混濁を起こす中間部ぶどう膜炎，汎ぶどう膜炎が対象となる．疾患の発症や再燃の恐れがあるため，全身疾患が原因であるこれらのぶどう膜炎では，飛蚊症の増悪は炎症の再燃の可能性がある．また，近年眼科での主要検査であるOCTでは炎症細胞を捉えることが可能である（図6）[3]．

4）悪性リンパ腫

原因不明の硝子体混濁として加療および経過観察となっている場合や，ステロイド反応性が悪い場合は眼内リンパ腫を鑑別する必要がある（図7）．視力低下例や両眼性，あるいは遷延例については硝子体手術による硝子体細胞診，硝子体液中のIL-10/IL-6比の上昇の有無が診断に有用である．眼原発なのか，続発性なのか，頭部MRIや腫瘍シンチグラフィでの全身検索が必要であり，また治療などを含め内科との連携が重要になる．

III　専門機関に送るタイミング

ほとんどの症例が生理的な飛蚊症であることが多いが，進行性の飛蚊症や，近視を伴う症例などでは網膜裂孔や，裂孔原性網膜剝離の可能性もあるため，必ず散瞳による眼底検査を行うことが重

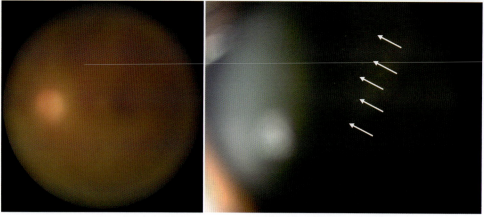

図7 53歳，男性．左眼硝子体混濁（眼内悪性リンパ腫） a|b
a：左眼カラー眼底写真では硝子体混濁で網膜の透見性が悪いことがわかる．
b：細隙灯顕微鏡を用いた前眼部スリット写真では前房中の細胞がみられる（矢印）．
硝子体手術による硝子体生検で確定診断となる．

要である．網膜裂孔のみであれば多くは網膜光凝固術の適応になるが，施設あるいは技術的な問題がある場合は専門機関に紹介する必要がある．また明らかな裂孔原性網膜剝離や網膜剝離が疑われる場合，そして原因不明の硝子体出血の場合も硝子体手術の適応になる可能性が高いので，硝子体手術のできる機関にコンサルトすべきである．

（齋藤昌晃）

文献

1) Kishi S, Shimizu K : Posterior precortical vitreous pocket. Arch Ophthalmol, 108 : 979-982, 1990.
2) Itakura H, Kishi S : Evolution of vitreomacular detachment in healthy subjects. JAMA Ophthalmol, 131 : 1348-1352, 2013.
3) Saito M, Barbazetto IA, Spaide RF : Intravitreal cellular infiltrate imaged as punctate spots by spectral domain optical coherence tomography in eyes with posterior segment inflammatory disease. Retina, 33 : 559-565, 2013.

II よくある異常―眼科外来での鑑別診断のコツ

5 硝子体混濁（出血を含む）

> 🔍 **日常診療でのポイント―私の工夫―**
> - ☑ 硝子体混濁・出血の原因疾患は多岐にわたる．眼底が少し見える場合や完全に見えない場合も，それぞれの状況下で鑑別診断をしっかり行い，治療のタイミングを逃さないこと．
> - ☑ 眼底がほとんど見えない場合，超音波検査（Bモード）で眼内組織の動態をリアルタイムで把握することが大切である．硝子体混濁の強さ，網膜剥離の有無や状態までも類推できる．
> - ☑ 硝子体混濁・出血例において，原因が特定できない場合でも，眼圧が高く降圧不可能な場合や網膜剥離を伴う場合は，早期に専門機関に送りたい．

I はじめに

硝子体混濁（出血を含む）の治療は難しい…．硝子体混濁が軽度で眼底がある程度透見でき原因を確定できる場合は，その疾患を鑑別し対処しやすい．しかしながら，硝子体混濁が高度で眼底透見が完全に不可能な場合は，その治療は決して簡単なものではなく，手術も何が起こるかわからないと考えるくらい慎重な心構えで臨む．混濁を除去したら，重症度の高い原因病変が判明することもある．硝子体混濁をきたす病態は実に多彩で，治療が遅れれば，永続的な網膜細胞障害，さらには血管新生緑内障への機転が働き難治な状態に陥ることもある．よって，原因疾患の鑑別が極めて大切であり，様々な検査を総動員できるだけ術前に推測同定できるように努力する．術前に起こり得る病態をできるだけ想定し，不可逆的な視機能障害に至る前に専門機関に紹介することが大切である．硝子体混濁では一般的には早期に手術を行うケースが多いが，原疾患により緊急性も様々であり，眼疾患のなかではとりわけ術前評価が大事といえるだろう．

II 鑑別診断のポイント

眼底透見性がまずまずよく，硝子体混濁・出血を起こし得る様々な疾患（表1）を鑑別できるなら，その疾患に応じて対処する．網膜細動脈瘤破裂やポリープ状脈絡膜血管腫破裂で黄斑下に広範に新鮮出血を認める場合，増殖糖尿病網膜症で牽引性網膜剥離が黄斑に及びつつあり進行性の場合，外傷性網膜剥離を併発している場合などは，特に速やかな手術加療を要する．硝子体混濁・出血が軽度で網膜剥離もなければ，硝子体出血は自然消退を待ち，原疾患の精査・治療を計画的に行っていくことが可能な場合もある．

眼底が全く透見できないほどの硝子体混濁の治療においては，特に術前評価が大切であり，様々な検査で裏付けを取りながら多角的に眼球内を評価したい．最も簡便でしかも情報量の多い検査は，超音波検査（Bモード ultrasonography）である．眼球内の動態をリアルタイムに観察することができ，剥離網膜の柔軟性を含めて把握することができる．増殖膜や牽引も描出されれば手術難易度までも想定できる．さらにCTなどの画像診断も価値があり（眼内異物がないならMRIも），最近

表1 硝子体混濁・出血を呈し得る疾患とその鑑別ポイント
（好発年齢や聴取すべき既往歴など）

硝子体混濁・出血を呈し得る疾患	鑑別ポイント
裂孔原性網膜剥離	Bモード，ERG，light projection
糖尿病網膜症	両眼性，糖尿病歴，牽引性網膜剥離
網膜静脈閉塞	中高年，高血圧歴，視野欠損
網膜細動脈瘤	中高年，女性，高血圧歴，多層性網膜出血
加齢黄斑変性	50歳以上，出血性網膜剥離，僚眼ドルーゼン
テルソン症候群	脳動脈瘤，くも膜下出血
後部硝子体剥離	飛蚊症歴，光視症歴，突発性
内因性ぶどう膜炎	角膜後面沈着物，虹彩癒着，滲出性網膜剥離
イールズ病	成人，結核，再発性，無灌流領域
コーツ病	男性，片眼性，網膜滲出斑，滲出性網膜剥離
眼内腫瘍	滲出性網膜剥離，Bモード，全身検索
血管腫	脳血管腫，網膜血管異常，滲出性網膜剥離
血液病	内出血歴，血液検査
膠原病	女性，血液検査，他科受診歴
感染	前眼部炎症，免疫抑制状態，外科手術，IVH既往
外傷・穿孔性眼内異物	男性，外傷歴，CT検査
家族性滲出性硝子体網膜症	家族歴，両眼性，耳側周辺部網膜血管異常

の高解像度のものであれば，裂孔原性網膜剥離（rhegmatogenous retinal detachment；RRD），出血性網膜剥離や脈絡膜剥離なども明瞭に描出できるようになってきた．網膜電図（electroretinogram；ERG）も有用性が高く，硝子体混濁があっても，電気生理学的な視神経や網膜の潜在的機能を評価することができる．網膜剥離，網膜下出血や感染では，著しくERGの波形振幅が低下することが多い．非侵襲的に測定できる皮膚電極ERGも簡便で重宝する．また，light projectionとcolor senseも，それぞれ網膜剥離象限の同定と黄斑機能の評価を概ね可能にし，しかも大掛かりな検査機器を要さず古典的ながら非常に簡便である．それらの所見は超音波検査結果などの画像所見と照合することにより，多角的に裏付けを取ることができる．

原因不明の硝子体混濁・ぶどう膜炎として，仮面症候群が挙げられる．仮面症候群とは，眼内腫瘍や薬物反応などにより，ぶどう膜炎に類似した眼内炎症を生じている状態（ぶどう膜炎という仮面をかぶっているほかの疾患群）である．眼内腫瘍は，小児では網膜芽細胞腫や白血病が多く，成人では中枢神経原発悪性リンパ腫や脈絡膜悪性黒色腫が多い．特に，中枢神経原発悪性リンパ腫は仮面症候群として重要であり，中高年で原因不明のステロイド抵抗性ぶどう膜炎に遭遇した場合，第一に否定したい疾患であり，頭部MRIなど全身精査による鑑別が必須である．中枢神経原発悪性リンパ腫は，全身症状に先行して眼症状を呈する予後不良の腫瘍であるため，眼所見から全身疾患を類推し早期に究明することが大切である．薬物反応由来の仮面症候群としては，リファブチン，スルホンアミドなどに対するものがあり，注意したい．

また，基本的事項であるが，患者のアナムネーゼや僚眼の眼底所見から，有益な情報が得られることも多い．即ち，高血圧があれば，網膜静脈閉塞症，網膜細動脈瘤などが想定されるし，硝子体混濁のない僚眼に加齢黄斑変性やドルーゼンなどがあれば，同様な病態も疑われよう（図1）．

III 専門機関に送るタイミング

専門機関に送るタイミングは，眼圧が高く降圧

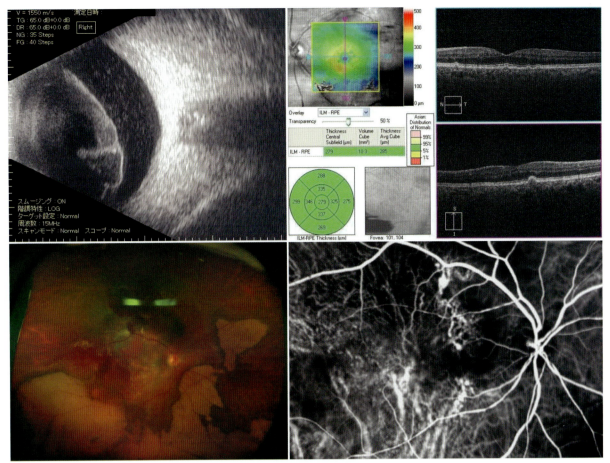

a｜b
c｜d

図1 加齢黄斑変性の症例

88歳，男性．もともと近医において両眼加齢黄斑変性に対して抗血管内皮細胞増殖因子（vascular endothelial growth factor；VEGF）治療をされていた．2週間ほど前から右眼の急激な視力低下を自覚し近医受診．経過中に網膜剝離も疑われたため，紹介受診となった．高血圧の既往があり，狭心症で抗血栓療法中でもある．

a：当科初診時，右眼手動弁で眼底透見不能．Bモードでは，濃厚な出血に伴い硝子体剝離を認めるが，網膜剝離は認めない．しかし，ERGでは波形振幅が著しく低下していた．
b：僚眼（左眼）のOCT所見．視力（1.0）であるが，ドルーゼンを認める．
c：27G硝子体手術後の眼底写真．広範な網膜下出血を認める．
d：27G硝子体手術後のインドシアニングリーン造影眼底写真．網膜色素上皮下の異常血管網とポリープ状病巣を認め，ポリープ状脈絡膜血管症（polypoidal choroidal vasculopathy；PCV）の破裂であったことがうかがえた．術後視力は（0.1）まで改善した．高齢であり，全身状態と僚眼状態を鑑み，患者と相談のうえ，抗VEGF製剤の追加投与は見合わせ保存的に経過観察中である．

不可能か否か，網膜剝離があるか否かが重要である．ぶどう膜炎や二次性緑内障の場合，局所・全身降圧療法を行っても，降圧が困難な場合が多い．そのような硝子体混濁・出血例は，速やかに専門機関に送りたい．硝子体混濁・出血の除去のみであれば，硝子体手術の難易度としては高くない．単純硝子体切除で終了し，黄斑の状態がよければ患者の満足度も極めて高いことも多い．よって，網膜静脈分枝閉塞症，網膜細動脈瘤やテルソン症候群などが原因の単純出血のみの場合，患者の希望によっては1〜2週間保存的に経過をみることも可能である．しかし，硝子体混濁の隙間から網膜剝離が確認できたり，眼底が見えないがBモードで網膜剝離が疑われる場合は，裂孔原性か

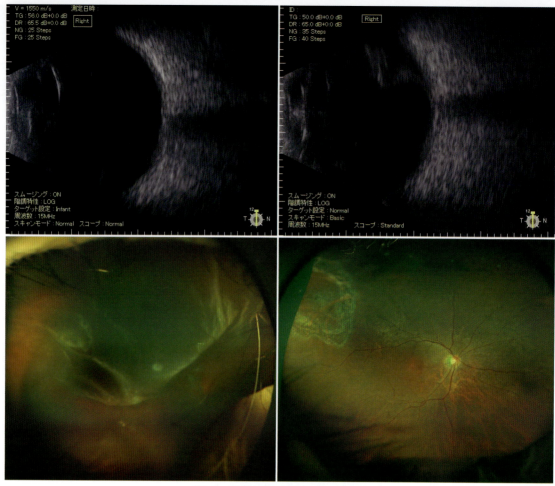

図2 裂孔原性網膜剝離の症例

a	b
c	d

60歳,女性.3週間前から飛蚊症と視力低下があり前医受診.上耳側に弁状裂孔を認めレーザー網膜光凝固を施行された(硝子体出血のため完成せず部分的に施行).その後,Bモードで網膜剝離は認めないものの,硝子体出血は2週間ほど遷延したため紹介受診となった.

- a:当科初診時もBモードで網膜剝離は認めない.患者本人の都合がつかず,翌週の手術予定となった.
- b:その3日後,さらに見えなくなったと祝日に当科救急受診.Bモードで網膜剝離が疑われ,翌日に臨時手術予定となった.
- c:臨時手術直前の眼底写真.硝子体出血は消退してきているが黄斑剝離を伴う裂孔原性網膜剝離を認める.右眼視力は(0.01)まで低下していた.
- d:27G硝子体手術術後の眼底写真.網膜は完全に復位し右眼視力は(1.2)に回復した.

非裂孔原性のどちらであっても加療の緊急性が高いことが多い(図2, 3).

一般的に治療の緊急性が高いRRDであるが,硝子体混濁・出血をきたしており眼底が直接確認できない場合がある.通常は弁状裂孔や格子状変性裂孔に架橋していた網膜血管が,剝離に伴い引き伸ばされ破綻することにより生じる.このような病態の一群を avulsed retinal vessel syndrome と呼び,硝子体中に血液成分が飛散することから,剝離網膜の細胞障害も通常より早いと考えられ早期の手術を要する.早期の手術を逸してしまうと全剝離,漏斗状網膜剝離に至り,手術難易度も格段に上がる.Bモードで剝離網膜が確認できるのなら,硝子体手術を速やかに行える施設に紹

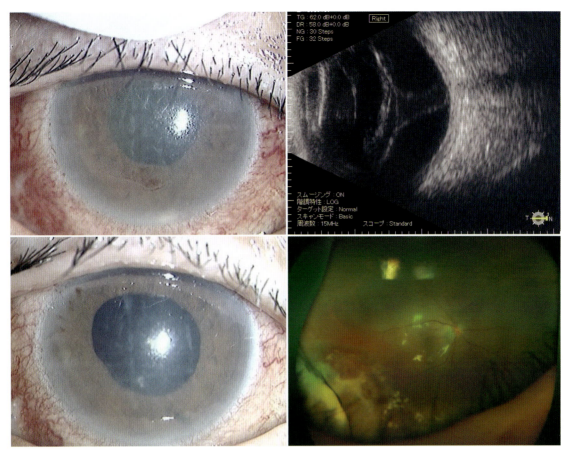

図3 眼内炎の症例

65歳，男性．右眼霧視と関節痛を自覚し，近医受診．前房蓄膿，ぶどう膜炎を認め，点眼加療開始された．CRPは40 mg/dlを超過しており，整形外科では関節穿刺で膿瘍が確認され化膿性関節炎として緊急手術も施行された．

a：当科初診時の前眼部写真．デスメ膜皺襞と前房蓄膿を認める．視力は手動弁であり，眼底透見不能であった．

b：水晶体・硝子体切除＋抗生剤眼内灌流が行われたものの，Bモードで全網膜剥離へ進展し，視力は光覚弁へ悪化したとのことであった．27G硝子体手術を行うと，強い硝子体混濁とクローズドファネルの全網膜剥離を認めた．

c：27G硝子体手術後の前眼部写真．デスメ膜皺襞は軽減し，前房透見性は改善し，前房蓄膿も消失した．

d：27G硝子体手術後の眼底写真．シリコーンオイル下であるが網膜はほぼ復位し，術後視力は(0.03)に改善した．

介する．出血が重篤になってしまうと，術者が手術中盤まで網膜面を確認できないため網膜を誤吸引し，大きな合併症にもつながる可能性があることを念頭に置きたい．

非裂孔原性網膜剥離には，滲出性網膜剥離と牽引性網膜剥離がある．滲出性網膜剥離（exudative retinal detachment；ERD)は，網膜血管，色素上皮，脈絡膜の炎症や機能障害によりバリア破綻を

きたし，滲出液が網膜下に貯留するものである．ERDは剥離面が平滑であり，網膜皺襞も認めない点など，網膜の形態的にもRRDとは異なり，Bモードでも判断できることがある．また，前部硝子体において網膜色素上皮細胞の飛散を認めず，体位変換により網膜下液が重力に従い容易に移動することが多い．RRDと異なり牽引もないため，光視症の既往もない．診断確定にはフルオレセイン

蛍光眼底造影が非常に重要であり(硝子体混濁・出血が強ければ術後に施行する)，網膜血管関門や網脈絡膜関門の障害が描出できる．前者の障害は，網膜静脈閉塞症，網膜細動脈瘤，コーツ病，網膜血管腫などがある．また，後者の障害は，加齢黄斑変性，脈絡膜腫瘍などがある．牽引性網膜剝離には，増殖糖尿病網膜症，イールズ病，家族性滲出性硝子体網膜症などがあり，新生してきた線維血管増殖膜が網膜を牽引し網膜剝離を起こし，硝子体混濁・出血もきたすことが多い．イールズ病は，若年で再発性硝子体出血のため繰り返す視力障害の既往があり，他の疾患も既往歴，家族歴から比較的容易に，診断できる．いずれも，通常のRRDとは病態はもちろん治療方法も異なるため，その鑑別が極めて重要であり，術中はもちろん術後にも精査を行い診断確定後に治療を仕上げていくことになる．総じて，硝子体混濁・出血に網膜剝離も疑われる場合，裂孔原性か非裂孔原性か鑑別できなくても，精査・手術可能な施設に早期に紹介することが望ましい．

（國方彦志）

6 視野異常・暗点

> **日常診療でのポイント―私の工夫―**
> - ☑ 眼所見に見合わない視力の左右差を認めたときは必ず RAPD, CFF をチェックする.
> - ☑ 視神経疾患の既往がある症例で視神経炎を疑った場合は, 活動性評価目的で造影 MRI もオーダーする.
> - ☑ MRI で視神経の腫大, STIR 高信号を認めるにもかかわらず, 視機能低下が顕著でない場合は視神経腫瘍も念頭に置く.

I はじめに

視野異常をきたす疾患は緑内障を含めて視神経疾患, 網膜疾患, 頭蓋内疾患など多岐にわたる. しかし, 網膜疾患に関しては, 眼底検査や眼底3次元画像解析(optical coherence tomography；OCT)から多くの情報が得られるため, 視野検査結果が鑑別診断に大きく寄与することは少ない. そこで, この稿では緑内障以外の視神経疾患や頭蓋内疾患を中心に述べる.

II 鑑別診断のポイント

1. 中心暗点

視神経炎, 虚血性視神経症, レーベル遺伝性視神経症などの視神経疾患はすべて中心暗点をきたし得るが, 中心暗点の形状は, 中心10°以内におさまっているもの, 広範囲に及ぶもの, マリオット盲点も含む盲点中心暗点(ラケット状暗点)など様々である.

1) 視神経炎

中心暗点のみにとどまらず, 広範囲に視野障害をきたすことも多く(図1, 2), 後述するように, 水平半盲や両耳側半盲などをきたすこともある.

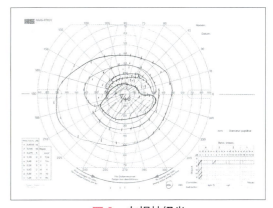

図1　左視神経炎
28歳, 女性. 中心暗点を認め, 視力は(0.08)であった.

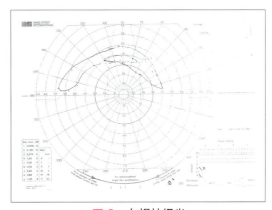

図2　左視神経炎
64歳, 女性. 中心のみならず広範囲に視野欠損を認め, 視力は眼前手動弁であった.

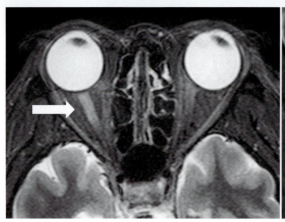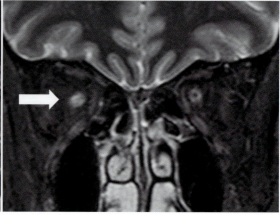

図3　視神経炎　　　　　　　　　　　　　　　　a|b
a：MRI軸位断面．右視神経にSTIR高信号を認めた（矢印）．
b：MRI冠状断面．右視神経にSTIR高信号を認めた（矢印）．

視機能低下は数日～1週間程度で増悪し，視力低下も高度で中心フリッカ値（critical flicker frequency；CFF）も20 Hz未満など顕著に低下する．片眼性の場合は必ずrelative afferent pupillary defect（RAPD）を認める．眼球運動時痛も特徴の1つで診断の一助となるが，確定診断はMRI（STIR画像）で視神経に高信号を確認することによる（図3）．ただし，STIR画像では活動性炎症と萎縮性変化の判別はできないため，視神経疾患の既往がある症例では造影MRIも撮像し，その活動性を造影効果の有無で評価する必要がある．

2）虚血性視神経症

中心暗点以外に，後で述べる水平半盲も特徴の1つである．視神経炎同様，視機能低下は高度であり，視神経炎のなかでも「乳頭炎型」と呼ばれる乳頭浮腫をきたすタイプとの鑑別が難しいとされてきた．しかし最近では，レーザースペックルフローグラフィーを用いて正常人と虚血性視神経，視神経炎患者の視神経乳頭血流を比較したところ，虚血性視神経症では有意に血流が減少し，視神経炎では有意に増加していたとの報告[1]や，虚血性視神経症患者にOCT angiographyを施行したところ，放射状視神経周囲毛細血管の血管描出が不鮮明であったとの報告[2]があり，視神経乳頭血流の評価が，虚血性視神経症と視神経炎の鑑別に有用であると考えられる．また，これらの検査機器がない施設ではMRIが乳頭炎型視神経炎との鑑別の一助となり得る．つまり，「乳頭炎型」と呼ばれる視神経炎では，視神経乳頭だけではなく，視神経乳頭から連続的に視神経にも炎症を起こしていることがほとんどであり，MRI（STIR画像）で視神経の高信号が確認できる．一方，虚血性視神経症の場合，発症早期にMRIでの所見はなく，この点が鑑別の一助となり得る．

3）レーベル遺伝性視神経症

発症時期に数週間～数か月の左右差を有する場合もあるが，基本的には両眼の中心暗点が特徴である（図4, 5）．若年男性に多い点や，ほかの視神経疾患と異なり，CFFが初期には低下しない症例や，急性期に低下していたものが，萎縮期に回復する症例があることも特徴として挙げられる．また，発症早期のMRIでは特に所見がないことも鑑別診断のポイントといえる．

日本人のレーベル遺伝性視神経症患者では，ミトコンドリア遺伝子の11778番変異例が最も多く，3460番，14484番変異例と合わせて90％以上を占める[3]．これら3か所の変異は委託により検査可能である．

4）視神経腫瘍（視神経鞘髄膜腫，視神経膠腫）

視神経鞘髄膜腫は視神経を包んでいる神経鞘から発生した腫瘍で，視神経膠腫はグリア細胞から発生した腫瘍であり，それぞれ腫瘍としては全く異なるものであるが，眼症状は類似するためここでは並列して述べる．

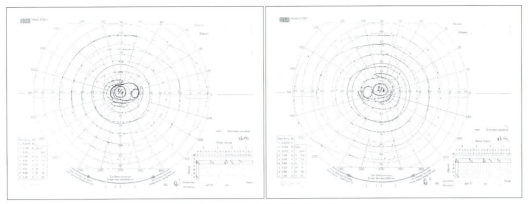

図4　レーベル遺伝性視神経症
17歳，男性．両眼とも中心5〜10°に暗点を認め，視力は右眼(0.6)，左眼(0.2)であった．

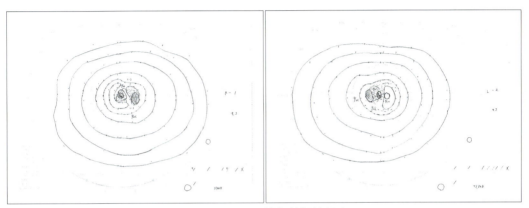

図5　レーベル遺伝性視神経症
62歳，男性．両眼とも中心5〜10°に暗点を認め，左眼は盲点中心暗点を呈していた．視力は両眼とも(0.03)であった．

どちらの場合も片眼の視力，視野障害（図6〜9）で受診することが多い．片眼性の場合，RAPDは陽性となり，しかも腫瘍による圧迫で軸索流が障害され，乳頭浮腫をきたしていることが多いので視神経疾患を疑うことは容易であるが，注意すべき点はその後の診断である．視機能低下を伴う乳頭浮腫を認めた場合，視神経炎などを疑ってMRIを撮像することになるが，両腫瘍とも視神経の腫大，STIR高信号，造影効果を認めるため，視神経炎が第一に疑われることが多い．そこで，視神経炎ではなく視神経膠腫や視神経鞘髄膜腫を疑うポイントは，視機能低下の程度と速度であると筆者は考えている．つまり，視神経炎で乳頭浮腫をきたし，しかもMRIで視神経の腫大が明確に認められる場合，視力やCFFは顕著に低下（視力：(0.1)以下，CFF：10〜20 Hzなど）しているはずであり，初診からMRI撮像までの間や他院紹介受診までの間にも視機能は低下し続ける可能性が高いが，視神経膠腫や視神経鞘髄膜腫の場合，視機能低下は視神経炎ほど顕著ではなく，また，数日〜1週間程度では明らかな変化を認めることもない．

2．水平半盲

1）虚血性視神経症

前述のように，中心暗点，水平半盲（図10）など，様々な視野変化をきたし得る．

2）外傷性視神経症

眉毛外側部を強打した際，その外力が同側の視神経管に伝わり，視神経管内部を走行する神経線維の断裂や微小循環障害，出血，浮腫が生じ，水

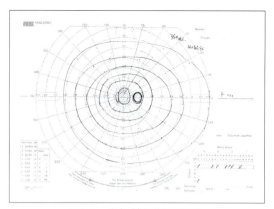

図6　右視神経鞘髄膜腫

54歳，女性．中心暗点を認め，視力は右眼(0.8)，左眼(1.2)と左右差を認め，右眼のRAPDも陽性であった．

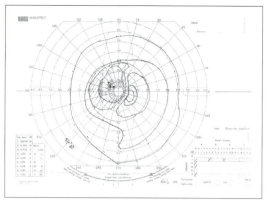

図7　左視神経鞘髄膜腫

67歳，女性．左眼の視力低下に気づきながら放置しており，受診時には広範な中心暗点を認め，視力は(0.04)であった．

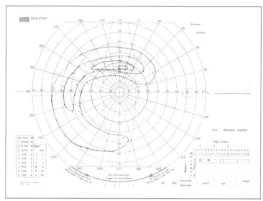

図8　左視神経膠腫

78歳，女性．左眼の視力低下に気づいていたが約1年半放置．受診時には中心を含む広範な視野欠損を認めた．

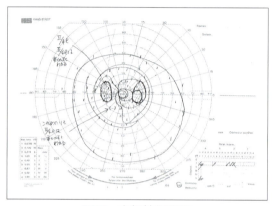

図9　右視神経膠腫

57歳，女性．中心暗点は認めなかったが，視力は右眼(0.8)，左眼(1.0)と左右差を認め，右眼のRAPDも陽性であった．

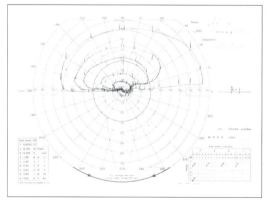

図10　右虚血性視神経症

68歳，女性．視力は(0.06)，CFFも14 Hzと顕著に低下していた．

平半盲が起こり得ると考えられている(図11，12)．外傷後に視力低下をきたした症例で，RAPDが陽性でCFFが低下しており，中間透光体，黄斑部に異常所見を認めなければ視神経症を疑う．CT画像では，視神経管壁の骨折が明確にわからないことも多いため，骨折部位の確認は診断に必須ではない．

3) 抗アクアポリン(Aquaporin；AQP)4抗体陽性視神経炎

特発性視神経炎や多発性硬化症に伴う視神経炎といった典型的視神経炎とは異なり，ステロイドパルス治療が無効な症例が多い．しかも，虚血性変化もその病態に関与している影響か，発症から

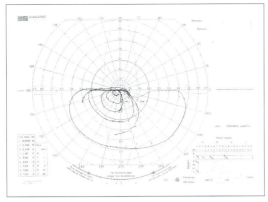

図11　右外傷性視神経症
74歳，女性．転倒した際に右眉毛部を打撲，上半盲を認めた．

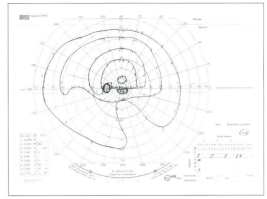

図12　左外傷性視神経症
10歳，男児．野球のバットで左眉毛部を打撲，下半盲を認めた．

4〜5週間で不可逆的な視機能低下をきたすため，的確な早期診断，早期治療が求められる疾患である．

診断基準の詳細は成書に譲るが，視神経炎患者に抗AQP4抗体が陽性であった場合に加え，抗AQP4抗体が陰性であった場合でも，急性脊髄炎や急性脳幹症候群，症候性大脳症候群といった主要臨床症候，これらを裏付けるMRI所見を認めれば診断に至る．

視神経炎発症時の視野障害パターンに関して，米国や日本で行われた視神経炎治療多施設トライアルで検討されている．このトライアルは典型的視神経炎，抗AQP4抗体陽性視神経炎の区別なく初発で単独の視神経炎を対象としているが，水平半盲を呈した症例が米国では8％，日本では6.3％と報告されている．一方，抗AQP4抗体陽性視神経炎のみを対象とした検討では，発症時に水平半盲を呈した症例が最も多く(図13)，約25％を占めていたと報告されている[4]．

3．両耳側半盲

1) 視交叉部腫瘍

下垂体腺腫や頭蓋咽頭腫などの腫瘍が視交叉を圧迫することで生じる．頭蓋咽頭腫は下垂体柄に発生し，トルコ鞍上部に発達して視交叉を下方から圧迫する．下垂体腺腫のような左右対象な半盲ではなく，不規則な視野狭窄を呈する．

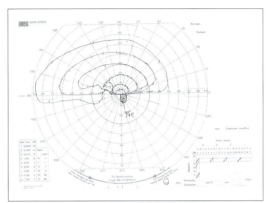

図13　抗AQP4抗体陽性視神経炎
46歳，女性．左眼下半盲を認めた．

2) エタンブトール視神経症

結核，非定型抗酸菌症の治療薬であるエタンブトールが視神経症をきたす正確な機序は不明であるが，視野障害として両耳側半盲をきたすことが知られている(図14)．報告により異なるが，エタンブトール視神経症の発生頻度は約1％で，投与開始から2か月以内に発症することは稀で，多くは投与開始4〜12か月で発症している．投与量に関しては，25 mg/kg/日以上で発症のリスクが高まり，15 mg/kg/日以下ではその頻度は低いと考えられているが，10〜15 mg/kg/日の投与であっても発症している症例はあり，注意が必要である．

3) 抗AQP4抗体陽性視神経炎

前述の水平半盲以外にも両耳側半盲を呈することが報告されている．抗AQP4抗体の標的である

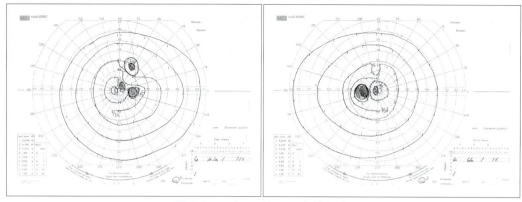

図 14　エタンブトール視神経症
28 歳, 女性. エタンブトール服用中に視力低下を自覚, 両耳側半盲を認めた.

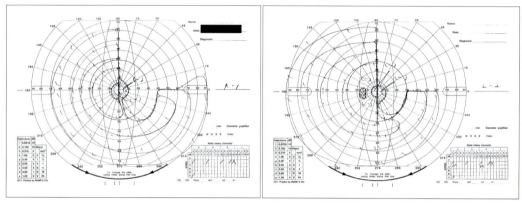

図 15　脳梗塞
41 歳, 男性. 脳梗塞後, 右上四分盲を認めた.

AQP4 は, 脳内では髄液に接する脳室周囲組織や視交叉にも多く分布しており, 視交叉炎を生じることによると考えられる.

4) 外傷性視神経症

稀ではあるが, 外的要因で視交叉が断裂した際には生じ得る.

4. 同名半盲, 同名四分盲

両眼の視野の右側または左側に感度低下をきたした状態で, 視索から視中枢の病変で起こり得る. 側頭葉病変では上方から, 頭頂葉病変は下方から半盲が生じ, 四分盲を呈する (図 15).

5. その他視野異常

1) 髄膜腫

原発性脳腫瘍のなかで最も頻度の高い腫瘍で, 中高年の女性に多く, そのほとんどは良性である. 腫瘍ができる場所によって, 円蓋部髄膜腫, 傍矢状洞髄膜腫, 鞍結節髄膜腫, 錐体斜台部髄膜腫などに分類されているが, 視野異常をきたす可能性が高いものは, 両視神経管の間の鞍結節に生じる鞍結節髄膜腫である.

鞍結節髄膜腫による視神経の圧迫は左右対称ではないことが多いため, 視力低下, 視野障害の程度にも左右差を生じることが大半である (図 16, 17). 視力低下が軽度な場合, 視神経乳頭にも所見は乏しく, 高齢者であれば白内障の影響を第一に考えがちである. しかし, 視力の左右差に見合う白内障の程度差がなければ, RAPD を確認し, 陽性の場合は視野検査を施行することが大切である.

2) 乳頭血管炎

篩状板より前部の毛様帯血管が非特異的に炎症を起こした状態で, 片眼の乳頭発赤, 腫脹をきた

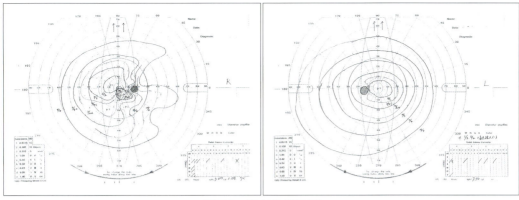

図16　鞍結節髄膜腫
52歳，男性．右眼の中心暗点と耳側の視野狭窄を認めた．左眼には明らかな視野異常は認めず，右眼のRAPDが陽性であった．

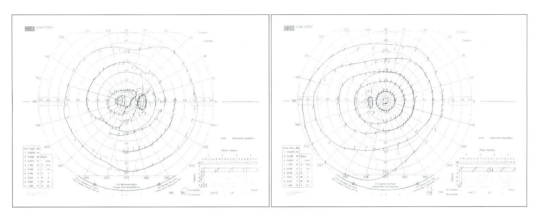

図17　鞍結節髄膜腫
62歳，女性．右眼の耳下側視野の沈下を認めた．左眼には明らかな視野異常は認めず，右眼のRAPDが陽性であった．

す．視力低下は軽度で，CFFも正常，RAPDも陰性である点などが虚血性視神経症や視神経炎との鑑別に有用である．

視野変化はマリオット盲点の拡大や鼻下側の欠損を認める．多くの症例で視力は(1.0)以上まで改善するが，視野異常は残存することが多い(図18)．

3) 視神経部分低形成

視神経部分低形成としては，マリオット盲点を頂点とする下方視野障害を呈する上方視神経部分低形成(superior segmental optic nerve hypoplasia; SSOH)や，マリオット盲点を頂点に耳側に楔状に広がる鼻側放射状線維障害型の視野欠損(図19)を呈する傾斜乳頭症候群が広く知られている．SSOHの特徴的な眼底所見としては，網膜中

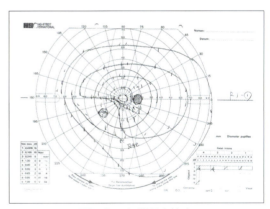

図18　右乳頭血管炎
63歳，男性．鼻下側視野に沈下と暗点を認めるが，視力，CFFは正常であった．

心動脈の上方偏位(topless disc)，乳頭周囲の強膜ハロー(double ring sign)，上方の網膜神経線維層欠損などが挙げられる．傾斜乳頭症候群では，視

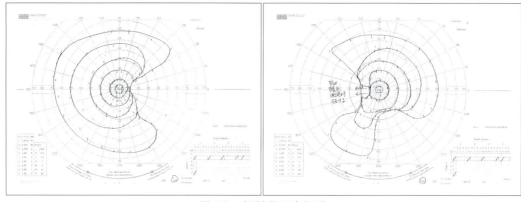

図19　傾斜乳頭症候群
48歳，女性．両眼ともマリオット盲点から耳側に楔状の視野欠損を認める．左眼は鼻下側にも欠損を認めている．

神経に乳頭の一部隆起や，乳頭の鼻下側網膜の三日月状の萎縮などが挙げられる．

これら視神経部分低形成に伴う視野異常は非進行性であり，それ自体が問題となることは少ないが，視神経部分低形成に緑内障を発症した場合，その初期変化を捉えることは非常に困難となる．この問題に対して中尾は，緑内障では視神経が萎縮性変化をきたしているため，MRI（STIR画像）で高信号を呈するのに対し，低形成では視神経線維は健常であり，信号輝度は上昇しないことに着目し，MRIでの視神経評価が視神経部分低形成に発症した緑内障の検出に有用であったと報告している[5]．

III　専門機関に送るタイミング

1. 視神経疾患が疑われた場合

視神経炎，虚血性視神経症，視神経膠腫や視神経鞘髄膜腫の鑑別が困難なこともあるので，これらの疾患が疑われた時点で専門機関に紹介してもよいと思われる．視神経疾患の場合，診断または除外診断目的でMRIの撮像が重要であるが，専門機関の受診予約日まで少し期間があくようであれば，それまでにMRIを撮像しておくと専門機関受診後の診断，治療がスムーズになる．この場合，視神経を確実に評価するために，MRI撮像時に下記画像を加えておくとよい．

- STIR画像（軸位，冠状断面）：視神経の炎症，萎縮を評価
- FLAIR画像（軸位，矢状断面）：脱髄斑，脳梗塞の検索
- T1強調画像（冠状，矢状断面）：トルコ鞍部腫瘍の検索

前述の通り，STIR画像では活動性炎症と萎縮の判別はできないため，視神経疾患の既往がある症例では造影MRIも撮像し，その活動性を造影効果で評価する必要がある．

また，明らかな球後視神経炎に対して，専門機関に紹介せずに自施設でステロイドパルス治療を施行する場合は，抗AQP4抗体陽性視神経炎も考慮して，治療前に抗AQP4抗体価を測定しておくことが望ましい．

臨床経過からレーベル遺伝性視神経症やエタンブトール視神経症が疑われた場合は，除外診断目的でMRIを撮像し，特記すべき所見がない（両疾患とも発症早期にはSTIR画像で高信号を呈さない）ことを確認する．レーベル遺伝性視神経症はミトコンドリア遺伝子の変異が確認できれば確定診断に至るが，有効な治療法は確立されておらず，コエンザイムQ10の服用やウノプロストン点眼薬の使用で経過観察となる．エタンブトール視神経症の場合も有効な治療法はなく，原因薬剤の服用を中止し，ビタミン剤などを服用しながら経過観察となるが，休薬後も視機能低下が進行し得る点に注意が必要である．いずれの疾患も診断さえつけば専門機関に紹介する必要性は乏しいと思

われるが，有効な治療法が確立されていない疾患であり，患者の不安が強い場合は専門機関への紹介が望ましい．

2. 脳梗塞が疑われた場合

同名半盲や同名四分盲などで脳梗塞が疑われた場合は神経内科への紹介となる．ただし，有効な治療法とされている血栓溶解療法やカテーテルを用いた血管内治療は，それぞれ発症から約4.5時間以内，8時間以内に開始する必要があり，場合によっては救急車で専門施設へ搬送する必要もある．

〔関山英一〕

文献

1) Maekubo T, Chuman H, Naoi N : Laser speckle flowgraphy for differentiating between nonarteritic ischemic optic neuropathy and anterior optic neuritis. Jpn J Ophthalmol, 57 : 385-390, 2013.
2) Hata M, Oishi A, Muraoka Y, et al : Structural and functional analyses in nonarteritic anterior ischemic optic neuropathy : optical coherence tomography angiography study. J Neuroophthalmol, 37 : 140-148, 2017.
3) Mashima Y, Yamada K, Wakakura K : Spectrum of pathogenic mitochondrial DNA mutations and clinical features in Japanese families with Leber's hereditary optic neuropathy. Curr Eye Res, 17 : 403-408, 1998.
4) 山上明子：抗アクアポリン4抗体陽性視神経炎の視野障害パターンの検討．神経眼科，32：135-141, 2015.
5) 中尾雄三：視神経乳頭形成異常(不全)と正常眼圧緑内障．神経眼科，24：397-404, 2007.

II よくある異常―眼科外来での鑑別診断のコツ

7 眼瞼下垂・瞬目異常

🔍 日常診療でのポイント―私の工夫―

- ☑ 視診は最も重要であるが，鑑別診断を念頭に置きながら診る必要がある．
- ☑ 眼瞼の動的な状態の視診として，上眼瞼挙筋力の評価，開瞼試験，瞬目試験を行うと，多くの情報が得られる．
- ☑ 瞬目異常は，随意瞬目負荷試験を行うことで，定性的な異常を検出することが重要である．

I はじめに

一般眼科医は，眼瞼の疾患を見落としやすいという欠点がある．それは，眼科医の主たる関心は眼球にあるため，眼瞼の状態を軽視しがちだからである．しかし，眼瞼および瞬目や開閉瞼を含む眼瞼運動は「ものを見る」という眼球の最大の機能を実行するにあたり，健常な状態にないと，たとえ眼球に異常がなくても快適に眼球を使用することができない．

症候として最も多い眼瞼下垂は，眼瞼腫脹，眼瞼後退(開大)，眼瞼形状の変形などと同様に病名ではなく，状態を示す症候名であることをまず押さえておきたい．そうした症候は患者が何らかの形で訴える場合と，医師が発見する場合とがある．当然診療では，視診が重要であるが，眼瞼の機能は開閉瞼，瞬目であることから，眼瞼の動的な状態を視診することは大切で，上眼瞼挙筋力の評価，開瞼試験，瞬目(負荷)試験は適宜行うべきである．

視診にあたっては，その背景にある疾患，病態を鑑別することが最も大切であり，眼瞼の静的状態に関する情報に加え，随意瞬目試験など動的状態を勘案することで，正確な診断に至ることができる．

また，患者自身がいつからどのようなことに不都合，不自由を感じているかの聞き取りからの手掛かりも，原因診断に必須である．

II 鑑別診断における工夫

1. 眼瞼下垂

1)定　義

眼瞼下垂の定義として，以下の2つがあると考えられる．

①上眼瞼を重力に逆らって持ち上げる筋力が低下している状態

②上眼瞼縁が正常の位置(角膜の上方が少し隠れる高さ)より下がっている状態

(日本眼科学会ホームページ「目の病気」から引用)

瞼を持ち上げるのに参加している筋肉は，上眼瞼挙筋(動眼神経支配)とミュラー筋(交感神経支配)の2種類があり，①は何らかの理由でその筋力が低下した状態を定義している．これに対し，②は外見的な状態から定義したものである．

定義①では，筋力が低下していない場合は眼瞼下垂とせず，「偽眼瞼下垂」と呼ぶことがあるが，②では瞼裂幅(開瞼している状態での裂隙の幅)，つまり外観で決めており，定義にメカニズムが

表1　眼瞼下垂で鑑別すべき原因

1）神経障害性
1. 動眼神経麻痺
2. 交感神経障害⇒ホルネル症候群

2）神経筋性
1. 重症筋無力症

3）筋　性
1. 先天性
2. コンタクトレンズ性
3. 筋ジストロフィ
4. ミオパチー（慢性進行性外眼筋ミオパチーなど）
5. 加齢性

4）機械的
1. 外傷，腫瘍，手術操作などによる
2. 眼瞼浮腫による

5）みかけ上
1. 眼瞼痙攣，開瞼失行
2. 眼瞼後退の他眼（甲状腺眼症など）
3. 眼瞼皮膚弛緩による
4. 習慣性（複視阻止，眼位異常を匿うなどのため）

表2　瞬目異常を示す主な病態

1）瞬目過多
- 眼瞼痙攣，チック
- 統合失調症，ハンチントン病
- ドライアイ，眼表面異常
- 羞明（特に中枢性）
- 薬物（Lドパ，アポモルフィン，アトロピンなど）

2）瞬目減少
- パーキンソン症候群，症候性眼瞼痙攣
- 近業時，フィゾスチグミン投与時

入っていないので，例えば上眼瞼内に腫瘍などが発生して重くなったために瞼裂幅が狭くなったり，両眼で見ると複視（ものが2つに見える）のを防いだり，眼位（眼の位置）がずれていることを隠すために意識的に（一部は無意識的に）目を細めている場合も，広い意味では眼瞼下垂となる．

ちなみに，後に述べる眼瞼痙攣は，筋力低下はないので，定義①では偽眼瞼下垂だが，②では「偽」という必要はない．

2）鑑別診断

いずれの定義であれ，眼瞼下垂の原因は幅が広いので，表1のような鑑別診断が必要となる．

眼科医として最も注意すべきものは，動眼神経麻痺によるものである．中脳にある動眼神経核から発した神経線維は腹側に走行して脳幹外に出る．同神経は上眼窩裂に入るが，その付近では上枝（上眼瞼挙筋，上直筋，内直筋，下斜筋支配線維）と下枝（下直筋，内眼筋にいく副交感神経支配線維）に分かれている．このうち，上眼瞼挙筋支配線維は動眼神経核の尾側中心核から発する（一部交叉性）．しかし，この線維だけが選択的に障害されることはほとんどなく，通常は，動眼神経自体（上下枝に分かれる前が多い）で，圧迫，虚血，炎症などが生ずることで動眼神経麻痺の部分症状として眼瞼下垂が出現する．したがって，同時に外眼筋麻痺（複視），瞳孔不同（散大）などとともにみられる．なお，複視は眼瞼下垂があると隠されてしまうこともある．殊に，瞳孔不同や頭痛がみられたときには，緊急に脳動脈瘤の存在をまず否定しなければならない．これが否定されれば，ほかの原因を順次鑑別していけばよい．

2. 瞬目異常

1）瞬目異常の種類と疾患（表2）

瞬目は，眼科的には眼表面を健常に保つうえで重要な眼瞼運動である．瞬目は正常者における自然視（前方遠方視）においては1分間に20回程度出

表3 瞬目負荷試験とその評価法

	軽瞬(眉毛部を動かすことなく70回/分の速度で歯切れのよい瞬目を繰り返す)	速瞬(眉毛部分を動かすことなく150〜160回/分の速度で素早くリズムのよい瞬目を繰り返す)	強瞬(強く閉瞼し,素早く努力開瞼する動作を10回行う)
1点	正常	正常	正常
2点	眉毛部が動く強い瞬目しかできない.余分な瞬目が時々混入	連続した瞬目ができず,つかえることがある	開瞼に時間がかかったり,開瞼してもすぐ閉瞼する動作が1,2回混入
3点	細かな瞬目が混入しやすい,著しくリズムが悪い	リズムが乱れたり,中断したり,強い瞬目が出現する	開瞼発現までに時間がかかったり,開瞼自体に時間がかかる.余分な瞬目の混入
4点	軽瞬はほぼできない	速瞬はほぼできない	明らかな開瞼失行がある,または明らかな閉瞼固守

現するが,読書やVDT作業など近業においては半数以下に減少する.減少する疾患としてはパーキンソン病があり,増加するものとしては眼瞼痙攣(メージュ症候群を含む),遅発性ジストニア,統合失調症,トゥレット症候群などが挙げられる.

2) 瞬目異常は瞬目負荷試験で検出する

上記に挙げた諸疾患における瞬目異常は,診察室での視診で容易に検出できることが多い.しかし,眼瞼痙攣の症候を構成する運動系(瞬目過多,瞬目制御異常,開瞼困難など),感覚系(羞明,眼痛,眼不快感,眼異物感,眼乾燥感などの感覚過敏),精神神経系(不安,不眠,焦燥,抑うつなど)の異常のうち,診察室では必ずしも運動系の異常が前面に出ているとは限らない.このため,下記に示す随意瞬目試験により,異常を抽出することを考えるべきである.

3) 検査対象

(1)「目を開けているのが辛い」,「眩しくて(あるいは痛くて)開けていられない」といった開瞼困難を示す訴えのほか,「目を閉じていたい」,「目を閉じていたほうが楽」,「自然に眼が閉じてしまう」,「眼だけが眠くなる」,「片目をつぶってしまう」など,日常生活のなかで閉瞼時間が長くなっていることが示唆される症例は,眼瞼痙攣である可能性が大きい[1)2)].

(2) 自覚的に眼部の高度で持続的な不調,不快感を有しているが,それに対応する眼所見に乏しい症例も同様である[1)2)].

(3) ドライアイとして治療を継続したが,自覚的改善が乏しいか,むしろ悪化している症例(眼瞼痙攣の50%以上が過去にドライアイと診断治療されている.また,ドライアイの治療に反応しない49例のうち28例(57%)が,眼瞼痙攣の重症型,メージュ症候群であったとの報告もある[3)]).

4) 検査法

軽瞬,速瞬,強瞬に分けて**表3**のように点数化する.健常者はいずれも円滑にできるはずである.音の出るストップウォッチ(メトロノーム)を用意して,音に合わせて随意瞬目してもらう.瞬目は,音が出たときに閉瞼するタイミングで行い,リズムよく,歯切れよく("鞠つきのように弾むような"と筆者は表現している)行ってもらう.動く部位は上下眼瞼だけで,眉毛部や前頭部が動くような開閉瞼は含まれない.

多忙な外来では,簡易版として「ぽんぽこぽんギューギュー試験」を勧めている.「ぽんぽこぽんギューギュー」のリズムに従って随意瞬目をしてもらう.「ぽん」は軽瞬,「ぽこ」は速瞬,「ギューギュー」には強瞬の要素がそれぞれ入っている.

患者には負荷試験の目的を伝え,医師や検査員が手本を示したり,1,2回練習させてみて,検査の方法を理解しているかを確かめてから評価を始めるとよい.評価は**表3**に沿い,4点以上は異常の可能性,6点以上は眼瞼痙攣が強く疑われる.なお,3点だから眼瞼痙攣は否定できるとはいえない.初期には眼瞼運動は正常で,羞明,眼不快

感，眼乾燥感などの感覚過敏症状だけのこともあるからである[4]．また，超高齢者や瞬目試験の意義を理解できないケースなどで異常が示されることもあるが，愁訴と考え合わせて臨床診断に至るべきである．

（若倉雅登）

文献

1) 日本神経眼科学会眼瞼痙攣診療ガイドライン委員会：眼瞼けいれん診療ガイドライン．日眼会誌，115(7)：2011．
2) 若倉雅登：眼瞼けいれんと顔面けいれん．日眼会誌，109：667-680，2005．
3) Tsubota K, et al：Dry eye and Meige's syndrome. Brit J Ophthalmol, 81：439-442, 1997.
4) Wakakura M, et al：Blepharospasm in Japan. Neuro-Ophthalmology, doi.org/10.1080/01658107.2017.1409770.

II よくある異常—眼科外来での鑑別診断のコツ

8 眼位異常

> 🔍 **日常診療でのポイント—私の工夫—**
> - ☑ 発症時期の確認のための問診が非常に重要である．患者や家族に写真を持参してもらい確認するとよい．眼位異常だけでなく，頭位異常の有無にも注意する．
> - ☑ 乳幼児でも，可能な限りは遮閉試験をして，眼位異常の有無を確認する．
> - ☑ 診察開始後3分が勝負．いかに泣かせず診察をするかを心がける．
> - ☑ 年長児から成人の日常視における両眼視の確認には，バゴリーニ線条レンズ検査が有用である．

I はじめに

小児と成人では，斜視治療の目的が異なる．小児では両眼視機能の発達，成人では整容目的や複視の改善がその目的となる．

両眼視機能のなかには，同時視，融像，立体視があり，この順に高度な機能となる．立体視は，生後2〜4か月から発達を開始し，2歳で成人レベルの80%まで達し，5歳で発達が終了すると報告されている[1]．このため，小児，特に乳幼児ではタイミングを逃さず治療を開始する必要がある．しかし，乳幼児の眼位検査は容易ではない場合が多く，眼科を受診したが検査ができるようになる3歳になったらまた受診するように言われて，治療のタイミングを逃してしまうケースもある．

本稿では，小児（特に乳幼児）の眼位異常および頭位異常の確認のポイント，専門機関に送るタイミングについて述べる．

II 眼位異常の確認のポイント

1. 問診にて

小児の場合は特に発症時期が重要であるため，まずは問診にて発症時期の確認を行う．できれば

表1 眼位検査

定性検査
Red reflex を見る：Brückner法
遮閉試験
定量検査
角膜反射を見る：Hirschberg法（Δなし）
：Krimsky法（Δあり）
同時プリズム遮閉試験（SPCT）
交代プリズム遮閉試験（APCT）

写真を持参してもらい確認するとよい．診察時に眼位異常が確認できない場合も，保護者に眼位異常が生じているときの写真を見せてもらい確認する．

間欠性外斜視の場合，診察時には斜視が出にくい場合もあるため，普段の生活での片目つぶりの有無を確認すると参考になる．

2. 診察にて

眼位検査には大きく分けて，定性検査と定量検査があり，それぞれ角膜反射を見る方法と遮閉試験とがある（表1）．

角膜反射を見る方法の1つに，Hirschberg法がある．角膜反射の位置から眼位異常の有無を判断する方法である．では，角膜反射が瞳孔中心にあれば，眼位異常はないと判断してよいのだろう

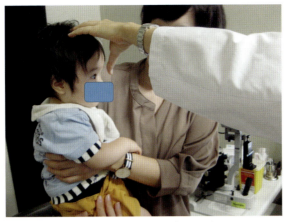

図1 乳幼児での遮閉試験

表2 遮閉-遮閉除去試験（cover-uncover test）

① Cover したとき，cover していないほうの眼を観察（cover test）
　顕性斜視の有無がわかる

② Uncover したとき，uncover したほうの眼を観察（uncover test）
　Cover test で顕性の斜視がある場合に，優位眼がどちらかがわかる
　Cover test で顕性の斜視がない場合に，斜位があるかがわかる

表3 交代遮閉試験（alternate cover test）

交互に cover しながら，cover をはずしたほうの眼の動きをそれぞれ観察（これでどちらの眼も動きがない場合は正位とみなす）
斜位の有無がわかる（正しくは斜視＋斜位（最大の眼位ずれ）を検出）

表4 遮閉試験の進め方

右眼の cover-uncover
↓
左眼の cover-uncover
↓
alternate cover

か．黄斑部は解剖学的な中心より耳側にあるため，黄斑部と視標を結ぶ視線は瞳孔中心を通らずやや鼻側を通る．このため，正確には角膜反射が瞳孔中心よりもやや鼻側にある場合に眼位異常はないと判断するべきであり，もしこのような症例で角膜反射が瞳孔中心にある場合は，内斜視の可能性がある．しかし実際には個人差があるため，角膜反射が瞳孔中心〜5°鼻側偏位を正常とする教科書が多い[2]．このため，角膜反射の位置に左右差がないことが重要といえる．また，できる限りは遮閉試験も行い確認することが重要である．乳幼児の場合，眼の前に手をかざすと嫌がる場合が多いため，図1のように，頭上から親指だけで遮閉すると嫌がらず視標を見ていてくれる場合が多い．

視標は厳密には，調節視標と非調節視標とを区別して使用すべきであるが，乳幼児の場合は，とにかく興味を引くもので構わない．集中力は長くは続かないので，始めに3つほどおもちゃを準備しておいて次々に登場させると時間を稼げる．また診察室に呼び入れた途端に泣いてしまう事態を回避するためにも，呼び入れた瞬間からおもちゃに興味を持てるように準備しておくとよい．回転式の光るおもちゃや音の鳴るおもちゃが効果的である．現代ではスマートフォンの普及により，普段から好きな動画を見ている場合も多いため，保護者に好きな動画を出してもらい診察を行うこともある．

遮閉試験には，遮閉-遮閉除去試験（cover-uncover test）と交代遮閉試験（alternate cover test）があり，それぞれ表2，3に示すように結果を評価する．表4のような手順で進めていくが，例えば内斜視疑いの乳児の診察時には，始めから交代遮閉試験をして，動きがなければ異常なしと判断する手早さが必要なときもある．

表5 眼性頭位異常の原因

頭位異常の種類	原因疾患	理由
頭の傾斜(head tilt)	上斜筋麻痺, 下斜筋麻痺	両眼視しやすい頭位を好む
	上直筋麻痺, 下直筋麻痺	両眼視しやすい頭位を好む
顔の回転(face turn)	外直筋麻痺, 内直筋麻痺	両眼視しやすい頭位を好む
	眼位性眼振	眼振が減る頭位を好む
顎上げ(chin up)	V型外斜視, A型内斜視	両眼視しやすい頭位を好む
	眼瞼下垂	上眼瞼が瞳孔領にかからない頭位を好む
顎下げ(chin down)	V型内斜視, A型外斜視	両眼視しやすい頭位を好む

III 頭位異常の確認のポイント

頭位異常をきたす原因には，眼疾患が原因となる眼性頭位異常のほかに，筋性，皮膚性（瘢痕性），骨性，関節性，神経性（痙攣性），耳性がある[3]．

眼性頭位異常の原因には，斜視と眼振がある．斜視が原因の場合，両眼視しやすい頭位を好む場合が多いが，稀に複像が離れるような頭位を好む場合がある（paradoxical head tilt）．眼振が原因の場合，眼振が減少して見やすくなる頭位を好む．頭位異常の種類には，頭の傾斜（斜頸，head tilt），顔の回転（face turn），顎上げ（chin up），顎下げ（chin down）があり，それぞれ表5に示す原因が考えられる．ここでは，斜視が原因の頭位異常について述べる．頭位異常の原因が斜視であるかどうかを判断する方法として，パッチテスト（patch test）がある．斜視が原因の頭位異常は，両眼視をするために生じていることが多いため，片眼をアイパッチにて遮閉をして両眼視できない状態にすると頭位異常が改善する．ではどちらか片眼にアイパッチをして結果を判断すれば十分かというとそうではない．症例によっては両眼視をするためではなく，固視眼の回旋を補正するために頭位異常が生じている場合があるためである[4]．両眼視をするために生じている頭位異常の場合は，左右眼どちらを遮閉しても頭位異常が改善するのに対し，回旋を補正するために生じている頭位異常は，非固視眼を遮閉しても頭位異常は改善せず，固視眼を遮閉すると頭位異常が改善するという特徴がある．例えば，右眼に外回旋があり右眼固視の場合は，左への頭位傾斜が生じ得る．このような症例では，左眼にアイパッチをしても頭位異常は改善しないが，右眼にアイパッチをすると頭位異常が改善する．このような症例では，斜視術後など特殊な症例が多いため遭遇する機会は少ないかもしれないが，パッチテストを行う際には，基本的には左右眼それぞれアイパッチをして結果を判断したほうがよい．

また，回旋の評価については，小児の場合マドックス検査は困難であるため，眼底写真撮影法[5]にて行うとよい．頭位をまっすぐに固定して撮影することがポイントである．内部固視灯を見させて撮影する．両眼を撮影し左右を比較する（図2）．

IV 専門機関に送るタイミング

斜視の種類により治療のタイミングが異なるが，両眼視機能の発達途上である乳幼児の場合は原則としてphoriaの状態がない場合（斜視の状態ばかりで視線がまっすぐな状態がない場合）は早急な治療が必要となるため，専門機関に速やかに紹介したほうがよい．また，斜視の原因として器質的疾患が隠れている場合があるため，必ず散瞳して眼底検査を施行し，器質的疾患を除外することが必要である．代表的な斜視について述べる．

1. 乳児内斜視

乳児内斜視は生後6か月未満に発症する大角度の内斜視である（図3）．その特徴を表6に示す[6]．従来，手術を施行しても両眼視，特に立体視の発達は困難といわれてきたが，生後6～8か月までの超早期手術では75%の症例で立体視を獲得した

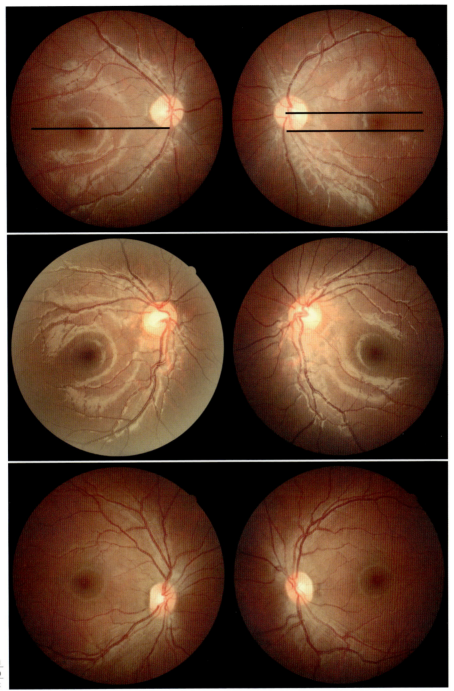

図2

a：右先天上斜筋麻痺：右眼に軽度の外回旋を認める．左眼は正常
　（視神経乳頭下縁〜中央の間に黄斑部が位置していれば正常）
b：V型外斜視および両下斜筋過動：両眼に著明な外回旋を認める．
c：A型外斜視および両上斜筋過動：両眼に著明な内回旋を認める．

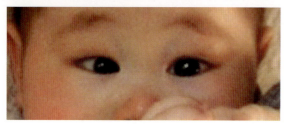

図3 乳児内斜視
右眼に内斜視を認める.

表6 乳児内斜視の特徴

主所見
生後6か月未満の発症
斜視角は30Δ以上の大角度
斜視角の変動はほとんどないが，時間とともに増加することもある
初期は交差固視による交代固視可
中枢神経系の異常は認められない
正常であれば対称的である視運動性眼振と追従運動の非対称性の残存

随伴所見
弱視の合併
外転制限を伴うこともある
過度の内転
斜筋異常が高頻度に合併
交代性上斜位（DVD）が高頻度に合併
眼振の合併
異常頭位の合併
遺伝性を稀に認める

との報告があるため[6]，乳児内斜視と診断したら早急に専門施設に紹介したほうがよい．

2. 調節性内斜視

遠視や乱視が原因で生じる内斜視を調節性内斜視という．2〜3歳が好発年齢であり，間欠性内斜視から始まり徐々に恒常性内斜視に移行する場合が多い．調節麻痺剤（原則アトロピン硫酸塩水和物：日点アトロピン点眼液1%）による屈折検査を行い，完全屈折矯正眼鏡を常用する．眼鏡装用により内斜視が改善するものを屈折性調節性内斜視または純調節性内斜視，眼鏡装用により内斜視は改善するが残存するものを部分調節性内斜視という．屈折性調節性内斜視では両眼視の発達は比較的良好といわれているが，内斜視が発症してから4か月以上経過してしまうと，眼鏡を装用して内斜視が改善してもその後の両眼視の発達が困難という報告があるため[7]，まずは早急に調節麻痺剤による屈折検査を行う必要がある．明らかな遠視性乱視を認めず調節性内斜視と考えにくい症例に対しては，頭蓋内疾患の有無を調べる必要がある．

眼鏡を常用して正位となれば屈折性調節性内斜視（純調節性内斜視）と診断する．わずかに内斜視が残存する場合も，8〜10Δ以内であれば，両眼視が期待できるため，バゴリーニ線条レンズにて融像が得られるかを確認する．片眼抑制が持続する場合は，抑制除去のため，優位眼の短時間の遮閉治療を併用するとよい．

眼鏡を常用し3か月経過しても，10Δ以上の内斜視が残存する場合には，部分調節性内斜視と診断をする．その場合，治療の次のステップとしては，手術治療かプリズム治療となる．当院では手術の前にプリズム治療を行い，眼位が安定し両眼視を確認してから手術を行っている．手術前にプリズム治療を行うことで，手術前の経過観察期間にも両眼視でき眼位未矯正期間を短くできるメリットがあり，また手術前に両眼視する状態をつくることで，術後の眼位の安定化につながるためである[8]．

3. 間欠性外斜視

間欠性外斜視で近見時のコントロールが良好な場合は，両眼視の発達はそれほど障害されないため手術は急がない．遠見時のコントロールが不良な場合（斜視の頻度が高い場合）は，運動能力の発達に不利になるため，運動能力が飛躍的に発達する就学前後〜小学校低学年までに手術計画を立てる．遠見時，近見時ともにコントロールが不良な場合は，両眼視の発達が障害される可能性があるため，低年齢でも手術計画を立てる．またいずれの場合も，早い段階で調節麻痺剤（乳幼児ではアトロピン硫酸塩水和物：日点アトロピン点眼液1%，小学生以上ではシクロペントラート塩酸塩：サイプレジン®1%点眼液）による屈折検査を行い，屈折異常があれば眼鏡を処方し，眼鏡常用にてコントロールが改善するかをみる必要がある．手術を施行する場合も，手術後の眼位の維持に眼鏡常用が必要となるため，眼鏡常用の重要性を十分に説明し，手術前から眼鏡常用を指示す

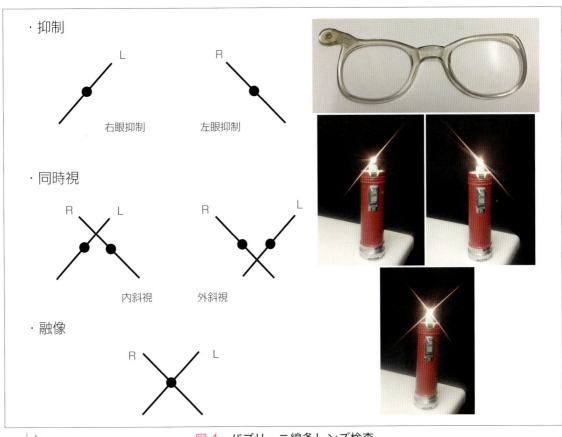

図4 バゴリーニ線条レンズ検査
右眼に 135°の斜線,左眼に 45°の斜線が見えるようにレンズを装用
a:患者(正常対応)側から見た像の模式図
b:バゴリーニ線条レンズ
c〜e:光を見たときの実際の見え方(c:右眼抑制,d:左眼抑制,e:融像)

る.年長児の両眼視機能の評価においては,バゴリーニ線条レンズ検査が便利である.同時視〜融像までを調べる検査であるが,4〜5歳から検査が可能で,偏光眼鏡を使用しないため日常視に近い状態で両眼視を評価でき,遠見近見ともに評価できる(図4).

4. 先天上斜筋麻痺

両眼視を維持するために,患眼とは対側に頭を傾ける(斜頸)ことを特徴とする.先天上斜筋麻痺の場合,続発性下斜筋過動を伴う場合が多いため,患眼の下斜筋過動および Bielschowsky head tilt test(BHTT)陽性(患側への頭部傾斜により,患眼が上転する)を確認して診断する(図5).斜頸をすることにより両眼視を維持しているため,両眼視の発達の観点からは治療は急がないが,斜頸が長く続くことで顔面非対称や脊柱側弯など骨格面への影響が生じる.適切な手術時期については諸説あるが,診断がつき斜視角が測定できた時点で手術計画を立てる.

(横山吉美)

文献

1) Birch EE : Stereopsis and its developmental relationship to visual acuity. Early visual development : normal and abnormal.(Simons K, ed) Oxford University Press, New York, pp.224-236, 1993.
2) 佐藤美保:眼位定量検査.眼科検査法ハンドブック第4版(小口芳久,澤 充,大月 洋,湯澤美都子編),医学書院,pp.78-84,2005.
3) 丸尾敏夫:麻痺性斜視・斜視特殊型.視能矯正学改訂第2版増補(丸尾敏夫,栗屋 忍編),金原出版,pp.285-303,2008.

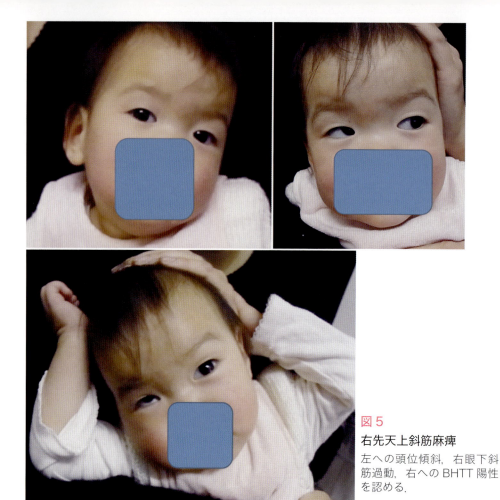

図5
右先天上斜筋麻痺
左への頭位傾斜，右眼下斜筋過動，右へのBHTT陽性を認める．

4) von Noorden GK, Jenkins RH, Rosenbaum AL：Horizontal transposition of the vertical rectus muscles for treatment of ocular torticollis. J Pediatr Ophthalmol Strabismus, 30(1)：8-14, 1993.
5) Bixenman WW, von Noorden GK：Apparent Foveal Displacement in Normal Subjects and in Cyclotropia. Ophthalmology, 89(1)：58-62, 1982.
6) 矢ヶ崎悌司：共同性斜視．小児眼科学（東　範行編），三輪書店，pp.134-148，2015．
7) Fawcett SL, Birch EE：Risk factors for abnormal binocular vision after successful alignment of accommodative esotropia. J AAPOS, 7：256-262, 2003.
8) 長屋美鈴，矢ヶ崎悌司，鈴木瑞紀ほか：膜プリズムによる先行治療を行った部分調節性内斜視の術後両眼視機能．眼臨紀，11(1)：67-73，2018．

Ⅱ よくある異常—眼科外来での鑑別診断のコツ

9 複視

> **日常診療でのポイント—私の工夫—**
> - ☑ 複視をみたら，まずは単眼複視か両眼複視かの鑑別が重要．すべてはここから始まる．単眼複視に対して，その鑑別をせずに両眼複視の精査をして堂々巡りに陥らないように．
> - ☑ 常に生命に影響のある危険なもの，成人の単独動眼神経麻痺，小児の単独外転神経麻痺および複合麻痺に注意を向ける．
> - ☑ 診察室に入ってきたときの患者の状態，印象を大切にする．
> - ☑ 甲状腺眼症，重症筋無力症を常に鑑別に入れておくこと．よく診断を誤る．

Ⅰ はじめに

複視とは，ものがダブって見えることである．複視には，単眼性のものと両眼性のものがある．単眼性複視は，眼球自体に原因があることを意味し，両眼性複視は，眼位に異常がある（視線がずれている）ことを意味する．

単眼性複視の場合，眼球自体の原因のうち，屈折異常の矯正不良は，網膜にきちんと結像せず，収差が残った状態で結像するため，輪郭がダブって見える．角膜疾患や白内障でも濁った角膜や水晶体により光が乱反射され，網膜にきちんと結像されないためにダブって見える．

両眼性複視の場合，眼位に異常をきたす（視線がずれる）のは，両眼で12個ある外眼筋自体，神経筋接合部，支配神経のうちの1つ以上に異常（多くは収縮障害）が生ずるためである．

眼球運動は外直筋，内直筋，上直筋，下直筋，下斜筋，上斜筋の6つの外眼筋により行われる．外眼筋自体の異常による両眼性複視を生ずる疾患の代表は甲状腺眼症である（図1）．甲状腺眼症は，外眼筋（下直筋が多い）にリンパ球が浸潤し，腫大し，伸転制限のため上転できなくなり，下斜視となるため垂直性複視を自覚する．

神経筋接合部の異常による両眼性複視を生ずる疾患の代表は，重症筋無力症である（図2）．

外直筋は外転神経支配，上斜筋は滑車神経支配，内直筋，上直筋，下直筋，下斜筋は動眼神経支配である．動眼神経は，ほかに瞳孔括約筋と上眼瞼挙筋を支配している．したがって，例えば，外転神経麻痺では支配している外直筋に収縮障害が生じて，外転制限となり，内斜視となるため両眼性水平性複視を自覚する（図3）．一方，動眼神経麻痺では，眼瞼下垂，瞳孔散大，内転，上転，下転制限となる（図4）．

特殊なものとして，いわゆる小児期からの斜視が非代償性に複視を生ずることもある．いわゆる斜視は，眼球運動に異常なく眼位異常（視線のずれ）をきたす疾患である．乳児内斜視では乳幼児期から斜視があり，脳の可塑性により抑制がかかり，複視を自覚することはない．しかし，正位（視線がずれていない）が基本で時折斜視（視線がずれている）を生ずる間欠性外斜視や間欠性内斜視，先天上斜筋麻痺では，加齢とともに眼位を正位に保つ力（融像力）が弱くなることから斜視の時間が長くなり，複視を自覚するようになる．

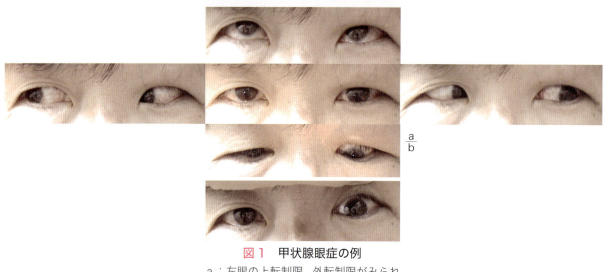

図1　甲状腺眼症の例

a：左眼の上転制限，外転制限がみられる．眼瞼の腫脹と下方視時の瞼裂開大（Graefe's sign）が特徴である．
b：眼瞼の腫脹があるため，そのままでは目立たないが，腫脹部を挙上させると瞼裂開大（上眼球結膜がみえる）しているのがわかる．

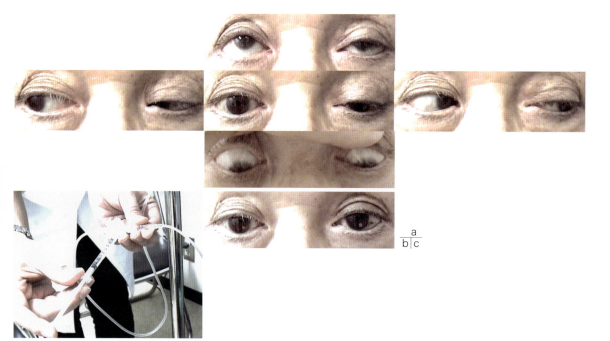

図2　重症筋無力症の例

a：左眼の眼瞼下垂，上転制限がみられる．
b：テンシロンテスト．30分前に硫酸アトロピンを半量筋肉注射し，塩酸エドロホニウムを1 ml中0.2 mlずつ静脈内投与する（最後は0.4 ml）．
c：テンシロンテスト直後．左眼の眼瞼下垂の改善がみられる．

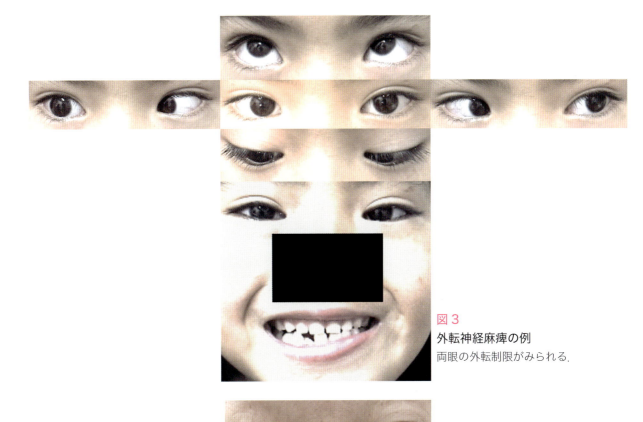

図3
外転神経麻痺の例
両眼の外転制限がみられる.

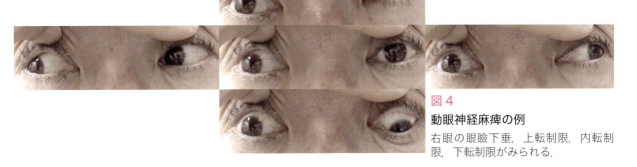

図4
動眼神経麻痺の例
右眼の眼瞼下垂,上転制限,内転制限,下転制限がみられる.

　このように複視を生ずる原因は,多種多彩である.危険な全身疾患が背後に隠れていることもある.ポイントはどこに異常があるか,危険か否かである.その複視が危険か否かを見分けるときに大切なポイントは,中枢性か,末梢性かであり,その決め手は単独麻痺か,複合麻痺かである.

Ⅱ 鑑別診断における見極めのポイント

1. 観察のポイント

　まず患者が診察室に入ってくるときの様子を観察することが大切である.

　見るべきポイントは,
①吐き気がある,しゃっくりがとまらない,気分が悪そうにしていたら→脳幹部疾患に注意

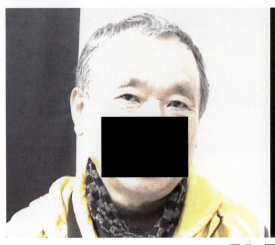
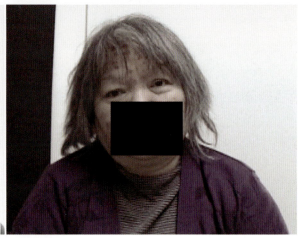

図5　頭位異常の例　　　　　　　　　　　　　　　　　　　　a|b

a：右滑車神経麻痺の左斜頸
b：Ocular tilt reaction．右への斜頸に加え，左眼が上転しているのがわかる（skew deviation）．

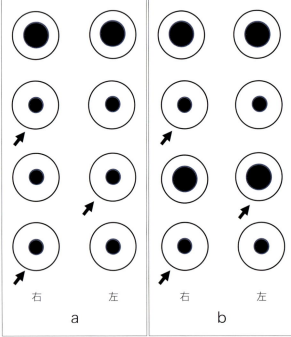

図6　Relative afferent pupillary defect（RAPD）
ペンライトを用いて左右眼を片眼ずつ約3秒ごとに，交互にその瞳孔を照らして，対光反射を観察する方法．矢印がペンライトを示す．
a：正常のRAPD（陰性）．正常では右-左-右-左と照らすと，縮瞳-縮瞳-縮瞳-縮瞳が繰り返される．
b：左眼RAPD陽性．左眼RAPD陽性では，縮瞳-散瞳-縮瞳-散瞳が繰り返される．

②1人で歩けない，ふらふらしていたら→フィッシャー症候群かウェルニッケ脳症を考える．
　つまり，危険な背景疾患がないかをこの時点で疑うことが重要である．
③顔の位置にも注意！→滑車神経麻痺や，ocular tilt reactionの患者は首を傾けて入ってくる（図5）．

2．病歴を慎重にとる

　目的は，単眼性複視か両眼性複視か，垂直性複視か水平性複視か，単独麻痺か複合麻痺か，原因が何かを探ることである．
①年齢を必ずチェック→年齢により原因が変わることに注目
②いつ，どういう状況で発症したか？
・朝起きて気付いた急性発症の複視→虚血性の可能性が高い．
・数年前から続いている複視→非代償性あるいは圧迫性の可能性が高い．
③痛みはあるか？→炎症性，動脈瘤を考える．
④日内変動はあるか？
・朝起きたときは悪いが，活動するにつれてよくなる→甲状腺眼症の特徴である．
・朝起きたときはよいが，夕方になるにつれ悪くなる→非代償性斜視，重症筋無力症の特徴である．
⑤片目で見ても2つに見えるか→単眼複視で，斜

表1　重症筋無力症を疑う症状，兆候

- とても強い頭痛，拍動性耳鳴りまたは神経学的症状がない
- 痛みなし
- 角膜知覚，顔面知覚正常
- 瞳孔正常(不同なし，迅速な対光反射，RAPDなし)
- 対座法視野検査にて異常なし
- (50歳以上であれば)巨細胞性動脈炎の症状なし

上記に加えて1つ以上の以下の項目がみられる
- 複視が一定せず，日によって変化する
- 複視が夜間や疲労時に悪化する
- かすれ声や嚥下困難
- 呼吸困難
- 眼瞼下垂，または上方視2分間継続させて悪化する
- 閉瞼力の低下
- 顔面筋の筋力低下
- Lid twitch sign
- Enhanced ptosis
- アイステスト陽性

視ではない！屈折異常，白内障をチェック
⑥上下に2つに見えるか，横に2つに見えるか→垂直斜視か水平斜視か.
⑦悪性腫瘍の既往を確認する→眼窩，海綿静脈洞は，悪性腫瘍転移の好発部位である.

3．神経眼科スクリーニング検査を行う
① 視力
② 瞳孔不同の有無，対光反射，RAPD(図6)
③ 視野(対座法なら時間がかからない)
④ 眼球運動
⑤ 眼位
⑥ 外眼部，細隙灯顕微鏡検査
⑦ 眼底
⑧ 全身神経学的検査

4．前述を踏まえた具体的な診断方法

両眼複視か単眼複視かを確認する．方法は，片方の眼を手で隠してもらい，複視がなくなるかどうかを聞けばよい．単眼性であれば，乱視，白内障の評価を行う．両眼性であれば，眼球運動障害と眼位をチェックする．眼球運動障害と眼位が一致するかが重要である．例えば，右の外転制限があれば，右方視時に内斜視の斜視角が増えるべきである(非共同性斜視)．非代償性の斜視であれば，眼球運動制限はなく，どの方向で眼位を測定しても斜視角に変化がない(共同性斜視).

まず，成人の単独動眼神経麻痺にあてはまるかを確認する(明室での瞳孔散大，対光反射減弱または消失，眼瞼下垂，内転，上転，下転制限)．成人の単独動眼神経麻痺であれば即刻脳外科を受診させる．明室で瞳孔が散大していれば，重症筋無力症は否定的．成人の単独動眼神経麻痺以外の眼球運動障害と，それに一致する眼位異常がみられれば，強制ひっぱり試験(forced duction test；FDT)を行う．FDTで抵抗があれば，甲状腺眼症など，外眼筋の伸展制限を考える．FDTで抵抗がなければテンシロンテストを行う．テンシロンテスト陽性であれば重症筋無力症を考える(図2)．テンシロンテストを施行できない施設では，表1を参考に疑い神経内科へ紹介する．テンシロンテストが陰性であれば，単独麻痺か複合麻痺かをチェックする．外転神経単独麻痺であれば，外転制限のみである．滑車神経単独麻痺は，眼球運動は異常がないようにみえるため，眼位で判断する.

複合麻痺であれば，以下の公式を参照に病変部位を推定する.

- 外転神経麻痺＋同側のホルネル症候群＝海綿静脈洞病変
- 複合神経麻痺(外転，動眼，滑車)(図7)＋同側RAPD陽性(図6)＝眼窩先端部病変
- 外転神経麻痺(図3)＋乳頭浮腫(図8)＝頭蓋内

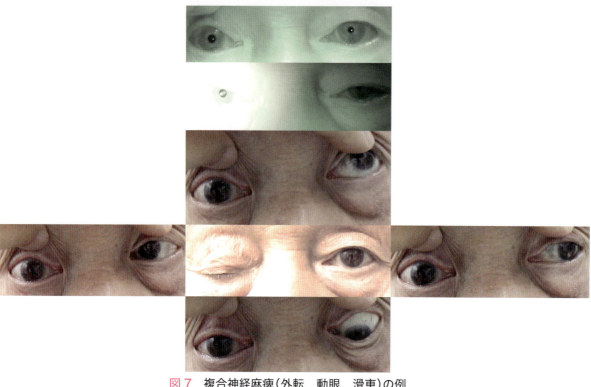

図7　複合神経麻痺（外転，動眼，滑車）の例

右眼の眼瞼下垂，上転制限，内転制限，下転制限，外転制限がみられる．滑車神経麻痺は眼球運動ではわかりにくいので，下転時の内方回旋の有無で判断する．滑車神経麻痺が合併していれば内方回旋が生じない．

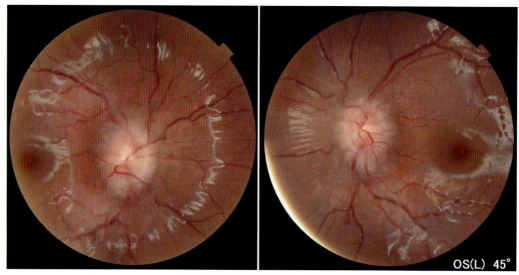

図8　図2の症例の眼底

乳頭腫脹がみられる．

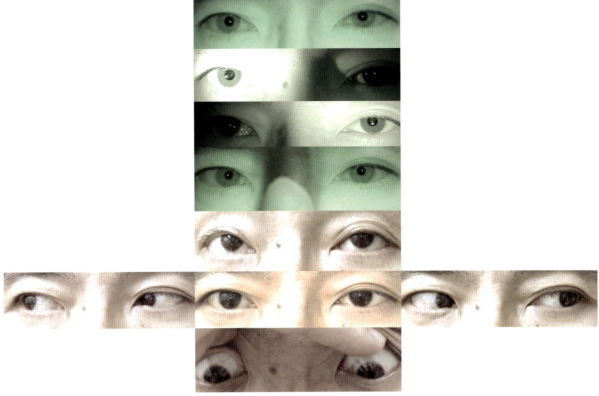

図9 中脳背側症候群の例
対光反射は生じないが，近見反射は生じる．対光-近見解離がみられる．
眼球運動では，上転制限がある．加えて輻湊後退眼振が特徴である．

圧亢進
- 滑車神経麻痺＋ホルネル症候群＝脳幹部（中脳）病変
- 滑車神経麻痺＋RAPD陽性＝脳幹部（中脳）病変
- 外転神経麻痺＋顔面神経麻痺＝脳幹部（橋）病変
- 複合神経麻痺（外転，動眼，滑車）＋両耳側半盲（＋頭痛）＝下垂体病変（卒中）
- 動眼神経麻痺＋同側のRAPD陽性＝蝶形骨髄膜腫，脳動脈瘤
- 複合神経麻痺＋1人で歩けない，ふらふら＝フィッシャー症候群かウェルニッケ脳症
- 内転制限＋外転眼の眼振＝MLF症候群（脳幹部疾患）
- 瞳孔散大＋上転制限＋輻湊後退眼振＝中脳背側症候群（脳幹部疾患）（図9）

成人単独外転神経，成人単独滑車神経麻痺，動脈瘤が否定できた成人単独動眼神経麻痺では，虚血性かどうかを判定する（表2）．1つでも該当しなければその他の原因を精査する．

小児の外転神経麻痺は，デュアン症候群（図10）でなく，外傷性でなければ脳腫瘍を疑い，脳幹部を中心にMRIをとる．

Ⅲ 専門機関に送るタイミング

成人の単独動眼神経麻痺をみたら，なにはともあれ即刻脳神経外科医か神経眼科医に紹介すべきである．

小児の非外傷性単独外転神経麻痺をみたら，脳腫瘍を疑い，頭部MRIをとる．複合麻痺をみたら，考えられる病巣部位を中心に頭部MRIをとる．フィッシャー症候群，ウェルニッケ脳症を疑えば，神経眼科医または神経内科医へ紹介する．

表2　虚血性動眼神経麻痺の診断

以下のすべてを満たす

- 40歳以上
- 1つ以上の血管病変の危険因子（高血圧，高脂血症，糖尿病，喫煙）
- 悪性腫瘍，血管炎または自己免疫疾患なし
- 急性発症の複視または眼瞼下垂で，起床時に気付く，または起床後に初めて気付く
- 24時間以内に下垂が完全になる
- 眼窩痛，顔面痛，頭痛なし，しびれなし
- 全身神経症状なし
- 側頭動脈炎の症状なし
- 片眼のみ完全な眼瞼下垂，上転，下転，内転制限がある
- 瞳孔が完全に正常（瞳孔不同なし，対光反射正常）
- 滑車神経，外転神経麻痺なし
- 異所性再生なし
- 僚眼の眼球運動に異常なし
- 両眼ともに，以下が正常
    - 視力
    - 対座法視野検査
    - RAPDなし
    - 外眼部（red eye，眼球突出，浮腫なし）
    - 角膜，顔面知覚
    - 眼輪筋力，顔面筋力
    - 眼球自体（虹彩炎，ぶどう膜炎，視神経乳頭異常なし）
    - （50歳以上であれば）側頭動脈の怒張なし，圧痛なし
- 経過中にほかの異常が出現してこない
- 下垂および複視が3か月以内に軽減し始める

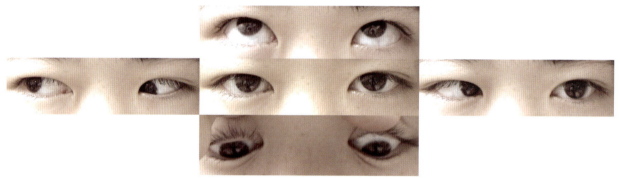

図10　デュアン症候群の例
左眼の外転制限がある．加えて内転時の瞼裂狭小が特徴的である．この症例にはdownshootもみられる．

　虚血性の単独神経麻痺は表2に示す基準をすべて満たさなければならない．虚血性の単独神経麻痺は3〜6か月のうちに自然改善する例がほとんどである．しかし，その間は複視に苦しむことになるので，プリズム眼鏡の処方か片眼遮閉とする．虚血性以外は，すぐに神経眼科医に紹介すべきである．

　滑車神経麻痺（図11, 12）は，神経内科医や脳外科医に診断は難しい．神経眼科医に紹介すべきである．甲状腺眼症もステロイド療法，放射線療法，眼窩減圧術など，適応・治療も複雑であるため，神経眼科医に紹介すべきである．

（中馬秀樹）

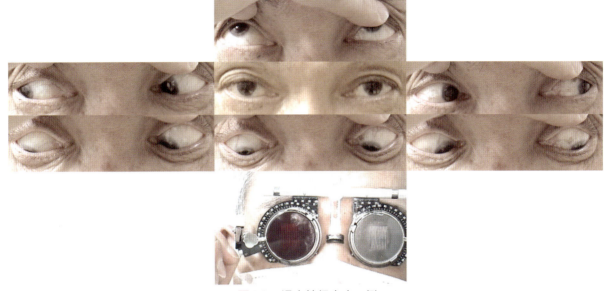

図11 滑車神経麻痺の例
眼球運動は正常に見える．したがって，眼位検査で診断しなければならない．
Double Maddox Rod で外方回旋がみられる．

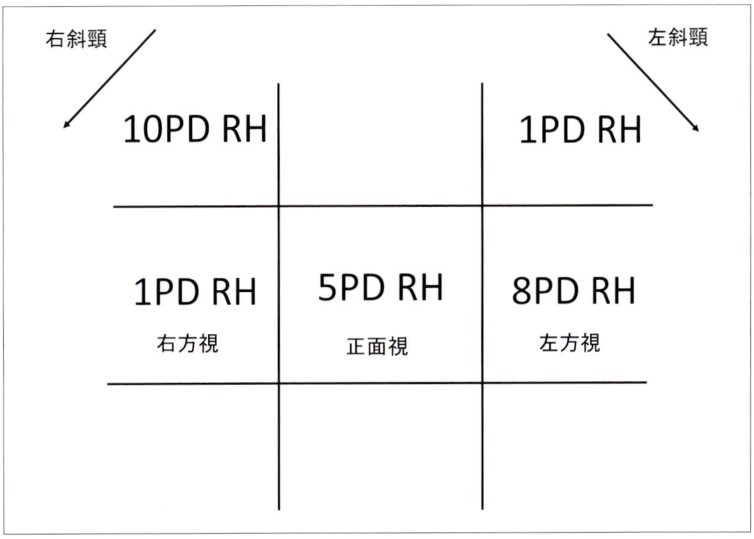

	右斜頸		左斜頸
	10PD RH		1PD RH
1PD RH	5PD RH		8PD RH
右方視	正面視		左方視

図12 右滑車神経麻痺の眼位ずれの例
右上斜視が，左方視，右斜頸時に増悪している．
PD：prism diopter　　RH：right hypertropia

文献

1) Pane A, Burdon M, Miller NR：Double Vision. The neuro-ophthalmology survival guide, Mosby, ELSEVIER, Philadelphia, pp.179-257, 2007.
2) Burde RM, Savino PJ, Trobe JD：Diplopia, Clinical Decisions in Neuro-Ophthalmology, 3rd ed, Mosby, St. Louis, pp.158-197, 2002.
3) Sargent JC：Nuclear and Infranuclear Ocular Motility Disorders. Walsh & Hoyt's Clinical Neuro-Ophthalmology (Miller NR, Newman NJ, et al eds), 6th ed, Lippincott Williams & Wilkins, Philadelphia, pp.1041-1084, 2005.

II よくある異常―眼科外来での鑑別診断のコツ

10 眼球突出

> 🔍 **日常診療でのポイント―私の工夫―**
> ☑ 眼球突出を疑った場合は左右差をみる．特に上方から眼球突出をみると異常が判別しやすい．
> ☑ 眼球突出をきたした場合は，複視を含めた眼球運動障害をチェックする．
> ☑ 眼球突出で最も頻度の高い甲状腺眼症をまず除外する．

I はじめに

眼球突出は，眼窩腫瘍のように眼科疾患に限局した場合もあれば，甲状腺眼症のように全身疾患に関連した所見のこともある（表1）．眼球突出の原因を勘案しながら診療にあたることが重要である．

1．眼球突出の定義

眼球突出の平均は15 mm前後であり，17 mm以上，または左右差が2 mm以上で眼球突出としている[1]．欧米では，同様に左右差が2 mm以上ある場合を眼球突出としているが，本邦と異なり20 mm以上を異常値と定義している[1]．

2．眼球突出の測定法

眼球突出度は，ヘルテル眼球突出計を用いることが多い．ヘルテル眼球突出計がない施設では，簡易版としてユニバーサル瞳孔計（三田式）を用いてもよいが，ヘルテル眼球突出計に比べて精度が落ちる．どちらの機器も眼瞼の目尻側に強く押し当てて測定する．また，測定者が異なると測定値にも誤差が出やすいため，なるべく同一検者で行う．

II 鑑別疾患における見極めのポイント

次に眼球突出をきたした際に，鑑別するべき疾患を列挙する．眼球突出に加えて，複視などの眼

表1　眼球突出をきたしやすい疾患
- 甲状腺眼症＊
- 眼窩腫瘍
- 眼窩蜂巣炎
- 内頸動脈海綿静脈洞瘻（CCF）

＊最もよくみられる疾患

球運動障害もチェックし画像診断も併せて行う．

1．甲状腺眼症

甲状腺眼症は眼球突出をきたす最も頻度の高い疾患である．眼球突出をみたら，まず甲状腺眼症の除外診断をしなければならない．甲状腺眼症は，多くはlid lag（下方視時の上眼瞼の瞼裂後退）をきたすため，下方視チェックは行うべき検査である．さらに甲状腺眼症は両眼性のことが多く，左右差がないことも多々ある（図1-a）．また，甲状腺眼症患者は瞬目しにくいために角膜障害をきたしていることが多く，眼窩内脂肪が増大しているために眼圧が上昇していることもある．眼窩CTやMRIを行うと外眼筋の肥厚が認められ，特に下直筋，内直筋の肥厚が多くみられる（図1-b, c）．このため，進行した甲状腺眼症では眼球が下内転していることがある．重症甲状腺眼症では，ヘス赤緑試験でヘスチャートが書けないくらい複視が強く，眼球運動障害をきたしていることがある．また，甲状腺眼症が疑われたときには外眼筋の異常を画像でよく観察する必要があるため，眼窩

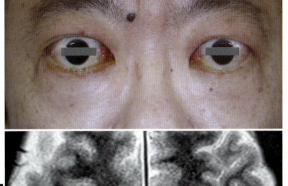

図1
甲状腺眼症（48歳，男性）

正面視で上眼瞼の瞼裂後退がみられ，MRI T2 強調画像では肥厚した外眼筋周囲で高信号をきたしている．
 a：顔面写真
 b：MRI T1 強調冠状断画像
 c：MRI T2 強調冠状断画像

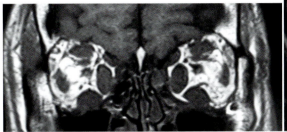

MRIの冠状断を必ず撮像する．また，外眼筋肥厚による視神経への圧迫が疑われる場合には水平断で圧迫所見をよくチェックする（apex sign）．MRI T2 強調画像で外眼筋周囲に高信号が認められる場合は，炎症性変化が強いことが示唆され，活動性が高いと判定される（図1-c）．STIR 法を用いて炎症の有無をみてもよい．外眼筋の活動性の高いときに斜視手術を行うとすぐに再発するので，注意が必要である．眼球突出から甲状腺眼症が疑われたら，血清中の甲状腺関連自己抗体（TSH 受容体抗体：TRAb, TSAb），抗 TPO 抗体，抗 TG 抗体などを測定し，いずれかが陽性となれば，甲状腺眼症診断の根拠となり得る．

2. 眼窩腫瘍

眼窩腫瘍のように，左右差が認められる場合は，正面視でチェックするばかりでなく（図2-a），上方からも眼球突出を観察する（図2-b）．甲状腺眼症と同様に，MRIを撮像するときに水平断だけではなく，冠状断も必ず行う（図2-c, d）．眼窩腫瘍の病型でも，悪性リンパ腫のように全身から波及する場合もあるので，血清中 IL-2 receptor などを測定するとともに，可能な限り生検を行い，病理組織診断でより正確な診断を行う．

3. 眼窩蜂巣炎

眼窩蜂巣炎由来の眼球突出の場合は，病変部に熱感を持ち，眼瞼部が発赤腫脹していることが多い（図3）．眼窩蜂巣炎では，眼球運動痛をきたしていることも多い．眼窩蜂巣炎の診断には，白血球数の測定や血清中 CRP 測定も有用である．眼窩 CT や MRI で眼窩隔膜を越えない，いわゆる眼窩前部に病変が限局されている場合は，硬膜炎や脳炎を起こしにくいので，抗菌薬の内服加療でもよいと思われる．一方，眼窩隔膜を越えて深部に及んでいる場合は，入院の後に抗菌薬の点滴静注も考慮に入れる．

4. 内頸動脈海綿静脈洞瘻（CCF）

内頸動脈海綿静脈洞瘻（carotid-cavernous fistula；CCF）が軽度の場合は，内転障害で発見されることがあるが，進行すると眼球突出をきたす．このため，痛みを伴わない長期間のゆっくりした眼球突出をきたした場合は，眼窩腫瘍のほかに CCF を鑑別に入れなければならない．CCF が長期間にわたると，感染を起こして眼窩蜂巣炎を併発することもある（図4-a）．診断には，眼窩 CT や MRI により，上眼静脈の拡張所見を捉える必要がある（図4-b）．CCF を画像診断で疑った場合は，通常，脳神経外科にコンサルトして治療方針を決定する．

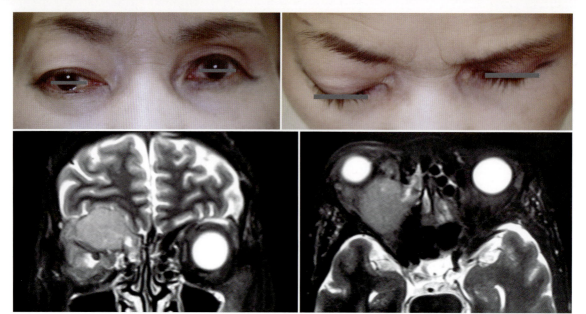

図2 右眼．眼窩腫瘍（67歳，女性）
右眼球突出および眼瞼下垂を認め，悪性リンパ腫が疑われた．
a：顔面写真（正面視）　　b：顔面写真（上方から）
c：MRI T2強調冠状断画像　d：MRI T2強調水平断画像
（東京医科大学眼科　臼井嘉彦講師のご厚意による）

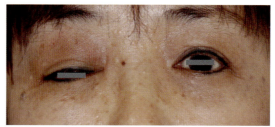

図3 右眼．眼窩蜂巣炎（68歳，女性）
右眼球突出および眼瞼の発赤腫脹を認める．

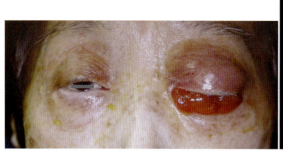
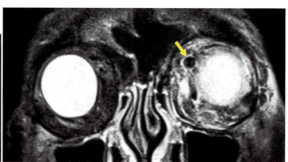

a．顔面写真　　　　　　　　　　　　b．MRI T1強調冠状断画像
図4 左眼．CCFおよび眼窩蜂巣炎（89歳，女性）
顔面写真で左眼に強い眼瞼腫脹を伴う眼球突出を認め，
MRIで上眼静脈の拡張所見がみられる（矢印）．

III 専門機関に送るタイミング

　眼球突出で緊急性が高い疾患としては，まず眼窩蜂巣炎を思い浮かべる必要がある．眼窩蜂巣炎は眼球運動痛や眼瞼腫脹も併発し，進行すると脳障害を起こす可能性がある．局所的な熱感および疼痛を伴う眼球突出をみたら，なるべく早く専門機関，とりわけ総合病院の眼科へ紹介したほうがよい．また眼球運動障害を併発している眼球突出は，かなり病状が進行している可能性が高いので，早めに専門機関に紹介する．眼球運動障害がなくても，一般的に左右差のある眼球突出は眼窩腫瘍やCCF，眼窩蜂巣炎の可能性があるので，患者と相談して専門病院に紹介するほうが望ましい．

(毛塚剛司)

文献

1) 柿崎裕彦：眼球突出計．今日の眼疾患治療指針　第3版(大路正人ほか編)，医学書院，p.156，2016．

III 日常診療でよく遭遇する眼疾患のマネージメント

III 日常診療でよく遭遇する眼疾患のマネージメント

1 結膜炎

> 🔍 **日常診療でのポイント―私の工夫―**
> - ☑ "結膜炎はおもしろい．結膜ジョークで診断を楽しもう！"
> - ☑ 結膜炎には間口と奥行きがある．原因に迫る手掛かりはたくさんある．治療はすべて原因準処である．
> - ☑ 手掛かりは，1に世代（乳幼児・成人・高齢者），2に眼脂性状（膿性・粘液性・水様性），3に充血性状（鮮赤・暗赤），4に増殖症状（濾胞・乳頭），最後は検鏡（多核球・単核球・好酸球）

I はじめに

結膜炎は疾患として一般性が高く，風邪のように症候群的側面もあり，極めて多彩な原因と症状を包含する．初心者や他科医師が想像するほど単純な病態ではない．その治療は原因に基づく以上，診断が診療のほぼすべてといってよい．先立って，一般的な結膜炎鑑別診断の概要を表1に示すが，本稿では，本症診断の流れにおける筆者の着眼点を順次解説する．

まず，患者の世代（乳幼児・成人・高齢者）をしっかりと認識する（図1）．これで，大まかな原因は推測できる．次に，目を診たうえでの2大必発症状は眼脂と充血である．この2項目はジョーク混じりで解説する．所詮こじつけだが，これをきっかけに結膜炎診断のイメージ作りの一助にしていただきたい．眼脂は炎症惹起の原因によって様々な性状（膿性P・粘液性M・水様性W）を呈する．充血も一様ではなく鮮やかで綺麗な赤色と汚い暗赤色があり得る．さらに，一部原因によっては形態的に濾胞，乳頭などを形成する．最終的な確定は検査室的診断である．なかでも即時診断として結膜擦過物の塗抹標本の検鏡がとどめとなる．これこそ臨床診断の確認となる．炎症細胞の種類で炎症病態の大別が判明し，さらに培養を待たずに細菌，封入体などの原因を特定できることがある．引き続き，培養検査に進む．

表1 結膜炎の鑑別

症状・所見	ウイルス	バクテリア	クラミジア	アレルギー
痒み	+−	+−	+−	4+
充血	鮮赤色（急性）	鮮赤色（急性）	鮮赤色（急性）	暗赤色（慢性）
流涙	4+	+	+	2+
分泌	+	4+	4+	2+
耳前腺	+	−	+	−
濾胞・乳頭	濾胞	乳頭	濾胞	乳頭
擦過塗抹標本	単核球	多核球	多核球	好酸球

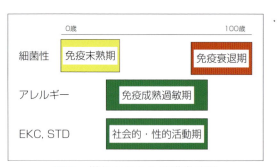

図1 世代からみた結膜炎診断

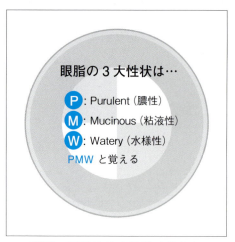

図2 眼脂の3大性状の覚え方

表2 眼脂（P・M・W）の源泉と原因

	P：purulent discharge	M：mucinous discharge	W：watery discharge
源泉	血管からの好中球遊走	杯細胞からのムチン分泌	涙液分泌，血漿漏出
原因	細菌，クラミジア感染	慢性アレルギー，ドライアイ	ウイルス感染，急性アレルギー

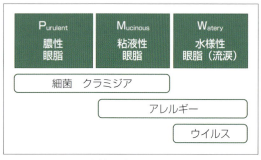

図3 眼脂性状（P・M・W）と原因

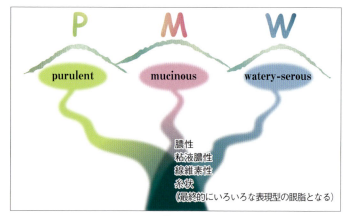

図4 眼脂の3水源池
3つの支流が混合して本流の最終的臨床像を作る．

II 適切な対処法―私の着眼点―

1．世代

　病因別にみると各種結膜炎と年齢層はかなり関連がある．図1にそのアウトラインを示す．性差はない．図1にも示した通り，細菌感染は免疫の未熟群（乳幼児）と衰退群（高齢者）の疾患であり，後述するアレルギー集団や性感染症（STD），流行性角結膜炎（EKC）集団（青壮年）とは完全に年齢がずれている．つまり，世代をみればおよその原因カテゴリー分けは可能である．

　急性細菌性結膜炎は小児の病気であるといっても過言ではない．その大半は乳幼児，学童にみられる感冒関連の急性カタル性結膜炎である．小児科でほとんど処理されているため眼科医には意外と認識が薄い世代である．起炎菌の大半はインフルエンザ菌である．加齢とともに肺炎レンサ球菌が増加する．また，細菌感染の対極は高齢者である．これはブドウ球菌による亜急性ないし慢性眼瞼結膜炎が主なものである．通常，若年健康成人

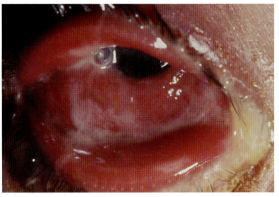

図5 Purulent：膿性眼脂（淋菌性結膜炎）

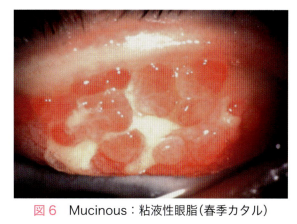

図6 Mucinous：粘液性眼脂（春季カタル）

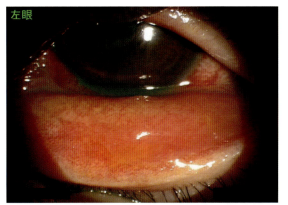

図7 Watery：水様性眼脂（EKC）

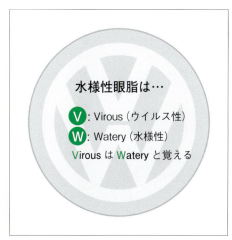

図8 水様性眼脂の覚え方

の一般細菌による結膜炎など考えられない．

2. 眼脂：膿性P・粘液性M・水様性W

　眼脂は性状をマクロとミクロで観察すると，多大な情報が得られる．記憶の助けとして，本稿ではドイツ車名のイニシャルにまつわる3つのジョークを披露する．

　その1はP・M・W（BMW）（図2）である．まず，眼脂の元はP：purulent（膿性），M：mucinous（粘液性），W：watery（水様性）に大別できる．図4に示すイメージのように主源泉は原因に従う（表2，図3，4）．Pは膿漏眼（図5），Mは春季カタル（図6），WはEKC（図7）が典型である．なお，wateryはwatery-serousがより正確な表現と思われる．

　P・M・Wの混合比率によりmucopurulent（粘液膿性）などの変形ができる．細菌感染の大半は粘液膿性であり，ときに純粋な化膿性（図5）となる．ここで，W関連で銘記したいポイントがある．Virous（ウイルス性）はWatery（水様性）であることである．つまり，2つめのドイツ車ジョークはVW（Volkswagen）となる（図8）．ほとんどのEKCは流涙を伴う．ドライなEKCはまずない．説明可能な理由の1つはウイルス感染は種によらず単に結膜炎ではなく角結膜炎を生じるからである．角膜炎症刺激のためであろう．

3. 充血：慢性アレルギーは汚い充血 vs 急性感染症は綺麗な充血

　充血はあえて分けるとM：散らかって汚い（Messy）か，B：瑞々しく美しい（Beautiful）かである．ここでのドイツ車ジョークはMB（Mer-

1．結膜炎　131

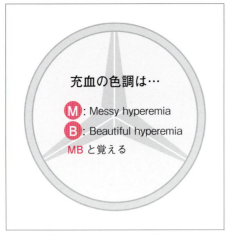

図9 2つの充血の覚え方

表3 充血による鑑別

汚い暗赤色(Messy hyperemia) → 慢性アレルギー
綺麗な鮮赤色(Beautiful hyperemia) → 急性感染症

cedes Benz)*でよい(図9, 表3). アレルギーを代表とする慢性炎症の場合, 色調は黒ずんで暗赤色に見えるため汚い感じがする(図10). 正確な理由はわからないが, 臨床的には春季カタル, アトピー性眼瞼結膜炎などは明らかに暗赤色(dark red)を呈している. 原因の一推測としては乳頭形成など増殖性(productive)変化によって組織や静脈が圧迫され, うっ血している可能性がある. 他方, 急性の細菌性結膜炎やEKCでみられる充血は動脈性で, 鮮赤色であり, 一般的に美しい(図11). 特にEKCではウイルスの特徴として水様性眼脂(流涙)を伴うため, 殊に瑞々しく美しい.

4. 濾胞・乳頭

濾胞は基本的にリンパ球の増殖集簇現象なの

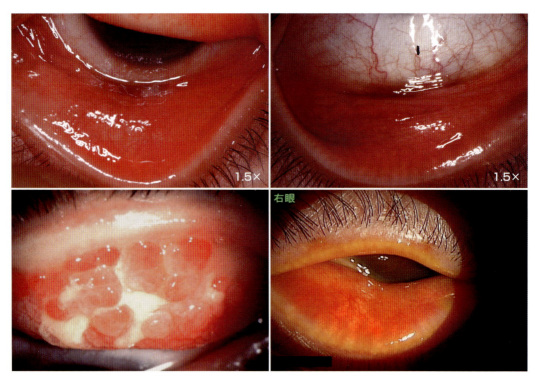

図10 Messy hyperemia(汚い暗赤色)

＊コラム―ベンツの社名―

実は, 元々ベンツの社名はDaimlar-Benzであった. オットー・ダイムラーとカール・ベンツが創業したからである. のちに, 35台購入予約をした後援者の娘の名前, メルセデスを冠したため車名がMercedes-Benzに変わった. 元の社名なら, 本稿の充血ジョークもDB, つまりDはdirty and dark red, Bはbeautiful and bright redとできたはずであった. 惜しくもMBとなったが, 事実, 春季カタルやアトピーの充血は, 眼脂を含めて"散らかっていてドス黒く汚らしい"感じがする. M(messy)でよかろう.

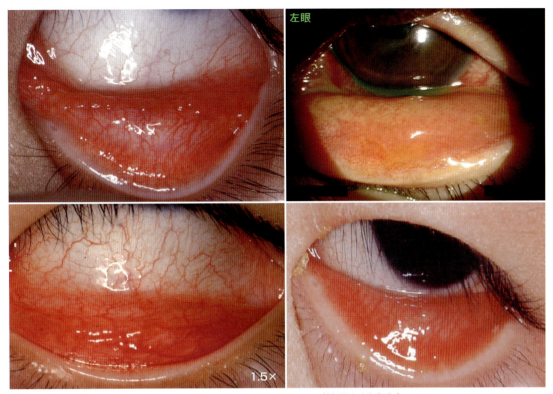

図11 Beautiful hyperemia（綺麗な鮮赤色）

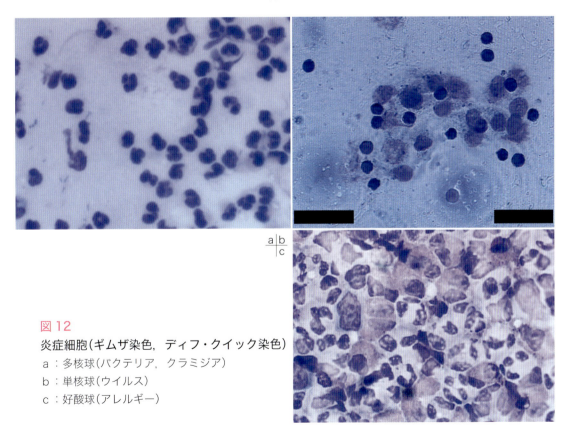

図12
炎症細胞（ギムザ染色，ディフ・クイック染色）
　a：多核球（バクテリア，クラミジア）
　b：単核球（ウイルス）
　c：好酸球（アレルギー）

1. 結膜炎

表4 結膜炎の処方例

```
A  細菌性結膜炎
1. 粘液膿性結膜炎（一般細菌）
   キノロン薬点眼3回  and/or  CMX（ベストロン）点眼液4回
2. 化膿性結膜炎（淋菌感染）
   CMX（ベストロン）点眼液4回〜1時間毎
   CTRX（ロセフィン）0.1〜1.0%自家調整液点眼4回〜1時間ごと
3. MRSA結膜炎
   VCM眼軟膏4回  and/or  CP（オフサロン）点眼液4回
   ABK（ハベカシン）0.5〜5.0%自家調整点眼液4回
B  クラミジア結膜炎
   EM/CL（エコリシン）点眼液5回  and/or  OFLX（タリビット眼軟膏）5回
C  ウイルス性結膜炎
1. アデノウイルス
   キノロン薬点眼3回  and  偽膜，点状上皮下混濁には0.1%フルメトロン点眼4回から漸減
2. ヘルペスウイルス
   ACV（ゾビラックス）眼軟膏1日5回  and  キノロン薬点眼3回
D  その他難治性・原因不明例全般
   PA・ヨード点眼液（4〜8倍希釈液）4〜6回[1]
```

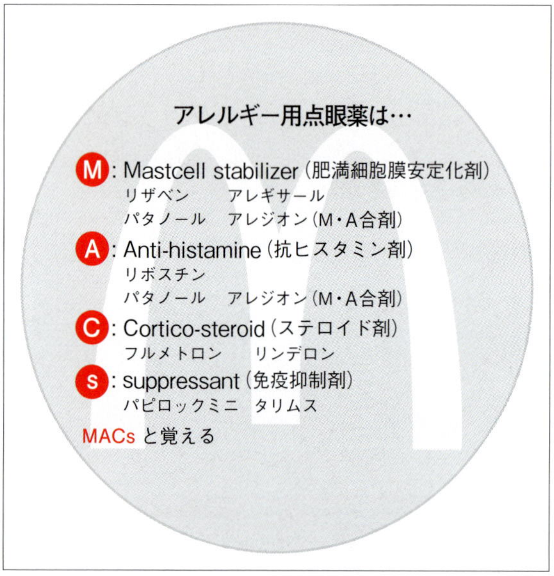

図13 アレルギー用点眼薬の覚え方

アレルギー用点眼薬は…

M: Mastcell stabilizer（肥満細胞膜安定化剤）
　　リザベン　　アレギサール
　　パタノール　アレジオン（M・A合剤）

A: Anti-histamine（抗ヒスタミン剤）
　　リボスチン
　　パタノール　アレジオン（M・A合剤）

C: Cortico-steroid（ステロイド剤）
　　フルメトロン　リンデロン

S: Suppressant（免疫抑制剤）
　　パピロックミニ　タリムス

MACsと覚える

で，原則的にウイルス感染時の重要な反応である．クラミジアは一種のバクテリアであるが，やはり濾胞を高度に形成する．乳頭は全般に長期慢性経過でみられ，春季カタル（図6），アトピー性角結膜炎，巨大乳頭性結膜炎などが有名である．

5. 検　鏡

眼脂や結膜擦過物をスライドグラス上に塗抹してギムザ染色（簡易版はディフ・クイック染色）をして検鏡する（図12）．結膜炎では特に主たる炎症細胞が何であるかが決定的な参考になる．好中球優位であれば細菌かクラミジアであり，単核球優位であればウイルス感染である．また，間違いない好酸球が1つでもあればアレルギーの決め手となる．なお，発展的には細菌のグラム陽性菌か陰性菌かの区別にはグラム染色を用いる．したがって，塗抹標本は検体量に余裕があればあらかじめスライドグラスを2枚取っておくとよい．優先はギムザ染色である．

III　結膜炎の処方例

結膜炎の処方例を表4に，アレルギー用点眼薬の覚え方を図13に示す．

（秦野　寛）

文献

1) 秦野寛，坂本雅子，林一夫ほか：ヨウ素・ポリビニルアルコール点眼・洗眼液（PA・ヨード）の消毒活性における温度・濃度・時間の影響と保存安定性．日眼会誌，119：503-510, 2015.

III 日常診療でよく遭遇する眼疾患のマネージメント

2 老　視

> 🔍 **日常診療でのポイント─私の工夫─**
> ☑ 老視という生理的な変化が，加齢とともに生じることを説明する．
> ☑ 長時間の近方作業にて，老視を訴える患者が増加している．
> ☑ 対処法は，眼鏡，コンタクトレンズ，白内障手術での多焦点眼内レンズである．

I はじめに

1. 調　節

1) 調節機能

解剖学的には，毛様体輪状筋が収縮するとチン小帯が緩み，水晶体が自らの弾性により厚みを増す．水晶体の屈折力が増加して，近方に焦点が合う（図1）．

神経系は副交感神経が主体であり，中枢は，中脳の動眼神経核吻側部の前中核にあるといわれており，遠心路は一部虹彩（瞳孔括約筋）支配の神経とともに動眼神経中を走行し，毛様体神経節でシナプスを形成しニューロンを換えて，短毛様体神経となり，眼球に入って，毛様体輪状筋に分布する．そのため，調節が働くときには，神経系が反応して，縮瞳や輻湊がみられ，これを近見反応という．

2) 屈　折

眼球の全屈折力は約60ジオプトリー（D）であり，その内訳は約40Dが角膜全屈折力であり，残り約20D程度が水晶体に由来する．ある物体が網膜中心窩に結像している場合，屈折力は，物体までの距離の逆数（$D = 1/m$：ジオプトリー）で表す．

無調節状態でピントが合う最も遠方位置が遠点で，最大調節時にピントが合う最も近方位置が近点である．正視の場合の遠点は無限遠である．近

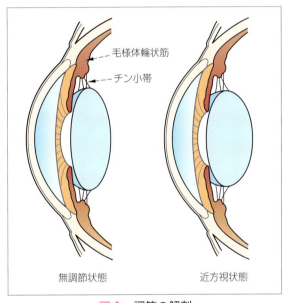

図1　調節の解剖

（文献1より）

視では，遠点も近点も眼前有限の距離である．遠視では，遠点は眼球後方にある（図2）．

遠点から近点までを実際の距離で示した調節可能範囲を調節域といい，調節域をDで表した近点と遠点の差を調節力という．調節力を$A(D)$とし，遠点距離を$f(m)$，近点距離を$n(m)$とすると，$A = 1/n - 1/f$と表される．

2. 老　視

老視（presbyopia）とは，加齢に伴い，水晶体が

2. 老　視　135

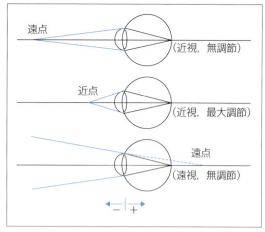

図2 遠点と近点

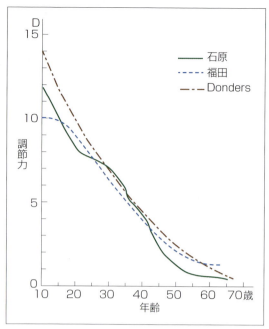

図3 調節力の年齢変化

石原，福田，Donders が測定した年齢別の調節力を示す．

（文献2より）

硬化して，不可逆性に調節力が低下する状態である．調節力は，学童期までは 15 D 程度あるが，20～50歳代頃から減少し始め，60歳代頃には 1 D 程度まで減少する．40歳代頃から老視の初期症状が出現する（図3）．

高齢化が進んでいる我が国では，加齢に伴い生じる老視は多くの人が自覚している．長時間の近方作業（パソコン・スマートフォン使用）の増加に伴い，老視を自覚する時期も早くなっている．訴えとして，近方視時の見えにくさ，目を細めて見る，ピント調節に時間がかかる，頭痛などがある．快適な近方作業を行うため，老視に対する対策は，臨床的かつ社会的に意義がある．しかし，老視年齢であっても自分はまだ若いと信じており，老視という状態をなかなか受け入れにくい患者もいる．老視という名称に再考の余地があるかもしれない．

1）原　因

加齢に伴い，水晶体核の硬化，毛様体輪状筋と水晶体の距離が狭くなること，水晶体嚢の弾性低下により生じる．また，屈折異常の種類・程度によって，老視の発症時期は影響を受ける．一般に，遠視眼が症状発症は早く，近視眼は遅い傾向がみられる．老視における一般的なリスクファクターを表1に挙げる．

2）診　断

調節力の測定には，自覚的調節検査に，手動式の石原式近点計や電動式の定屈折近点計がある．

他覚的調節検査には，アコモドメーター，調節機能解析装置が用いられる．アコモドメーターは，日常視に即した動的な調節機能を観察するが，被検者の注意力に影響を受けやすい欠点がある．調節機能解析装置は，静的な屈折状態における毛様体筋の機能を推測することができる．オートレフケラトメータ（ARK-1 s，NIDEK 製）の拡張モードとして，調節力を測定することができる．視標の移動とともに，リアルタイムの屈折度と瞳孔径が表示され，調節力が算出される（図4）．

II 適切な対処法

1．眼　鏡

最も安全で低侵襲な対処法は眼鏡である．眼鏡装用においても，様々な方法がある．現在保持している調節力の半分を実用調節力といい，老視矯正時は，実用調節力に近用加入度を加えるようにすると，長時間一定の距離で作業する人も疲れにくい（表2）．

1）単焦点レンズでの矯正

眼鏡の掛け替えの手間はあるが，鮮明度は最も

表1 老視のリスクファクター

加齢	40歳以上
遠視	矯正に不備があるようなら，追加の調整が必要
職業	近方作業を必要とする職種
性別	女性のほうが発症が早い（低身長・閉経）
眼疾患あるいは外傷	水晶体，チン小帯，毛様体筋の除去もしくは損傷
全身疾患	糖尿病（水晶体，屈折異常），多発性硬化症（神経障害），心血管疾患（調節神経障害），血管不全，重症筋無力症，貧血，インフルエンザ，麻疹
薬剤	アルコール，クロルプロマジン，サイアザイド系利尿薬，抗不安薬，抗うつ薬，抗精神病薬，抗けいれん薬，抗ヒスタミン剤，利尿剤
医原性要因	汎網膜光凝固，眼内手術
地理的要因	赤道付近（年間の平均気温の高い地域，紫外線照射の多い地域）
その他	低栄養，減圧病，周囲の環境温度

（文献4より）

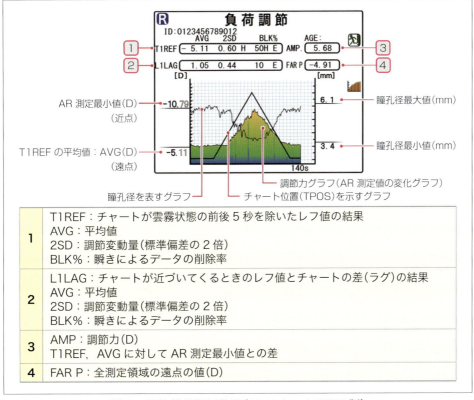

図4 調節機能解析装置（ARK-1s，NIDEK製）

表2 実用調節力と必要加入度

総調節力	実用調節力 (1/2)	25 cm 明視 (4.0 D) 加入度	33 cm 明視 (3.0 D) 加入度	40 cm 明視 (2.5 D) 加入度
6 D	3.0 D	1.0 D		
5 D	2.5 D	1.5 D	0.5 D	
4 D	2.0 D	2.0 D	1.0 D	0.5 D
3 D	1.5 D	2.5 D	1.5 D	1.0 D
2 D	1.0 D	3.0 D	2.0 D	1.5 D
1 D	0.5 D	3.5 D	2.5 D	2 D

（文献2より）

表3 老視の手術治療

レンズ
モノビジョン(単焦点)
多焦点眼内レンズ
調節可能眼内レンズ
角　膜
モノビジョン(LASIK, PRK)
角膜インレイ

よい．読書用またはパソコン用の長時間作業用に，近用専用の老眼鏡を備えておくことも必要である．

2) 累進屈折力レンズ・二重焦点レンズでの矯正

累進屈折力レンズは，遠用中心から近用中心まで連続的に屈折度が変化するように構成されている．二重焦点レンズは眼鏡の下方に焦点を近方に合わせるレンズ，眼鏡の上方に焦点を遠方に合わせるレンズを備えており，遠距離を重視する患者には便利である．しかし，これらのレンズは，眼鏡の掛け替えの手間が不要で便利ではあるが，鮮明度は劣る．特に，近方視領域のレンズの大きさが狭いため，近方視において違和感を生じる患者は多い．眼鏡処方時に左右の瞳孔間距離を正確に定量し，レンズの遠用中心に正しくフィットさせることが重要となる．患者のなかには，これらのレンズの使用方法になじめず，単焦点に変更することもある．

2. コンタクトレンズ(CL)

CL装用者は，老視を自覚する年齢になっても，眼鏡よりCL装用を好むことが多く，ハードコンタクトレンズ(HCL)，ソフトコンタクトレンズ(SCL)ともに，老視用CLが多く登場している．HCLにもSCLにも累進屈折力レンズと二重焦点レンズがある．単焦点CLと比べると，遠方近方ともに鮮明度は劣ってしまうが，脳が見たい位置にピントを合わせることに慣れれば，快適に装用できる．

3. 手術による矯正(表3)

1) 白内障手術時の眼内レンズでの矯正

(1) 単焦点眼内レンズ：モノビジョン法で，片眼を遠方視に，もう片眼を近方視に合わせる方法がある．

(2) 多焦点眼内レンズ：現状の多焦点眼内レンズは2焦点(近く，遠く)であり，中間距離での視力低下はあるが広い範囲を眼鏡なしで見ることができる．レンズの光学特性から屈折型と回折型に分けられる．光を2つの焦点に分けているので，単焦点眼内レンズと比べると，光量が減り眼底像の鮮明化は低下する．グレア・ハローを引き起こし，夜間の自動車運転時に支障をきたす可能性がある．また，近方矯正が十分でない可能性があり，読書時に眼鏡が必要となることもあり，術前には十分な説明が必要である．

(3) 調節可能眼内レンズ：調節可能眼内レンズは，毛様体筋の収縮を利用して眼内レンズが前方移動し，眼の屈折力を増加させることができる．本邦で承認されたレンズはまだない．

2) 角膜屈折矯正

(1) LASIK, PRK：片眼は遠方視，もう片眼は近方視に合わせるモノビジョン法がある．モノビジョン法は，両眼立体視が阻害されるため，もともと不同視眼では適応できるが，非不同視眼では困難な場合がある．術前のシミュレーションも十分に行う必要がある．術後不同視の範囲を1.5D以内にし，優位眼を遠方に合わせておくのがよい．

また，角膜屈折矯正手術をする際には，視力検査，屈折検査，眼圧検査，眼底検査をして，ほかの眼内疾患がないことや，角膜厚や角膜形状解析をして，円錐角膜などの角膜の異常がないことを術前に検査しておく必要がある．

術後には，LASIKの場合はびまん性層間角膜炎，ドライアイを生じることがあり，PRKの場合はヘイズや術後の痛みが強いことがある．

(2) 角膜インレイ：角膜インレイは，正視の患者の非優位眼に，フェムトセカンドレーザーで角膜にフラップやポケットを作り，ピンホールやレンズを視軸付近に挿入する．モノビジョンを強化する方法であり，一定の役割はあるものと考えられる．角膜実質内に埋め込んだ素材周囲の混濁が一定の頻度で起こることがあり，導入には慎重な適応選択を要する．

3）前部強膜切開

　実験段階ではあるが，前部強膜に放射状に切開を入れて強膜を広げ，インプラントを挿入する方法が試みられている．毛様体につながっている強膜を広げると，毛様体筋と水晶体赤道部との距離が広がり，チン小帯の張力が回復し，毛様体筋の収縮が増加するのではないかと考えられている．

III　各矯正法の比較

1．眼鏡とCLの比較

1）矯正効果

　眼鏡レンズは，眼から12 mm離れて装用しているため，眼の屈折度と眼鏡レンズの屈折度が一致していない．

　$A = L/(1 - kL)$

　A（D）：眼鏡レンズの眼に対する矯正効果
　L（D）：眼鏡レンズの屈折力
　k（m）：角膜頂点から眼鏡レンズの後面までの距離（12 mm＝0.012 m）

　例：①＋10 Dの遠視眼鏡レンズが眼に及ぼす矯正効果は，
　　　$A = +10/\{1 - 0.012 \times (+10)\} = 11.36$（D）
　　②－10 Dの近視眼鏡レンズが眼に及ぼす矯正効果は，
　　　$A = -10/\{1 - 0.012 \times (-10)\} = -8.93$（D）
　　③CLは，k≒0であるので，
　　　$A ≒ L$

2）見かけの調節力

　眼鏡とCLでは，必要な調節力が異なる．眼鏡での調節力は，$A = W/(1 - 2k \times L)$で表される．

　A（D）：必要な調節力
　W（D）：CLで矯正した場合に必要な調節力
　k（m）：角膜頂点から眼鏡レンズの後面までの距離（12 mm＝0.012 m）
　L（D）：眼鏡レンズの屈折力

　例：①－5 Dの近視眼に－5 Dの眼鏡を眼前12 mmに装用させ，25 cmを注視させた場合，必要な調節力は，$A = 4/(1 + 2 \times 0.012 \times 5) = 3.6$ Dとなり，CLの場合の25 cmを注視した場合の調節力4 Dより少なくてよい．
　　②＋5 Dの遠視眼に＋5 Dの眼鏡を装用させ，25 cmを注視させた場合，必要な調節力は，$A = 4/(1 - 2 \times 0.012 \times 5) = 4.5$ Dとなり，CLの場合より多くなる．

　つまり，初期老視のある近視眼では，眼鏡のほうがCLより老視を感じにくくなる．

2．眼鏡・CLと手術加療による矯正の比較

　最も大きな違いは，手術は，術前の状態に戻すことができないことである．

IV　まとめ

　老視は，日常診療でよく遭遇する．スマートフォンやパソコン使用の多い高齢化の今，患者にも老視の存在を理解してもらう必要があり，患者への説明が必要不可欠である．また，眼鏡やCL，手術加療での矯正法があり，患者のニーズに合わせて選択が可能である．

（中山智佳，稗田　牧）

文献

1) 飯島裕幸：屈折と調節．標準眼科学（大野重昭監，木下　茂，中澤　満編），医学書院，pp.316-320, 2010.
2) 魚里　博，中山奈々美，梶田雅義，加藤桂一郎：調節．眼科学（丸尾敏夫ほか監，大鹿哲郎編），文光堂，pp.898-912, 2012.
3) 所　敬，山下牧子：屈折矯正法，眼鏡処方法．目でみる視力・屈折検査の進めかた，金原出版，pp.127-135, 2010.
4) American Optometric Association：Care of the patient with presbyopia：American Optometric Association, St. Louis, 2010.
5) Torricelli AA, Junior JB, Santhiago MR, et al：Surgical management of presbyopia. Clin Ophthalmol, 6：1459-1466, 2012.

III 日常診療でよく遭遇する眼疾患のマネージメント

3 近視

> 🔍 **日常診療でのポイント―私の工夫―**
> ☑ 小児では，検査時の調節介入による近視の過大評価に注意する．
> ☑ 動的検影法や静的検影法は，眼鏡処方の信頼性と効率を高める．
> ☑ 近視は完全矯正が基本であるが，低矯正とすべき症例も存在する．

I はじめに

遠見眼鏡視力1.0を得るだけならば，オートレフがあれば誰でも近視の屈折矯正は容易だろう．しかし各種の眼疾患を抱える患者に対し，視機能と装用感を両立させる最良の眼鏡を選択するには，多方面の眼光学的知識が必要である．

例を挙げれば，完全矯正眼鏡も0.5Dの低矯正眼鏡も，明室（検査室）ではいずれも1.0を超える眼鏡視力が得られる（図1）．しかし夜間や雨天で瞳孔径が開大するとき，0.5Dの低矯正眼鏡では眼鏡視力が大幅に低下するのに対し，完全矯正の眼鏡視力は常に1.2を上回る[1]．つまり，良好な視力をコンスタントに発揮させるには，屈折異常は完全矯正として，眼鏡装用によってなるべく正視の状態を作ることが原則である．

しかし後述するように，屈折検査上の問題などから，しばしば過矯正眼鏡が処方されるのが現状であり，また輻湊眼位や調節力に応じて，意図的に低矯正眼鏡を処方すべき症例もある．本稿では，眼鏡矯正を中心に，近視の屈折矯正を行ううえで必要な眼光学的理論について，小児と成人例に分けて解説する．

II 小児近視のマネージメント

1. 検査中の調節反応に注意

通常，コメディカルから報告された①オートレフ値（他覚的屈折度），②5m裸眼視力，③5m矯正視力，④レンズ交換法で自覚的に得られる屈折度などから，近視はおよそ診断できる．

特に小児の屈折検査では，しばしば検査中にボランタリーな調節が作用したり，近見作業による調節緊張（near-viewing after effect）が解けないまま検査したりすると，近視は過大評価される．検査データに合わせ処方すると眼鏡は過矯正になる．

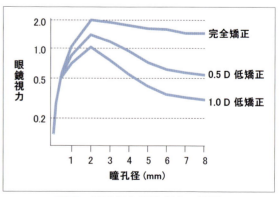

図1 瞳孔径と眼鏡視力の関係
低矯正眼鏡では，視力のピークが低下すると同時に，視力変動が大きくなる．

（文献1を改変）

表1　レンズ交換法による反応の違い，小児 vs. 高齢者

小児では過矯正が調節力で代償されるため，過矯正であっても，応答は完全矯正と変わらないことがある．

球面レンズの度数(D)	調節力が強い患者(小児)		調節力が弱い患者(高齢者)		矯正の状態
	視力	赤緑試験	視力	赤緑試験	
−2.00	0.7	赤＞緑	0.7	赤＞緑	低矯正
−2.50	1.0	赤＞緑	1.0	赤＞緑	低矯正
−3.00	1.5	赤＝緑	1.5	赤＝緑	完全矯正（屈折度）
−3.50	1.5	赤＝緑	1.2	赤＜緑	過矯正
−4.00	1.5	赤＝緑	1.0	赤＜緑	過矯正

　例えばレンズ交換法では，過矯正になっても一定範囲であれば，調節力の代償によりフォーカスが網膜上に維持されるため，最高視力は持続し，赤緑試験では2つの視標が均等に見える状況が続く(表1)．最高視力が得られる，または赤緑の視標が等しく鮮明に見える最も弱い球面度数を求め，これを屈折度とみなす必要がある．これと異なり成人では，過矯正になると遠見視力は低下し，赤緑試験では緑の視標が優位となる．

　眼鏡視力が十分得られない症例では，使用中の眼鏡を装用させ遠見視力を測定する．次いで，レンズメータで眼鏡のレンズパワーを測定し，屈折検査で得られた屈折度と比較する．十分な眼鏡視力が得られておらず，かつレンズパワーが不適当であると判断された場合は，新たに眼鏡処方を考える．

2. 動的検影法による近視の診断

　オートレフを代表とする他覚的屈折検査においてもまた，検査中に起こるボランタリーな調節反応はしばしば測定の妨げになる．これを避けるために，オートレフの多くは，機械的な雲霧視標を内蔵している．しかし特に小児では，雲霧のかかり方に個体差があり，検査中に，近接性調節(機械近視)や輻湊性調節が介入しやすく，近視は過大評価されることが多い．これを看破するうえで，診察室において短時間で実施できる検影法(retinoscopy)は極めて有効な検査である．

　検影法のうち動的検影法(dynamic retinoscopy)は一般的には他覚的調節検査として位置付けられるが[2]，両眼開放下で実視標を用いて検査を行うため，調節反応をコントロールしやすいという利点がある．動的検影法では一般的な検影法(静的検影法)と異なり，前置レンズを必要としない．レチノスコープとその直前になるべく同軸上に置いた調節視標(高空間周波数かつ高コントラストの図形や文字)を，患者に注視するよう促しながらスキャンを行う(図2)．最初のスキャンは被検者から検査距離30 cmで行うとよいだろう．そして，眼底からの反射光が中和または逆行に変わるまで，検者はレチノスコープと調節視標ごと，ゆっくりと後方へ患者から遠ざかる．反射光が中和ないし逆行に転ずる距離(cm)が調節遠点であり，その逆数(屈折度＝−100/検査距離)が屈折度(D)に相当する．

　もし検査距離30 cmで眼底反射光が逆行を示せば(開散光使用時)，−3 Dより強い近視がある．もし距離50 cmで初めて中和を示せば−2 Dの近視がある．もし距離1.5 mで初めて中和を示せば−0.7 Dの近視がある．もし距離2 mで反射光が初めて中和を示せば近視は−0.5 Dより軽い．実際には検査距離が2 mを超えると，反射光の観察が困難になるが，診療上−0.5 Dより軽度の近視に対し屈折矯正が必要になる場合は少ない．

　経線方向を変えてスキャンすれば，乱視がないか評価ができる．いずれにしても報告されたオートレフ値が近視を過大評価していないかどうかを確かめるうえで有益な情報である．オートレフがブラックボックスであるのに対し，検影法は自分

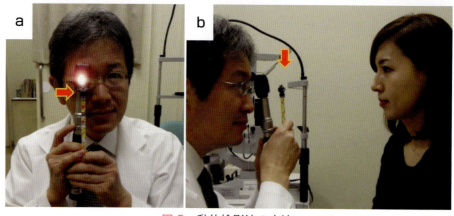

図2 動的検影法の方法

レチノスコープのその直前に置いた調節視標（矢印）を注視させながら，近方から開始して，スキャンを繰り返しながらゆっくりと患者から遠ざかる．最初のスキャンで逆行がみられれば中等度以上の近視がある．同行がみられれば，これが逆行に転ずる検査距離が調節遠点である．

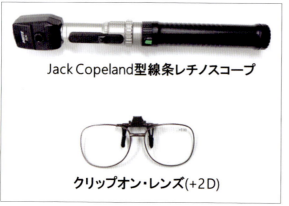

図3 静的検影法で使用する器具

の目でダイレクトに屈折状況を観察できるという利点がある．

3. 動的検影法による低矯正眼鏡の評価

使用中の眼鏡を装着したうえで，動的検影法によるオーバー・レフラクションを行うことによって，眼鏡が低矯正かどうか評価できる．小児ではしばしば近視進行がみられ，眼鏡のパワーアップが必要であるかどうかのタイミングを計るうえで有用である．

もし検査距離50 cmで眼底反射が初めて中和を示せば，2 Dの低矯正眼鏡であるので，パワーアップして眼鏡を再作すべきであろう．検査距離1 mで初めて中和を示せば，1 Dの低矯正眼鏡であるので，希望によっては眼鏡の再作が必要であろう．検査距離2 mの距離で初めて中和を示せば，低矯正は0.5 Dに過ぎない．レンズ表面の傷やコーティングのいたみ，瞳孔間距離と眼鏡レンズの光心間距離の不一致などがなければ，眼鏡は継続して使用できる．

あらかじめ乱視を完全矯正で眼鏡処方しておけば，その後の球面度数の管理が楽になる．小児では一般に，経線不等像視に対する感覚的な順応力が強く，乱視は完全矯正できる．

4. 静的検影法による過矯正眼鏡の評価

眼鏡の過矯正を評価するためには，静的検影法によるオーバー・レフラクションが有効である．動的検影法と異なり，調節を可及的にリラックスした状況で検査するため，眼鏡レンズの前に両眼とも＋2 Dの前置レンズを置き，検査距離（検眼とレチノスコープの距離）は50 cmとする．固視視標はなるべく遠方（2〜3 m以上）に置き，1.5 D以上の雲霧をかける．ここでは，僚眼にも＋2 Dの前置レンズを置くことが大切である．両眼開放下でボランタリーな輻湊性調節の介入を防ぎながら，同時に両眼雲霧を加えることができる．筆者は簡便性のために，両眼に＋2 Dのレンズの入ったクリップオン・レンズを作り，これを検査すべき眼鏡に取り付けて静的検影法を行っている（図3）．長時間の近業による調節緊張が疑われる場合は，雲霧を数分間続けて，再検査すればよい．

＋2 Dの前置レンズを通して50 cmの距離から

見た眼底反射光が逆行を示せば，患者の焦点（網膜共役点）は有限距離にあり，眼鏡は近視の低矯正眼鏡である（図4-a, b）．もし中和を示せば，ほぼ完全矯正眼鏡であろう（図4-c）．もし同行を示せば，患者の焦点は無限遠よりさらに遠方に位置することになり，近視の過矯正眼鏡である（図4-d）．ここでも乱視が完全矯正されていれば，判定は容易になる．

検影法は調節力の豊富な小児で特に有用であるが，成人でも同様に使用可能である．検査上のコツとしては，右眼の検査では右眼で，左眼の検査では左眼で見ることで，遠方に置いた固視視標を遮らないことである．いったん患者の視線が遮られると，雲霧が破綻し，過矯正眼鏡（同行）の検出が難しくなる．ただし，極端に側方からスキャンを行うと，軸外屈折（off-axis refraction）を測定することになるので注意が必要である．

5. 調節麻痺薬による屈折検査

調節麻痺薬を点眼すれば，より確実に調節の介入を防ぐことができる．近年の近視進行予防の比較対照研究では，調節麻痺下の自動レフ値が屈折度測定のゴールド・スタンダードとなっている．調節麻痺薬として，ミドリン® P（参天製薬製）は効果が弱く，サイプレジン® 1％点眼液（参天製薬製）が望ましい．ただしサイプレジン®は，①点眼時の刺激が強いこと，②散瞳作用や調節麻痺作用が約24時間持続すること，③点眼後，稀に精神症状が現れることなどから，定期検査のたびに調節麻痺を実施することは難しい．しかし，屈折検査の値が食い違う場合，強い乱視を合併する場合，斜視や弱視が疑われる場合には，ためらわず調節麻痺下の屈折検査を実施すべきであろう．

刺激による流涙によるサイプレジン®点眼液の希釈を避けるため，また薬剤の角膜透過率を高めるため，筆者はベノキシール®1回点眼後，5分間隔で2回サイプレジン®1％点眼液を点眼し，1時間後に屈折検査を行っている．調節麻痺下で自覚的屈折検査を行う場合は，球面収差の影響をとり除くため，3〜4mmの人工瞳孔を検眼枠に取り付ける．

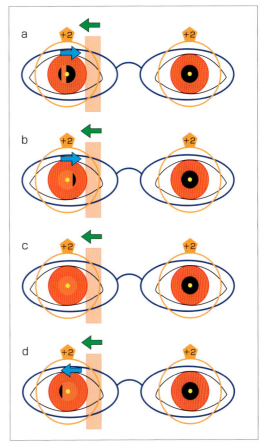

図4 静的検影法によるオーバー・レフラクションとその解釈

開散光によるスキャンの方向（緑矢印）と，観察される眼底反射光の動き（青矢印）を示す．
- a：著明な近視低矯正眼鏡
- b：近視低矯正眼鏡
- c：完全矯正眼鏡
- d：近視過矯正眼鏡

6. 近見時に内斜偏位を示す近視

眼鏡処方において，眼位の問題は意外に軽視されている．しかし実際に学童期の近視症例を対象として，眼鏡による完全矯正を行う場合，約30％の症例は近見で内斜偏位を示す[3]．これは近視を矯正すると，未矯正に比べて調節必要量が増大するためであろう．より強い調節反応が起こると，調節と輻湊の交互作用（近見反射）を介して，眼位を内斜側にシフトさせる．ちょうど遠視矯正によって調節性内斜視が正位化することと逆の関係になる．裸眼で近見時に外斜位ならば，多くの場

合，近視矯正により外斜位が軽減する．しかし正位または内斜位であれば，それぞれ内斜位が発生または増大することになる．

　内斜位は外斜位に比べて，融像幅が小さく，小角度であっても運動性融像による代償が困難である．さらに内斜位を代償し両眼単一視を維持するために生ずる融像性開散運動は，輻湊と調節の交互作用を介して逆行性に，調節反応を低下させる[4]．その結果，完全矯正眼鏡を処方した場合，近業時に複視，霧視，眼精疲労などが生ずる症例は稀ではない．もし「処方された眼鏡が使用できない」という訴えがあれば，近見内斜位の代償不全を疑って，調節視標を用いて交代遮閉試験を行うべきである．

　もし少しでも内斜偏位がみられた場合は，眼鏡度数を低矯正とするか累進屈折眼鏡レンズの処方を考慮する．「近視眼鏡は低矯正で処方すべき」という古くからの経験則も，このような一部症例でみられる内斜位の問題を未然に回避するフールプルーフといえるかもしれない．

III　成人近視のマネージメント

1．レンズ交換法による自覚的屈折検査

　成人では検査中の調節の介入が小さく，また自覚的検査の信頼性が高いため，矯正視力が良好ならば，レンズ交換法によって正確な屈折度が得られる．レンズ交換法で時々みられる誤解は，レンズ交換のたびに視力を測り，表1に類するレンズ度数と視力の関係の一覧表を作り上げようとすることである．そうなると検査効率が下がるばかりか，患者は視力検査を繰り返すことで疲れ，判断に必要な集中力を失ってしまう．また同一の矯正状況でも視力は変動する可能性があり，繰り返し測定された視力どうしを比較することは必ずしも適当ではない．0.7程度の視標ラインを呈示したうえで，レンズの交換（または加入）前後で，鮮明度が改善するかそうでないかだけを慎重に判定してもらうのがよい．矯正視力は，最も鮮明に見える矯正レンズを用いて1回だけ測るべきである．

2．老視に対する低矯正眼鏡の処方

　屈折度（完全矯正に必要なレンズ度数）が決まれば，主に40歳を超える老視世代では，処方度数をどれだけ低矯正にするかを考える．1Dまでの低矯正なら，明所での遠見視力を大きく犠牲にすることなく，近見視力を確保できる（図1）．他の眼疾患（例：白内障，黄斑疾患）により矯正視力が不良である症例では，眼光学的な焦点深度が通常（±0.25〜0.5 D）より広いため，近視はさらに低矯正にして，近見視力を確保できる．しかし患者の生活スタイルや視力に対する要求度によっては，こうした意図的低矯正には限界があり，累進屈折力レンズ眼鏡を考慮すべきかもしれない．

　その他，成人に対する眼鏡処方で注意したいのは，球面度数の左右差による不等像視や円柱度数（角度）の左右差による経線不等像視がもたらす眼鏡装用感の低下である．紙面の制約上，詳細は他書[5]を参考にして頂きたい．

3．強度近視と矯正法

　強度近視を眼鏡矯正すると，凹レンズが角膜頂点から約12 mm前方に置かれるため，倍率効果によってイメージはかなり縮小して見える．このため理論上は，倍率効果が小さいコンタクトレンズに比較して，眼鏡では視力を得にくい（例えば潜在的視力が1.0の場合，−12 Dの凹レンズで眼鏡矯正すると，ランドルト環は15％小さく見えるため，矯正視力は0.85となる）．

　このため従来，強度近視の矯正には眼鏡よりコンタクトレンズが適していると信じられてきた．しかし一方で，眼鏡にはコンタクトレンズと比べて確実に乱視を矯正できるという利点がある．LASIK手術のように高次収差を増大させることもない．また「みかけの調節」や近見時のプリズム効果などは，レンズパワーが強いほど大きく，老視世代には恩恵が少なくない．眼鏡とコンタクトレンズの優劣は，こうしたファクターを総合的に評価して論じられるべきであろう．

　古くは「強度近視の眼鏡は牛乳瓶の底のよう」

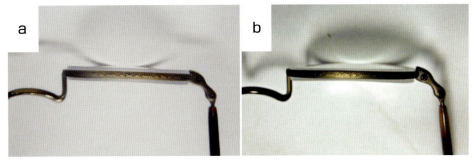

図5 70年間のプラスチック眼鏡レンズの進歩
厚みは同じだが，レンズパワーは2.7倍の差がある．
a：超高屈折率両面非球面レンズ，屈折率1.76，度数−12.00 D
b：CR-39（Pittsburgh Plate Glass社より1943年発売）球面レンズ，屈折率1.50，度数−4.50 D

という例えがあった．しかし近年では，薄いレンズを好む消費者側のニーズに応えるかたちで，屈折率の高いレンズ材質や，よりフラットな（ベースカーブの大きい）レンズでも周辺視におけるパワー誤差や非点収差が起こりにくい非球面レンズが普及し，状況は一変した（図5）．特に超高屈折率両面非球面レンズ（屈折率：1.76）は，強度近視の矯正に適していると思われる．大多数の眼鏡店で選択可能で，レンズパワーも通常−20 Dまで対応している．価格帯も低下しており，利用しやすくなっている．

以上，筆者がクリニックで行っている近視のマネージメントのポイントとその裏付けとなる光学的理論について解説した．検査を担当するコメディカルが必ずしも理論を正確に理解しているわけではないので，眼鏡処方の責任者は，度数決定に至るプロセスが合理的に行われているかを監視し，問題が発見されたときはコメディカルにフィードバックすべきである．

（長谷部　聡）

文献

1) Marcos S, Moreno E, Navarro R：The depth-of-field of the human eye from objective and subjective measurements. Vision Res, 39：2039-2049, 1999.
2) Hasebe S, Ohtsuki H, Nonaka T, et al：Effect of progressive addition lenses on myopia progression in Japanese children：a prospective, randomized, double-masked, crossover trial. Invest Ophthalmol Vis Sci, 49：2781-2791, 2008.
3) 長谷部　聡：検影法による調節検査：動的検影法（Dynamic Retinoscopy）．あたらしい眼科, 31：651-657, 2014.
4) Hasebe S, Nonaka F, Ohtsuki H：Accuracy of accommodation in heterophoric patients：testing an interaction model in a large clinical sample. Ophthalmic Physiol Opt, 25(6)：582-591, 2005.
5) 長谷部　聡：眼鏡レンズによる乱視矯正とスラント感：より優れた眼鏡視力を提供するために．あたらしい眼科, 24：1145-1150, 2007.

III 日常診療でよく遭遇する眼疾患のマネージメント

4 ぶどう膜炎

> **日常診療でのポイント―私の工夫―**
> - ☑ 診断においては，感染性ぶどう膜炎，非感染性ぶどう膜炎，眼内悪性リンパ腫の鑑別に注意する．
> - ☑ 診断を即断して即治療を開始せずに，数日経過をみることが重要なことも多い．
> - ☑ 画像検査は病名の推測に役立つ．しかし診断はあくまで診断基準で行う．
> - ☑ 治療が奏効しない場合，診断が間違っていないかもう一度考え直す．

I はじめに

ぶどう膜炎の診察では，病因を意識して治療にあたることが重要である．ぶどう膜炎を起こす原因疾患は，教科書的には50種類以上の疾患があるとされている[1]．これらの疾患は，感染性ぶどう膜炎，非感染性ぶどう膜炎，仮面症候群に大別される．2009年の本邦36大学病院におけるぶどう膜炎初診患者の統計では，非感染性ぶどう膜炎ではサルコイドーシス(10.6%)，フォークト・小柳・原田病(7.0%)，急性前部ぶどう膜炎(6.5%)が多く，感染性ぶどう膜炎ではヘルペス性虹彩炎(4.2%)，細菌性眼内炎(2.5%)が多かった(表1)[1]．ぶどう膜炎の病因診断にあたっては，眼所見，両眼性・片眼性，解剖学的な病変の広がり(前部・後部・汎ぶどう膜炎)，病勢(急性・慢性・再発性など)，全身疾患，好発年齢などに加え，疫学的頻度(表1)も意識して鑑別診断を行う．

表1 本邦のぶどう膜炎の原因疾患

サルコイドーシス	407(10.6%)
フォークト・小柳・原田病	267(7.0%)
急性前部ぶどう膜炎	250(6.5%)
強膜炎	235(6.1%)
ヘルペス性虹彩炎	159(4.2%)
ベーチェット病	149(3.9%)
細菌性眼内炎	95(2.5%)
仮面症候群	95(2.5%)
ポスナー・シュロスマン症候群	69(1.8%)
網膜血管炎	61(1.6%)
糖尿病虹彩炎	54(1.4%)
眼結核症	53(1.4%)
急性網膜壊死	53(1.4%)
その他のぶどう膜炎	601(15.7%)
診断不能例	1,282(33.5%)
総計	3,830(100%)

(文献1より抜粋)

II 感染性ぶどう膜炎

感染性ぶどう膜炎は，ヘルペスウイルスや細菌，真菌，寄生虫などの感染によって引き起こされるぶどう膜炎であり，原因となる病原体および感染部位によって様々なぶどう膜炎を引き起こす(表2)．本邦の大学病院におけるぶどう膜炎初診患者の全国調査の約16%が感染性ぶどう膜炎であった[1]．感染性ぶどう膜炎では消炎治療だけでなく病原体を駆除する薬剤の併用が必要なため，ぶどう膜炎診療においては常に感染性ぶどう膜

表2 主な感染性ぶどう膜炎の眼所見の特徴と診断方法

病原体区分	疾患名	原因病原体	眼所見の特徴	診断方法
ウイルス	ヘルペス性虹彩炎	単純ヘルペスウイルス，帯状ヘルペスウイルス	肉芽腫性虹彩炎，眼圧上昇	眼内液のPCR検査，眼内液の抗体価率検査
	サイトメガロウイルス虹彩炎	サイトメガロウイルス	肉芽腫性虹彩炎，眼圧上昇	眼内液のPCR検査，眼内液の抗体価率検査
	急性網膜壊死	単純ヘルペスウイルス，帯状ヘルペスウイルス	肉芽腫性虹彩炎，周辺部から網膜滲出病巣が癒合しながら拡大	眼内液のPCR検査，眼内液の抗体価率検査
	サイトメガロウイルス網膜炎	サイトメガロウイルス	免疫不全患者，網膜に滲出病変，出血を伴う，しばしば血管に沿って拡大	眼内液のPCR検査，眼内液の抗体価率検査
	HTLV-I関連ぶどう膜炎	HTLV-I	硝子体混濁，網膜血管炎，サルコイドーシスぶどう膜炎に類似	血清ATLA陽性
細菌	細菌性眼内炎	細菌	強い虹彩炎，前房蓄膿，硝子体混濁，網膜血管炎，網膜滲出性病変	眼内液の鏡検・培養，眼内液のPCR検査
	結核性ぶどう膜炎	結核菌	網膜血管炎，血管閉塞，無血管領域	ツベルクリン反応強陽性，T-SPOT陽性，肺その他の臓器での結核病巣
	梅毒性ぶどう膜炎	梅毒トレポネーマ菌	虹彩炎，網膜血管炎，視神経炎，網膜色素上皮炎，強膜炎など眼症状は多彩	Wassermann定性検査陽性なら定量検査を行う．16倍以上で活動性梅毒と診断
	猫ひっかき病	バルトネラ菌	視神経乳頭浮腫，黄斑浮腫，星芒状白斑	バルトネラ抗体価陽性
真菌	真菌性眼内炎	真菌（カンジダが9割）	免疫不全患者，網膜に小型の白色病変が多発	眼内液の鏡検・培養，眼内液のPCR検査
原虫	眼トキソプラズマ症	トキソプラズマ原虫	黄斑部または網膜周辺部に大型の滲出病変（通常1個）	トキソプラズマ抗体価（特にIgM陽性は診断価値が高い），眼内液のPCR検査
	眼トキソカラ症	トキソカラ原虫	網膜周辺部に白色の隆起性病変（通常1個または少数）	トキソカラ・チェック®

PCR；polymerase chain reaction　　HTLV-I；human T-cell leukemia virus-I
ATLA；adult T-cell leukemia antigen

の可能性を疑う必要がある．感染性ぶどう膜炎では特徴的な眼所見（図1）を呈することが多いので，眼所見から感染性ではないかと疑うのがコツである．近年，微量の眼内液（前房水）などから多種類の病原体のDNAを定量的に検査する検査法が開発され，感染性ぶどう膜炎の病原体の特定の有力な手段となっている[2]．現在のところ保険適用はないが，一部の大学病院などでは先進医療や臨床研究として研究倫理委員会の承認のもと施行されているほか，外注検査会社に依頼することも可能である．

感染性ぶどう膜炎の治療では，病原体に有効な薬剤を必要量投与する必要がある．例えば急性網膜壊死の場合，原因ウイルスは単純ヘルペスウイルスまたは帯状ヘルペスウイルスであり，後者のほうが重症であることが多く，より高用量のアシクロビル治療が必要である．そのため，急性網膜壊死を疑った際には診断のために前房水を採取後，まずアシクロビル15 mg/kg，1日3回点滴で治療を開始し，polymerase chain reaction（PCR）の結果が前者である場合はアシクロビル10 mg/kg，1日3回点滴に減量，後者の場合には15 mg/kg，

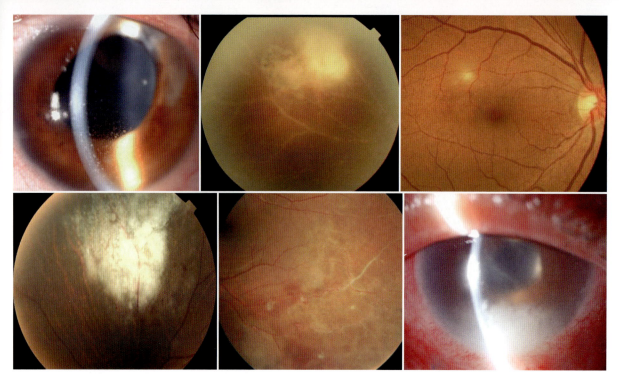

図1 感染性ぶどう膜炎に特徴的な眼所見

a	b	c
d	e	f

a：肉芽腫性の虹彩炎．ヘルペス性虹彩炎に多く，豚脂様角膜後面沈着物を呈する．虹彩萎縮や角膜樹枝状潰瘍，ヘルペス性の眼瞼の皮疹がみられることがある．
b：面積のある黄白色の網膜滲出性病巣．眼トキソプラズマ症や眼トキソカラ症に多く，網膜の感染部位にできた滲出性病巣である．
c：小型の白色滲出斑状の多発．真菌性眼内炎でよくみられる．免疫不全患者に多い．
d：顆粒状の白色滲出性病変．サイトメガロウイルスやヘルペスウイルスによる網膜炎でよくみられる．これから病変が拡大する辺縁部では，細かい点状の滲出斑が観察される．
e：動脈血管の白鞘化・白線化．結核性ぶどう膜炎やヘルペスウイルスによる網膜炎でよくみられる．血管炎による血管閉塞により網膜出血を伴うこともある．
f：前房蓄膿．急性細菌性眼内炎でよくみられるが，ベーチェット病や急性前部ぶどう膜炎などの内因性ぶどう膜炎でもみられる．

1日3回で継続することが推奨されている[3]．ステロイド全身投与（30〜60 mg/日），抗凝固療法（バイアスピリン100 mg/日内服）も併用する．アシクロビル点滴をバラシクロビル内服に切り替えつつ，黄白色の網膜感染病巣が乾いて瘢痕化するまで抗ウイルス治療を継続する．

III 内因性ぶどう膜炎

内因性ぶどう膜炎は，免疫の異常あるいは過剰な免疫反応によって起きると考えられるぶどう膜炎である．内因性ぶどう膜炎は，感染性ぶどう膜炎と比べて両眼性のことが多い．またぶどう膜炎の診断を考えるうえで，炎症所見が肉芽腫性か非肉芽腫性かに注意することが重要である（図2）．肉芽腫性ぶどう膜炎とは，炎症細胞が塊を作る傾向があり，虹彩結節や隅角結節や豚脂様角膜後面沈着物，雪玉状硝子体混濁，結節性静脈周囲炎などを呈する．サルコイドーシスやフォークト・小柳・原田病，多くの感染性ぶどう膜炎は肉芽腫性ぶどう膜炎を呈する．一方，非肉芽腫性ぶどう膜炎は炎症細胞が塊を作らない傾向を意味し，微塵様角膜後面沈着物，前房蓄膿，微塵様硝子体混濁，ベール状硝子体混濁を呈することが多い．非肉芽腫性ぶどう膜炎は，膠原病やその類縁疾患に伴って起きるぶどう膜炎が多い[4]．例外とし

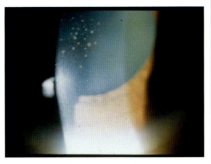 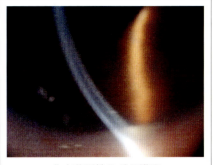

	肉芽腫性ぶどう膜炎	非肉芽腫性ぶどう膜炎
炎症細胞の特徴	マクロファージを多く含む	リンパ球，好中球が主体
特徴的眼所見	豚脂様角膜後面沈着物や虹彩結節，隅角結節，雪玉状硝子体混濁，結節性静脈周囲炎など	微塵様角膜後面沈着物，前房蓄膿，微塵様硝子体混濁，ベール状硝子体混濁など
主なぶどう膜炎疾患	フォークト・小柳・原田病，サルコイドーシス，ウイルス性，真菌性，トキソプラズマ（感染性ぶどう膜炎）	ベーチェット病，急性前部ぶどう膜炎，関節リウマチ，潰瘍性大腸炎，乾癬（膠原病関連），細菌性眼内炎の早期

a|b　図2　肉芽腫性ぶどう膜炎と非肉芽腫性ぶどう膜炎

肉芽腫性ぶどう膜炎は炎症細胞が塊を作る傾向を意味し，虹彩結節や隅角結節や豚脂様角膜後面沈着物，雪玉状硝子体混濁，結節性静脈周囲炎などを呈する．非肉芽腫性ぶどう膜炎は炎症細胞が塊を作らない傾向を意味し，微塵様角膜後面沈着物，前房蓄膿，微塵様硝子体混濁，ベール状硝子体混濁を呈することが多い．

て，細菌性眼内炎は感染性であるが，発症早期には微塵様角膜後面沈着物や前房蓄膿などの非肉芽腫性ぶどう膜炎の所見を呈するので注意が必要である．

IV 適切な対処法

1．感染性ぶどう膜炎を疑った場合の対処法

感染性の前部ぶどう膜炎は，多くの場合片眼性で肉芽腫性の虹彩毛様体炎を呈する．ヘルペスウイルスによる虹彩炎であることが多く，角膜裏面に豚脂様～白色小型角膜後面沈着物（図1-a）がみられ，眼圧上昇を伴うことも多い．過去に同じ側の眼に再発歴があることも多い．複数の再発を繰り返している症例では，患眼の虹彩が萎縮していることも多い．このような症例では，一度眼内液のPCR検査を行ってウイルス性ぶどう膜炎の確定診断をつけることが望ましい．ウイルス性ぶどう膜炎であることに気づかないでステロイド点眼だけで漫然と治療を続けると，ウイルスによる角膜内皮障害や線維柱帯の障害，白内障の進行が進

展してしまうことになる．

感染性の後部または汎ぶどう膜炎は，眼底のどこかに斑状～面状の黄白色の滲出性病変（感染巣）がみられることが多い．抗がん剤治療中などの免疫不全患者では，サイトメガロウイルスや真菌による日和見感染によるぶどう膜炎を起こしやすく，逆に内因性ぶどう膜炎を起こすほど免疫力は高くないと予想されるため，感染性ぶどう膜炎の可能性を念頭に置く必要がある．眼底病変の大きさが小さい場合には，微小血管閉塞による軟性白斑と間違われることもある（図3-a）．このような場合には，3日～1週間程後に再診して，病変のサイズの拡大がないかを観察する．感染性ぶどう膜炎では，抗菌剤（抗ウイルス剤）治療を行わないと比較的短期間に病変の拡大や病変の数の増加をみることが多い（図3-b）．眼内液の培養検査やPCR検査を行って病原体を特定することが望ましい．

培養検査やPCR検査が陰性の結果であったが，なお感染性ぶどう膜炎の可能性が高いと考えられる症例は最も対処が難しい．感染性ぶどう膜炎の

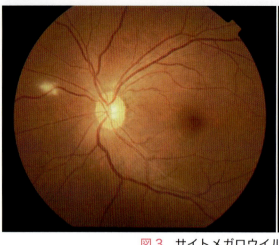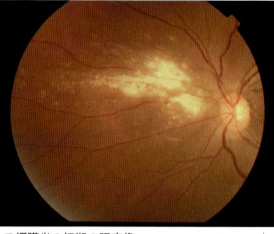

図3 サイトメガロウイルス網膜炎の初期の眼底像　　　　　　　　　　　　　　a｜b

a：初診日．抗がん剤治療中にサイトメガロウイルス抗原血症を指摘され，眼底検査のためにに眼科を受診した．白色滲出斑が1か所みられた．
b：6日後の眼底像．白色滲出性病巣の拡大と眼底出血がみられ，サイトメガロウイルス網膜炎と診断した．

表3　ぶどう膜炎続発緑内障の眼圧上昇機序

ぶどう膜炎による前房水の変化
1．前房水中の炎症細胞
2．蛋白
3．プロスタグランジン
4．ケミカルメディエーター
前房隅角の形態学的変化
1．続発閉塞隅角緑内障
瞳孔ブロック，膨隆虹彩
周辺虹彩前癒着
毛様体の前方回旋（フォークト・小柳・原田病）
2．続発開放隅角緑内障
線維柱帯への炎症性物質の沈着による機械的閉塞
線維柱帯炎
房水分泌過多
線維柱帯および内皮の障害
ステロイド緑内障

原因病原体には，ウイルス，細菌，真菌，原虫がある（表2）ため，そのうち眼所見から可能性の高いと思われる病原体に対して見込み治療を行うことになる．ステロイド内服も炎症の増悪に注意しながら併用する．不可逆的な視力低下となりそうな場合には硝子体手術を行い，眼内液を採取して再度培養検査やPCR検査を行うと同時に，眼内を洗浄して病原体の除去に努める．しかし，抗菌剤治療が奏効しないと眼内炎症の消炎を得ることは難しい場合が多い．

2. ぶどう膜炎で眼圧上昇がみられる場合の対処法

ぶどう膜炎では，経過中に30～40％の症例で眼圧上昇がみられる[5]．炎症があるときに眼圧が上昇することが多いが，前房内炎症が高度の場合には房水産生が低下してかえって眼圧が下がることもある．肉芽腫性ぶどう膜炎では非肉芽腫性ぶどう膜炎よりも眼圧上昇がみられることが多い．

ぶどう膜炎で眼圧上昇がみられた場合，なぜ今眼圧が上がっているのかを考えて対処する必要がある（表3）．ぶどう膜炎での眼圧上昇の機序を考える際，前房内の炎症の有無（前房内細胞浮遊，隅角結節など）と隅角の性状（隅角閉塞の程度）に注目して考えるとわかりやすい（図4）．

まず，隅角検査を行い，隅角閉塞の範囲を観察する．ぶどう膜炎による閉塞隅角緑内障の機序として，瞳孔ブロック・膨隆虹彩によるもの，周辺虹彩前癒着によるもの，毛様体の前方回旋によるもの，血管新生緑内障がある．これらの原因で眼圧上昇が疑われる場合には，消炎治療・眼圧下降薬の使用に加えて，可能ならば隅角閉塞の解除を目指した治療（膨隆虹彩ではレーザー虹彩切開術），あるいは濾過手術を検討する必要がある．

一方，隅角閉塞の範囲が少なく，眼圧上昇の主因とは考えられない場合には，炎症性の眼圧上昇

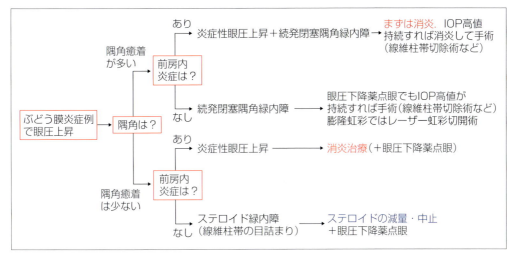

図4 ぶどう膜炎での眼圧上昇時のフローチャート
ぶどう膜炎での眼圧上昇の際には，これまでの臨床経過（特にステロイドの使用歴）に加え，眼圧上昇時における隅角所見，前房内炎症の有無から眼圧上昇の原因を推測する．

を疑い，前房内細胞浮遊や隅角結節の有無を注意深く観察する．前房内炎症細胞や蛋白成分による線維柱帯の目詰まりや線維柱帯の浮腫（線維柱帯炎）は流出抵抗を上昇させ，眼圧上昇を引き起こす．また，炎症性サイトカインによる眼血液柵の破綻は，房水産生を増加させ眼圧を上昇させ得る．また隅角に結節がみられる場合には，シュレム管内にも多数の結節が生じていると予想される．これらの場合には0.1％ベタメタゾン点眼開始で眼圧が下降する可能性がある．それに対し，炎症所見がないにもかかわらず眼圧上昇がみられる場合には，ステロイド緑内障の可能性を考える必要がある．その際にはこれまでのステロイド点眼の使用歴と眼圧変動の経過に相関性があるかを考える．ステロイドレスポンダーでは，通常0.1％ベタメタゾン点眼1日3〜4回を2週間程度継続したころに眼圧上昇してくることが多い．ステロイド緑内障の場合にはステロイド剤の減量（0.01％ベタメタゾン点眼への切り替えなど），中止を考える．ステロイド性の眼圧上昇ではないと考えられる場合には，慢性炎症による線維柱帯の目詰まりや潜在的なステロイド緑内障などが相乗的に影響している可能性が考えられる．薬物療法で眼圧コントロールができない場合には手術療法を検討する．

（蕪城俊克）

文献

1) Foster CS, Vitale AT：Diagnosis and Treatment of Uveitis. 2nd ed. Jaypee highlights medical publications. New Dehli, India, 2013.
2) Sugita S, Ogawa M, Shimizu N, et al：Use of a comprehensive polymerase chain reaction system for diagnosis of ocular infectious diseases. Ophthalmology, 120：1761-1768, 2013.
3) Kawaguchi T, Spencer DB, Mochizuki M：Therapy for acute retinal necrosis. Semin Ophthalmol, 23：285-290, 2008.
4) ベーチェット病眼病変診療ガイドライン作成委員会（大野重昭，蕪城俊克，北市伸義ほか）：ベーチェット病眼疾患診療ガイドライン．日眼会誌，116(4)：395-426，2012．
5) 蕪城俊克，藤野雄次郎：ぶどう膜炎関連緑内障の病因．あたらしい眼科，26：305-310，2009．

すぐに役立つ眼科日常診療のポイントー私はこうしているー

III 日常診療でよく遭遇する眼疾患のマネージメント

5 コンタクトレンズ合併症 ①フルオレセイン染色パターンからの診断

> **日常診療でのポイント―私の工夫―**
> ☑ 細隙灯顕微鏡による検査は，ディフューズ光，スリット光，そしてフルオレセイン染色による観察で，パターン分類により原因を推測して治療を行うことが重要である．
> ☑ 上眼瞼を持ち上げ，角膜の上方の12時方向も観察する．
> ☑ 上眼瞼を反転して結膜も観察する．
> ☑ 装用しているレンズ名を聞き，そのレンズ特有の上皮障害を予想し，その所見の有無を確認する．

I はじめに

コンタクトレンズ（CL）による合併症（眼障害）は，結膜，角膜にみられる．結膜の障害としては，CLに付着した汚れによるGPC（giant papillary conjunctivitis）と呼ばれるCLPC（contact lens-related papillary conjunctivitis）がある．角膜の障害の原因は，①酸素不足，②CLの機械的刺激（破損，カラーCLの色素，沈着した汚れなどによる），③乾燥による上皮障害がある．そして，角膜上皮障害などバリアーの破綻により感染や免疫反応につながることがある（図1）．

CLが使用し始められた1950年頃は，酸素を通さないPMMAの素材のハードコンタクトレンズ（HCL）であり，1970年頃にソフトコンタクトレンズ（SCL）が登場したが，酸素をほとんど通さないHEMA（ヒドロキシエチルメタクリレート）であった．したがって，1980年頃のCLの研究はほとんどが酸素不足についてであった．

HCLは1980年頃，Dk戦争と呼ばれる時代があり，酸素透過係数（Dk値）の高いガス透過性HCLの素材の開発の競争があった．しかし，1990年頃

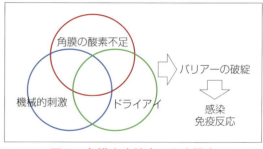

図1　角膜上皮障害の発生機序

以降は，新たな素材の開発はほとんどない．

一方，SCLの素材は今も進化している．1970年代に初めて発売されたHEMAのSCLは低含水のグループ1の素材であった（表1）．HEMAは酸素透過性が低く，角膜浮腫などを起こしやすいため，2000年頃までは眼科医は装用者にガス透過性HCLを勧めていた．1980年代には，酸素透過性の高い高含水のグループ2のSCLが発売された．1991年には，装脱したら捨てるディスポーザブルSCL（グループ4）が発売され，使用サイクルが短くなったため，CLの汚れによる機械的刺激が減った．2006年には，驚異的にDk値の高いシリコーンハイドロゲルレンズが（ISO分類でグルー

表1 SCLの素材のISO分類

グループ1	非イオン性	低含水（50％未満）
グループ2	非イオン性	高含水（50％以上）
グループ3	イオン性	低含水（50％未満）
グループ4	イオン性	高含水（50％以上）
グループ5	シリコーンハイドロゲルレンズ	

注：現在のFDA分類では，シリコーンハイドロゲルレンズも含水性SCLと同じように扱い，グループ1から4の中に振り分けている．ISO分類では，シリコーンハイドロゲルレンズは含水性SCLとは別にグループ5として分類している．FDAもグループ5に分類することを検討している．

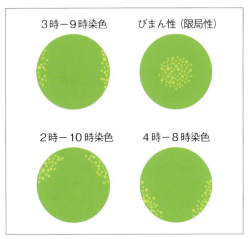

図2　点状の病変(HCL)（文献2より）

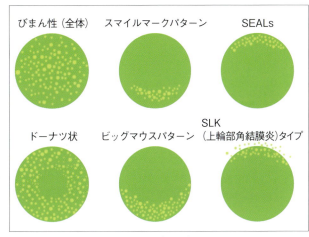

図3　点状の病変(SCL)（文献2より）

プ5)が発売され，眼科医が処方するCLでは主流になってきた．

ところが，2005年以降は，通販やCLショップでHEMAのカラーCLが販売され始めた．HEMAであるため酸素不足を起こし，さらに表面に露出した色素による機械的刺激があり，角結膜障害を起こして眼科を受診する患者が増えている．困ったことに，透明なSCLもHEMAが再び通販で市場を拡大し，角膜上皮浮腫や角膜潰瘍を起こしてくる患者が増え，1980年頃の状況に逆戻りしている．

II　適切な対処法

角膜上皮障害は，フルオレセイン染色のパターン（図2～4）により原因を推測し，治療や治癒後のCLの種類の選択をする．治療は，CLの装用を一時中止させ，抗菌薬，ヒアルロン酸ナトリウムの点眼薬や眼軟膏を使用することが多い．場合によっては，上皮障害治癒後に，今まで使用していたCLをほかのブランドのCLに変更させる必要があるが，どのようなCLがよいかの判断が医師の腕の見せどころである．

1. 点状の病変(HCL)（図2）

1) 3時-9時染色

HCL装用によるドライアイの所見で，3時と9時の角膜周辺部に点状表層角膜症（superficial punctate keratopathy；SPK）がみられる．3時と9時の涙がCL下に引き込まれて局所的に涙がブレークアップして，角膜上皮が点状に剝がれている状態である．

2) 2時-10時染色，4時-8時染色

HCLが固着して，CLが覆っていない部分が乾燥しているので，CLが瞬目のたびに動くようにフィッティングの変更が必要である．

3) びまん性（限局性）のSPK

酸素不足が原因である．また，オルソケラトロジーのレンズでもよくみられる所見である．円錐角膜のタイフーンSPKとの鑑別診断も必要である．

2. 点状の病変(SCL)（図3）

1) びまん性（全体）のSPK

角膜全体にほぼ均一にみられるSPKで，SCLによる酸素不足である．含水率38％のHEMAの素材では，酸素透過率(Dk/L)が24以下になるため角膜上皮浮腫を起こすことがある．

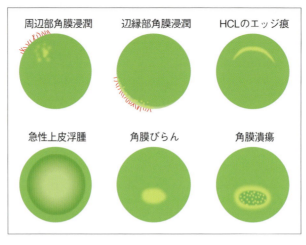

図4 面状・線状の病変
(文献2より)

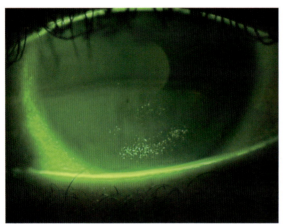

図5 スマイルマークパターンのSPK

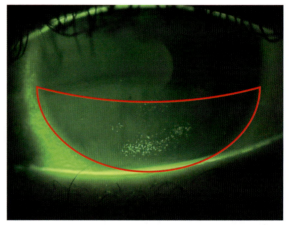

図6 スマイルマークパターンSPKの局在部位

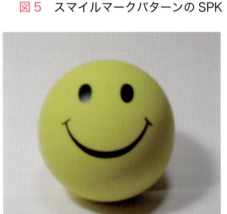

図7 スマイルマーク

2) スマイルマークパターン

角膜下方1/3の部分に限局性にみられるSPKである(図5, 6). スマイルマークのマークの口の部分にSPKがみられるため, 俗称で呼ばれている(図7). SPKのなかでこのパターンが最も高頻度にみられる. 連続装用や含水性のSCL(ISO分類でグループ1～4)装用眼にみられることが多い. 乾燥が少ないシリコーンハイドロゲルレンズ(ISO分類でグループ5)に変更すると治癒することが多い.

3) SEALs (superior epithelial arcuate lesions)

2000年頃までは epithelial splitting と呼ばれていた. 上方(11時～1時あたり)の角膜輪部に沿った弓状のSPKや角膜びらんであるが, 上眼瞼が常にCLを押さえている部分にあたる. CLの角膜側の内面に凹凸や汚れが付着していたり, 素材が硬い, CLの周辺部が急に分厚くなるデザインのSCLなどに生じやすい. 色素が角膜側の表面に露出しているカラーCLでもよくみられる.

4) ドーナツ状

びまん性と異なり, 角膜中央部のSPKがほとんどないものをドーナツ状という(図8). リング状

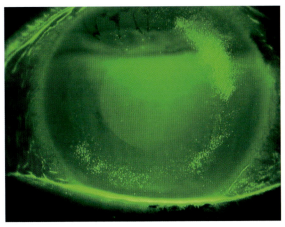

図8　ドーナツ状のSPK

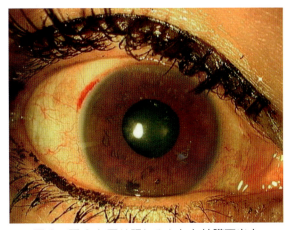

図9　図8と同じ眼にみられた結膜下出血

(文献2より)

やサークル状のSPKと呼ぶこともある．色素が表面に露出しているカラーCLでみられる．図9は図8と同じ眼であるが，裸眼で来院すると急性出血性結膜炎と誤診するような結膜下出血をみることがある．露出した色素が結膜も擦るため結膜下出血を生じる．また，シリコーンハイドロゲルレンズとポリヘキサメチレンビグアニド（PHMB）の消毒液との組み合わせでもみられ，消毒液の細胞毒性が強いためと考えられる．消毒液が多くプーリングしている部位にドーナツ状にSPKが生じている．

5）ビッグマウスパターン

スマイルマークSPKより大きな領域でSPKがみられ，グループ2の素材のプリズムバラストのデザインの乱視用レンズによくみられる．このデザインは，角膜下方を分厚くしてあるので，厚みがありすぎて酸素透過性の低い部分が酸素不足を起こすためと考えられる．

6）SLK（上輪部角結膜炎）タイプ

角膜だけの病変のSEALsと異なり，結膜上皮にも点状に染まる所見である．上輪部角結膜炎（superior limbic keratoconjunctivitis；SLK）の発症機序と同じように乾燥が1つの原因と考えられる．また，カラーCLで色素が角膜側の表面に露出しているものを装用して生じていることも多い．スティープなフィッティングや変形したSCLが原因の場合もある．

3．面状・線状の病変（図4）

1）HCLによるエッジ痕

HCLが固着し，レンズエッジが角膜に食い込んだ状態である．

2）周辺部の角膜浸潤

角膜輪部から少し入ったところに孤立して小さい円形の角膜浸潤がみられる（図10）．病巣は1つのことが多い．病巣の近くの結膜充血を認める．無菌性角膜浸潤で，発症して2～3日でフルオレセイン染色はなくなるが，実質の細胞浸潤は残る．びらんが生じて細菌毒素などによって免疫反応を起こしている．SCL装用者では，問診を行うとCLを連続装用してしまったというケースが多い．寝てしまうことにより，角膜とCLの間にある涙液層がなくなり，異物が角膜に深く押し込まれることによって生じる．

3）辺縁部の角膜浸潤

角膜と結膜の境界部に数か所の小さい円形（境界は不鮮明）の角膜浸潤がみられる（図11）．角膜全周にみられることは少なく，1/4周程度が多い．1995年頃に，頻回交換SCLとマルチパーパスソリューション（MPS）で消毒している装用者によくみられた．当時，MPSのボトルにはレンズケースが同梱されておらず，同じレンズケースを3か月以上使用している者が多かった．レンズケース内に細菌のバイオフィルムが形成され，CLに細菌毒素がつき，角膜上皮障害が生じると浸潤を起こすと考えられた．現在でも，レンズケースを1

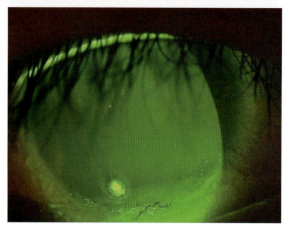
図10 周辺部の角膜浸潤(文献2より)

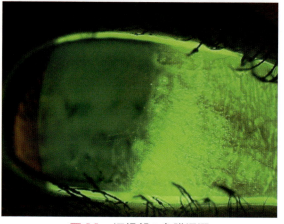
図11 辺縁部の角膜浸潤

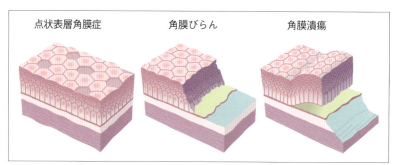
図12 角膜上皮障害の深さによる分類(文献2より)

か月ごとに交換していない装用者にみられることがある.

4) 角膜上皮浮腫

従来型SCLを1年以上使用するなど,汚れて酸素透過性が悪くなり角膜上皮細胞のtight junctionが弱くなり,フルオレセイン染色をすると角膜上皮深層に容易に侵入し,数分後にあたかも角膜全体に上皮欠損があるかのようにみえることがある.薬剤毒性の場合にみられる透過性亢進型角膜上皮障害と同じように,角膜上皮のバリアーが破壊されている.バスクリン角膜症と呼ぶこともある.

5) 角膜びらん

角膜びらんと角膜潰瘍は,病巣の深さの観察も必要となる(図12).SPKは,上皮の表層の細胞が1～数個探知で脱落している状態である.角膜びらんは,上皮の部分的または全層の障害であり,基底膜に欠損がみられる場合もある.角膜潰瘍は実質層の部分的欠損を伴う.

6) 角膜潰瘍

角膜びらんの場合は,細隙灯顕微鏡で観察すると,びらん底の反射がきれいであるが,角膜潰瘍の場合は潰瘍周辺部の角膜上皮が盛り上がり,潰瘍底の反射は汚いという特徴がある.角膜びらんに感染などを生じて角膜潰瘍に進行すると考えてよい.

これらの所見が,いくつも重なってみられることがあるが,それぞれのコンポーネントに分けて原因を推測する必要がある.

(渡邉 潔)

📖 文献

1) 渡邉 潔:改訂増補ディスポーザブルコンタクトレンズ―CLの正しい選択と障害への対応―,メジカルビュー社,2000.
2) 日本コンタクトレンズ学会,渡邉 潔,前田直之:点状表層角膜症(MPSによる).スリット所見で診るコンタクトレンズ合併症,メジカルビュー社,pp.104-105,2013.
3) 渡邉 潔,植田喜一,佐渡一成ほか:カラーコンタクトレンズ装用にかかわる眼障害調査報告.日コレ誌,56:2-10,2014.

すぐに役立つ眼科日常診療のポイント―私はこうしている―

III 日常診療でよく遭遇する眼疾患のマネージメント

5 コンタクトレンズ合併症 ②マネージメントの実際

> **日常診療でのポイント―私の工夫―**
> - ☑ CL 合併症に遭遇した場合，単に病状を診断し，それに対して投薬治療を行うだけでは，CL 合併症自体は治癒しても高率に再発する．再発を予防するためには，CL，レンズケア，装用方法など，何が原因で CL 合併症が発症し，どのようにしたら再発しないか，適切な患者指導をしなければならない．
> - ☑ CL 合併症の多くはレンズケアと CL 汚れが原因となっていることが多い．
> - ☑ 問診で，CL，レンズケア，装用方法などの詳細な情報を把握し，細隙灯顕微鏡で観察するだけではなく，視力検査，角膜形状解析装置，角膜内皮細胞撮影を施行し，前眼部の状態を十分に把握したうえで，CL 自体の検査（レンズの汚れ・キズ・変形），CL 装用での視力検査，フィッティングを行って CL の状態を把握する必要がある．
> - ☑ 汚れ，傷などの HCL 表面の検査は，装用した状態（ウェットな状態）で確認するのはほぼ不可能であり，はずした状態（ドライな状態）で細隙灯顕微鏡で確認するか，実体顕微鏡下で確認する．

I はじめに

コンタクトレンズ（CL）合併症には様々なものがある．ハードコンタクトレンズ（HCL）特有の合併症，ソフトコンタクトレンズ（SCL）特有の合併症，HCL と SCL の両者に生ずる合併症がある．本稿では比較的臨床の場面で多く遭遇する CL 合併症のなかから，ケース 1，ケース 2 では HCL 特有の合併症，ケース 3，ケース 4 では SCL 特有の合併症，ケース 5 では HCL と SCL の両者で起こる合併症を解説する．

II 症 例

1．HCL 特有の合併症：ケース 1

55 歳，女性．15 歳のときから HCL を装用している．1 日 18 時間，毎日装用．6 か月前に左眼の HCL を紛失し，CL 量販店で左眼の HCL（高 Dk 素材のガス透過性 HCL（RGPCL））を作成した．以前は左右ともに低 Dk 素材のガス透過性 HCL を使用していた．左眼の HCL は作成の際に，レンズ径を 8.5 mm から 9.4 mm へ変更した．当初は特に問題となる症状はなかったが，冬場に入り，左眼の乾燥感と異物感が強くなり，結膜充血も目立つようになった．レンズケアは CL 量販店で変更を勧められ，こすり洗い不要の 1 液タイプのつけおき洗浄システムに変更していた．

診察の結果，左眼に 3 時-9 時方向の角膜周辺部と結膜に点状の上皮障害を認め，顕著な結膜充血を伴っていた．レンズフィッティングは軽度スティープフィッティングで，リフトエッジの低いデザインであった．実体顕微鏡でレンズ表面の汚れが確認された．

1）診 断

局所の乾燥とレンズエッジによる機械的な障害の両者が原因と考えられる 3 時-9 時のステイニング（角結膜上皮障害）と診断された（図 1）．

3 時-9 時のステイニングとは：3 時-9 時あるい

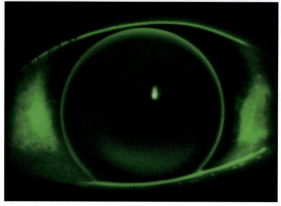

図1 ケース1：局所の乾燥とレンズエッジによる機械的な障害の両者が原因と考えられた3時-9時のステイニング（角結膜上皮障害）

は4時-8時の方向の角膜周辺部と結膜に認められる点状で表層性の上皮障害．結膜上皮障害単独のこともある．中等度以上では結膜充血を伴う．長期に持続すると，角膜白斑，dellen，角膜上皮過形成，偽翼状片などを合併する．重症化すると，角膜上皮びらんから角膜浸潤，角膜潰瘍へと進行することもある．

2）発症機序

発症原因は局所の乾燥とレンズエッジによる機械的な障害である．本ケースのように両者が関与することも多い．以前のHCLに比べて，最近のHCLはレンズ径が大きく，リフトエッジも低いデザインが多いので，レンズエッジによる機械的な障害が発症原因となっているケースが増えている．

3）発症原因の鑑別ポイント

(1) 角結膜上皮障害の観察：発症原因が局所の乾燥であるときは1つひとつの点が比較的大きく，密度はやや疎であり，レンズエッジによる機械的障害であるときは，点が比較的細かく，密集し，線状の圧痕を伴うこともある．

(2) レンズエッジと病変部位の関係を確認：レンズエッジ部分のフルオレセインが適量であるか，病変部位でブレークアップが生じていないかを確認する．次にHCLを移動させ，病変部位でレンズエッジによるこすれや圧迫が生じていないかを確認する．

(3) HCL表面の状態：HCLを眼に装用させた状態でレンズ表面を確認する．表面の水濡れ性に問題があると考えられたときは，レンジエッジのデザインに問題があるのかをまずレンズフィッティングで確認し，さらにその原因が汚れやキズなのか，レンズを外した状態（ドライな状態）で確認する．

4）具体的な対処方法

(1) 原疾患の治療：中等度以上の角膜上皮障害と結膜充血を伴う場合は，1週間程度HCL装用中止を指導し，ヒアルロン酸点眼，抗菌・抗生剤点眼，ステロイド点眼を処方する．

(2) レンズフィッティング：レンズフィッティングが不良なことが多いので，適切なレンズフィッティングへ変更する．その際，パラレルフィッティングを原則とするが，静止位置が良好であること，リフトエッジが適切であること，レンズの移動に伴いレンズエッジによる機械的な障害が生じていないことを同時に確認する．

(3) レンズデザイン：発症原因が局所の乾燥であるときは，レンズ径を小さくする．レンズ径の変更が困難な場合は，リフトエッジが低めで，周辺部のエッジ厚が薄いものへ変更する．レンズエッジによる機械的障害が生じているときは，リフトエッジが高く，ベベル幅が広く，ブレンドが良好なものへ変更する．

(4) レンズの材質：低Dkのガス透過性HCLへ変更する．

(5) レンズの洗浄方法：1液タイプのつけおき洗浄は洗浄効果が弱いので，HCL専用の2液タイプのつけおき洗浄システムと研磨剤入りクリーナーによるこすり洗いの併用を指導する．ただし，表面処理を施してあるHCLでは研磨剤入りのクリーナーは使えない．

(6) SCLへの変更：充血が顕著な症例，角膜白斑を伴う症例や，前述の対策を施しても軽減しない症例ではSCL（1日使い捨てSCL，2週間交換SCLなど）へ変更する．

(7) 点眼剤の併用：人工涙液の頻回点眼を指導する．必要に応じて，ヒアルロン酸点眼，ジクアホ

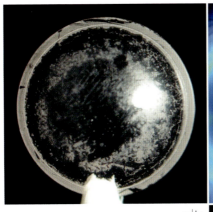
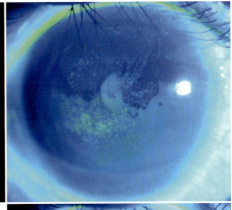
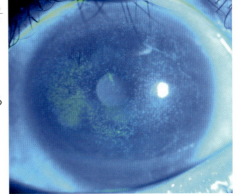

図2
ケース2：HCL後面の膜状汚れによる角膜上皮障害
a：装用していたHCL
b：右眼
c：左眼

ソルナトリウム点眼，レバミピド点眼を処方する．

2．HCL特有の合併症：ケース2

35歳，男性．右-12 D，左-11 Dの強度近視．10年前からHCLを使用している．アトピー症状あり．以前は眼科医院でHCLの処方を受けていたが，現在は同じデータ（度数，ベースカーブ（BC），レンズ径）で，インターネットで購入している．ただし，HCLの種類は値段で決めているので，使用中のHCLブランド名は覚えていない．以前はHCL専用洗浄液でこすり洗いをしていたが，最近は1液タイプのつけおき洗浄システムを使用し，具合の悪いときだけ同液でこすり洗いをしている．装用すると3時間くらいで両眼に痛みを感じ，それ以上装用ができない．

診察の結果，右眼は角膜中央部，左眼は角膜中央部～中間周辺部にかけて比較的密集した点状表層角膜症を認め，実体顕微鏡で両眼のHCLにレンズ後面の膜状の汚れが確認された．両眼瞼結膜にアトピー性結膜炎による炎症所見を認めた．レンズフィッティングは，右がややフラット，左がパラレルフィッティングであった．

1）診　断

HCL後面の膜状汚れによる角膜上皮障害と診断された（図2）．

HCL後面の膜状汚れによる角膜上皮障害とは：
HCL後面に膜状の汚れが付着していると，角膜の中央部あるいは中間周辺部（ドーナツ状）に比較的密集した点状表層角膜症が発症する．角膜上皮障害の程度が軽度の場合は，軽度の異物感あるいは自覚症状を伴わないことが多いが，悪化するとレンズの装用感の悪化，強い異物感，HCL装脱後の痛み，視力低下などを訴える．多くはHCLを装脱して一晩で回復するため，装用直後ではなく装用後数時間してから自覚症状が発現することが多い．悪化すると角膜上皮びらん，角膜浸潤，角膜潰瘍に進展することもある．

2）発症機序

HCL後面の膜状汚れと角膜上皮の機械的なこ

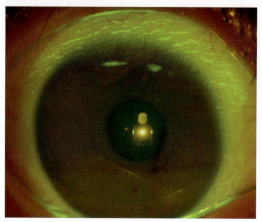

図3　ケース3：SEALs

すれ（摩擦）が発症原因である．レンズフィッティングがフラットなときは瞳孔領中央付近に，スティープなときは比較的周辺部にドーナツ状に発症する．1液タイプのつけおき洗浄システムを使用している人，こすり洗いをしていない人に好発する．女性の場合は化粧品による汚れのことが多い．

3）診断のポイント

(1) HCL後面の膜状汚れの観察：レンズの汚れはドライの状態で確認する．実体顕微鏡を用いると観察しやすい．

(2) レンズフィッティングの確認：HCL後面の角膜接触部位と病変部位の位置関係が一致していることを確認する．

4）具体的な対処方法

(1) 原疾患の治療：1～2日間，HCL装用中止を指導し，2次感染予防目的に抗菌・抗生剤点眼を処方する．

(2) 院内でHCL洗浄：院内で研磨剤入りクリーナーによるこすり洗いと強力蛋白除去を実施し，実体顕微鏡で汚れが落ちたことを確認する．研磨剤入りクリーナーによるこすり洗いの具体的な方法を実地で指導する．

(3) レンズの洗浄方法：HCL専用の2液タイプのつけおき洗浄システムと研磨剤入りクリーナーによるこすり洗いの併用を指導する．ただし，表面処理を施してあるHCLでは研磨剤入りクリーナーは使えない．

(4) レンズの材質：レンズ汚れが強い場合は，低DkのRGPCLへ変更する．低Dkの素材のほうが汚れにくく，劣化しにくく，研磨剤入りクリーナーが使いやすい．

3. SCL特有の合併症：ケース3

35歳，女性．1日16時間装用．1年前から2週間交換タイプのシリコーンハイドロゲルCLを使用．インターネットで購入し，医師の処方は受けていない．右-7 D，左-8 Dの度数を使用している．最近見えにくいので，レンズ度数を上げて購入している．レンズケアはMPS（1本タイプの消毒剤，多目的用剤）を使用しているが，特に種類は決めていない．こすり洗いはしていない．最近，夕方になると左目がゴロゴロし，痛みが伴うこともある．SCLをはずした後も，しばらく症状が続く．

診察の結果，左眼の上方の角膜輪部に沿った弓状の角膜上皮障害，軽度の結膜充血と角膜血管新生が観察された．左上眼瞼の結膜には軽度の乳頭結膜炎の所見を認めた．

1）診　断

SEALs (superior epithelial arcuate lesions) と診断された（図3）．

SEALsとは：上方の角膜輪部に沿った弓状の角膜上皮障害（角膜輪部から3 mm以内）．初期には1～数個の島状の病変からなり，横方向に拡大し典型的な病変となる．結膜充血，角膜血管新生を合併することもある．重症化すると角膜上皮びらん，角膜浸潤，角膜潰瘍へと進行する．無症候性のことが多いが，レンズ装脱後に軽い異物感や充血を自覚することもある．

2）発症機序

SCLによる病変部位への機械的な障害と考えられる．タイトなレンズフィッティング，スティープなBC，汚れたSCLに好発する．患者側の発症要因としてはドライアイ，巨大乳頭結膜炎，近視度数が強い，周辺部の角膜の扁平化が顕著であるなどが挙げられる．

3）具体的な対処方法

(1)原疾患の治療：2～3日間，SCL装用中止を指導し，2次感染予防に抗菌・抗生剤点眼を処方する．

(2)装用方法：連続装用の中止と装用時間の短縮を指導する．

(3)レンズデザイン：同一ブランドで変更が可能であれば，フラットなBCへ変更する．

(4)レンズケア：専用クリーナーあるいは保存液によるこすり洗いを指導する．消毒剤は，再発するようであれば過酸化水素あるいはヨード剤の消毒システムへ変更する．

(5)CLの種類：高含水性薄型の1日使い捨てSCLあるいは表面潤滑性が高い1日使い捨てシリコーンハイドロゲルCLでBCがフラットなものに変更する．

4．SCL特有の合併症：ケース4

28歳，男性．1日14時間，週3日使用．タクシー運転手．仕事の関係で不規則なCLの使用方法となっていた．現在，2週間交換SCLを使用している．インターネットでSCLを購入し，3年以上，眼科の診察は受けていない．レンズケアはMPSを使用しているが，ブランドは変更している．こすり洗い，すすぎは一切していない．レンズケースも1年以上同じものを使っていて，水道水で洗浄はするが，乾燥させていない．1週間前から両眼ともに充血するようになり，夕方になるとゴロゴロする．目の痛みはない．少しずつ悪化している．診察の結果，両眼ともに顕著な輪部充血と角膜周辺部に複数の小さな角膜浸潤を認めた．レンズケース内の溶液の塗抹検査でグラム陰性桿菌である*Serratia marcescens*が検出された．

1）診　断

レンズケース内の細菌増殖が原因と考えられた無菌性角膜浸潤と診断された（図4）．

無菌性角膜浸潤とは：SCL使用者で角膜浸潤を認めた場合，感染性のものか無菌性のものかを鑑別する必要がある．無菌性角膜浸潤とは，病巣部位に微生物が存在しない角膜浸潤である．無菌性角

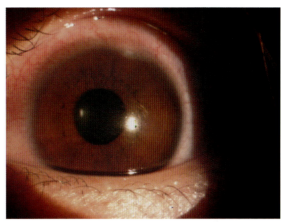

図4　ケース4：レンズケース内の細菌増殖が原因と考えられた無菌性角膜浸潤

膜浸潤の病巣は比較的小さく，多発性で，比較的周辺部に存在する．角膜輪部にも病巣がみられることもある．自覚症状は比較的軽微である．一方，感染性角膜浸潤の病巣は無菌性に比べて小さく，角膜中央部付近に存在することが多い．眼痛，霧視，結膜充血などの自覚症状が強い．

2）発症機序

無菌性角膜浸潤は細菌の産生する毒素に対する反応，あるいは，細菌そのものに対するアレルギー反応と考えられている．MPSは消毒力が弱いために，こすり洗いとレンズケースの管理（毎日の洗浄と乾燥，定期的交換）を怠ると，レンズケース内に細菌が増殖しやすい．

3）具体的な対処方法

(1)原疾患の治療：CL装用の中止を指導する．眼表面の状態が完全に元に戻るまでは，装用開始を許可してはならない．10日間～2週間程度を要することが多い．抗菌・抗生剤点眼とステロイド点眼を処方する．

(2)細菌学的検査：角膜浸潤を診断した場合，可能であれば細菌学的検査を実施する．病巣擦過物・眼脂・MPSボトル内の溶液，レンズケース内の溶液の塗抹検査，細菌培養検査，薬剤感受性検査を実施する．レンズケースからグラム陰性桿菌が検出されることが多い．

(3)レンズケア：CL装用を再開する前に，SCLのこすり洗いと装用直前のすすぎ，レンズケースの洗浄・乾燥・1か月ごとの定期交換を徹底指導し，

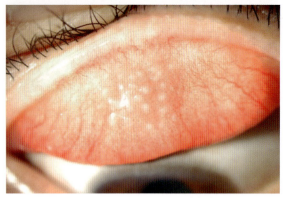

図5 ケース5：CLによる乳頭結膜炎

MPSも開封後1か月以上使用しないように指導する．

(4) CLの種類：可能であれば，1日の使い捨てSCLに変更する．

5. HCLとSCL両者で起こる合併症：ケース5

23歳，女性．1日16時間，週7日装用．2週間交換シリコーンハイドロゲルCLを1年前から使用している．消毒剤はMPSを使用しているが，ブランド名は覚えていない．レンズケースは毎日洗浄・乾燥を行っているが，3か月間以上交換していない．こすり洗いは行っていない．3か月前からレンズがずれやすくなり，眼脂も増えた．軽度のかゆみもある．診察の結果，両眼の上眼瞼結膜のやや眼瞼縁寄りに乳頭が複数観察された．本人はCL装用継続を強く希望している．

1) 診 断

CLによる乳頭結膜炎と診断された(図5)．

CLによる乳頭結膜炎とは：上眼瞼結膜に複数の乳頭が出現する疾患である．ハイドロゲル素材のSCLによる乳頭結膜炎では上眼瞼結膜の瞼板上方を中心に比較的広い範囲にわたって数多くの乳頭増殖が観察されることが多いのに対して，HCLやシリコーンハイドロゲル素材のSCLによる乳頭結膜炎では上眼瞼結膜のやや眼瞼縁寄りに乳頭増殖が局在していることが多い．CL装用者にみられる乳頭結膜炎は，以前は"巨大乳頭結膜炎(giant papillary conjunctivitis)"と呼ばれていたが，CL装用者にみられる軽度～中等度の乳頭結膜炎では乳頭が1mm未満のものも多く，最近では"CLによる乳頭結膜炎(contact lens-induced papillary conjunctivitis)"と呼ばれている．初期では軽度のかゆみ，眼脂などを訴える．レンズの装用感が悪化し，分泌物のためCLも汚れやすくなる．

2) 発症機序

主たる原因はレンズの汚れに対するアレルギー反応と考えられているが，レンズエッジ，レンズの汚れに伴う機械的刺激も発症要因となる．近年，1日使い捨てシリコーンハイドロゲルCLのレンズエッジの刺激によると考えられる乳頭結膜炎が増えている．

3) 具体的な対処方法

(1) **原疾患の治療**：重症例では1か月間，CL装用中止を指導する．非ステロイド性抗アレルギー剤点眼を処方し，眼脂症状が強い場合は，抗菌・抗生剤点眼を併用する．ステロイド点眼は必ずしも必要としないが，CL装用中止を指導したケースでは，早期治癒目的で併用しても構わない．ただし，CL上からの点眼は絶対にしないように指導する．

(2) **院内でCL洗浄**：HCL装用者の場合は，院内で研磨剤入りクリーナーによるこすり洗いと強力蛋白除去を実施し，実体顕微鏡で汚れが落ちたことを確認する．研磨剤入りクリーナーによるこすり洗いの具体的な方法を実地で指導する．

(3) **装用方法**：連続装用の中止と装用時間の短縮を指導する．

(4) **レンズケア**：SCL装用者の場合は専用クリーナーによるこすり洗いを指導する．消毒剤は過酸化水素あるいはヨード剤の消毒システムへ変更する．HCL装用者の場合は，HCL専用の2液タイプのつけおき洗浄システムと研磨剤入りクリーナーによるこすり洗いの併用を指導する．ただし，表面処理を施してあるHCLでは研磨剤入りのクリーナーは使えない．

(5) **CLの種類**：SCL装用者の場合は高含水性薄型の1日使い捨てSCLに変更する．HCL装用者の場合は低Dk素材のHCLへ変更する．

(糸井素純)

III 日常診療でよく遭遇する眼疾患のマネージメント

6 正常眼圧緑内障の診断

> 🔍 **日常診療でのポイント―私の工夫―**
> - ☑ ベースライン眼圧は日を変えて同時間帯に複数回測定する．特に眼圧が低い症例では眼圧変動測定も考慮する．
> - ☑ OCTでは主に黄斑部のGCC厚解析を用いる．
> - ☑ 眼底検査では特に視神経乳頭出血の有無に注意する．
> - ☑ 視野検査ではハンフリー視野検査中心24-2または30-2のみならず，症例に応じて10-2および中心窩閾値も測定する．

I はじめに

緑内障は進行性の網膜神経節細胞の消失とそれに対応した視野異常を有する慢性疾患である．

正常眼圧緑内障（normal tension glaucoma；NTG）は眼圧が20 mmHgより低いことを除くと，眼圧の高い狭義原発開放隅角緑内障（primary open-angle glaucoma；POAG）と類似した臨床的特徴を有する．NTGの有病率は，多治見スタディでは3.6%と報告されており，一方，眼圧の高いPOAG（hypertension glaucoma；HTG）が0.3%であることから，広義のPOAGのうち90%がNTGということになる．よって，我が国ではNTGが最も重要な緑内障といえる[1]．

NTGの診断では，緑内障に特徴的な形態的異常（視神経乳頭周縁部の菲薄化，網膜神経線維層欠損（nerve fiber layer defect；NFLD）など），緑内障類似疾患や先天異常の否定，正常眼圧，正常開放隅角（隅角の機能的異常の存在を否定するものではない），かつ，眼底所見に対応した視野異常について確認する[2]．

II 緑内障診断の実際（図1）

NTGの診断では，問診，前眼部観察，眼圧測定，中心角膜厚測定，隅角鏡検査，眼底検査（視神経乳頭所見，NFLDの有無），光干渉断層計（optical coherence tomography；OCT）（乳頭部解析，黄斑部解析，乳頭radialなど）測定，視野検査の所見が診断の材料となる．それぞれについて概説する．

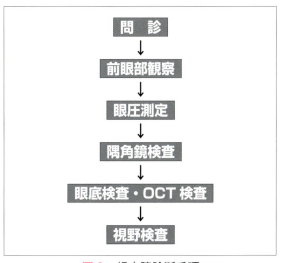

図1 緑内障診断手順

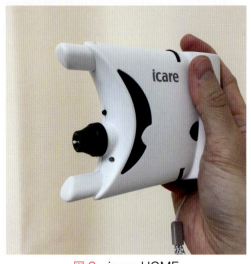

図2　icare HOME
日を変えて複数回自宅で眼圧日内変動を自己測定することができ，眼圧日内変動の再現性も確認できる．

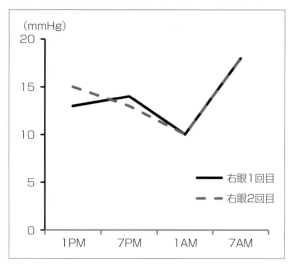

図3　icare HOMEで測定された眼圧日内変動の1例（右眼）
2日連続で測定．最高眼圧は，2回の測定ともに朝7時にみられた．

1. 問　診

問診では，緑内障家族歴，既往歴（喘息，心疾患，不整脈，高血圧，低血圧，糖尿病，脂質異常症，脳梗塞・脳出血，睡眠時無呼吸症候群，甲状腺疾患）などの確認が必要である．また，趣味や職業に関して，眼圧が異常高値となり得るもの（管楽器演奏，あるいはヨガなど）も確認する．

2. 前眼部観察

細隙灯顕微鏡で，角膜，前房，虹彩，水晶体，硝子体の観察を行う．特に，前房深度，虹彩の膨隆，角膜内皮所見，炎症所見，落屑物質の有無に注意する（散瞳前後で確認する）．

3. 眼圧測定

多治見スタディでの眼圧分布は，右眼14.6±2.7（平均値±標準偏差）mmHg，左眼14.5±2.7mmHgであることから，正常眼圧を平均値±標準偏差×2で定義すると，正常上限は19〜20mmHgと算出される．NTGを厳密に診断するには日内変動を含め，常にこの眼圧レベルを下回ることの確認が必要になるが，その確認は容易ではないし，特定の眼圧値でPOAGとNTGを分類することに意義はないが，無治療時の眼圧（ベースライン眼圧）が高ければ高いほど，その症例の病態に眼圧が深く関与している可能性が高いと考えられる．

ベースライン眼圧は，緑内障性視神経症を発症・進行させる主原因であり，かつ，目標眼圧設定において必要不可欠であるため，その把握は臨床上極めて重要となる．眼圧は様々な影響を受けて変動するため，ベースライン眼圧は日を変えて同時間帯に複数回（通常3回以上）測定する．特に外来時の眼圧が低いNTGでは眼圧の変動も把握しておく必要があり，日内変動，体位変動も調べておくことが望ましい．日内変動は，日と時間帯を変えて複数回眼圧測定するだけでも臨床的には有用である．また，最近では，自宅で測定可能な眼圧測定機種（icare HOME（ICARE FINLAND製）（図2，3））もあり，眼圧変動の把握に有用である．

測定された眼圧値の評価の際に注意すべき因子として，中心角膜厚がある．多治見スタディで得られた日本人の正常眼の中心角膜厚は平均517±30μmであるが，角膜が厚いほど眼圧測定値は過大評価されやすいことはよく知られている[1]．特に，眼圧の低いNTGでは，中心角膜厚の薄い症例が少なくなく，眼圧を過小評価している可能性があるため注意が必要である．

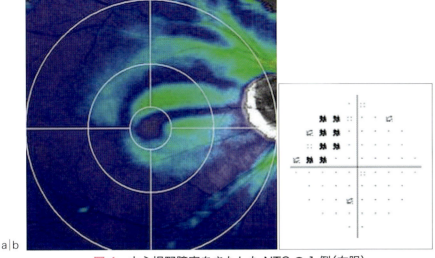

図4 中心視野障害をきたしたNTGの1例（右眼）
ハンフリー視野検査中心10-2プログラムでは現時点では主に上方の視野異常を認めるのみであったが，黄斑部GCC厚解析では，すでに上下のGCC厚が菲薄化していた．
　　a：OCT（GCC）
　　b：ハンフリー視野検査中心10-2プログラム．パターン偏差

4．隅角鏡検査

　NTGでは隅角は正常開放隅角である．Shaffer分類grade 3以上の開放隅角であること，異常な色素沈着や虹彩前癒着，隅角結節などの異常所見がないことを確認する．

5．眼底検査

　眼底検査は，異常な高眼圧を示さないNTGでは，診断において特に重要な検査である．視神経乳頭所見には乳頭陥凹拡大，乳頭辺縁部の狭細化，乳頭陥凹の下掘れ，強膜篩板孔の変形と露出，乳頭上網膜血管の鼻側偏位，乳頭蒼白部の拡大，乳頭出血，乳頭周囲網脈絡膜萎縮などがあるが，なかでもNTG診断に重要な所見として，乳頭出血（DH）が挙げられる．DHは健常者でも0〜0.21％に認められるが，反復する場合は緑内障である場合が高く，進行しやすいことが知られている．最近では，正常眼圧の前視野緑内障のNTG発症のリスクファクターとする報告もあり，DHは緑内障発症・進行の重要な指標の1つである．

6．OCT

　スペクトラルドメインOCTが普及してからは，網膜層構造別の解析が可能となり，網膜神経節細胞層を中心とした解析が行われるようになった．特に重要なのは網膜神経節細胞複合体（ganglion cell complex：GCC）と称される，網膜神経線維層，神経節細胞層および内網状層で構成される網膜内層厚である．これらはそれぞれ網膜神経節細胞層の軸索，細胞体，樹状突起が存在する部位に相当するため，緑内障における網膜神経節細胞の減少を鋭敏に反映して菲薄化する．GCC厚解析は網膜神経節細胞の50％が黄斑部に存在することから黄斑部を中心とした領域での解析が行われるが，NTG診断においてもGCC厚の黄斑部解析が最も有用である（図4-a）．ただし，屈折値が−6Dを超える近視眼では，網膜神経線維層の上下の膨大部が黄斑側にシフトするため，正常眼データベースとの比較による確率マップでの評価において，異常と誤判定されることがあることに注意する．

7．視野検査

　視野検査では視神経乳頭所見に一致した視野障害の有無を確認する．仮に，視神経乳頭所見と一致しない視野障害が認められた場合にはほかの疾患も考慮する必要がある．また，NTG患者の左右眼を比較すると，眼圧レベルが低い症例でも，左右眼のうち眼圧が高いほうの眼の視野障害が他眼よりも高度であることが多い[3]．このような症例

では，その病態において眼圧依存性が高いと考えられ，たとえ眼圧が低くても積極的な眼圧下降治療が有効である可能性が高い．また，NTGの視野障害の特徴としてほかの病型より中心視野障害が進行しやすいことが知られている[4,5]．眼底検査・OCTで中心視野障害が疑われるNTG症例では，スタンダードであるハンフリー視野検査中心24-2または30-2プログラムのみならず，積極的に中心窩閾値および中心10-2プログラムも測定し経過をみていく必要がある（図4-b）．

（大石典子，中元兼二）

文献

1) Iwase A, Suzuki Y, Araie M, et al：The prevalence of primary open-angle glaucoma in Japanese；the Tajimi Study. Ophthalmology, 111：1641-1648, 2004.
2) 溝上志朗：正常眼圧緑内障の診断．あたらしい眼科，33：27-33，2016.
3) 中元兼二，安田典子，福田 匠：正常眼圧緑内障の視野障害と眼圧及び年齢との関係．日眼会誌，112：371-375，2008.
4) Ahrlich KG, De Moraes CG, Teng CC, et al：Visual field progression differences between normal-tension and exfoliative high-tension glaucoma. Invest Ophthalmol Vis Sci, 51(3)：1458-1463, 2010.
5) 金森章泰：正常眼圧緑内障の病態．あたらしい眼科，33：13-20，2016.

すぐに役立つ眼科日常診療のポイント―私はこうしている―

Ⅲ 日常診療でよく遭遇する眼疾患のマネージメント

7 糖尿病網膜症

> 🔍 **日常診療でのポイント―私の工夫―**
> ☑ 病期をしっかりと判断し，重症度にあわせた受診間隔を設定し検査を行う．
> ☑ 定期的な受診を継続するため，可能な範囲で新たに登場した機器を利用し非侵襲的な検査や治療を心がける．
> ☑ 新しい検査や治療が登場すると，ついそれら一辺倒になりがちであるが，従来の検査や治療をおざなりにしてはならない．

Ⅰ はじめに

　糖尿病網膜症は高血糖に起因した代謝異常により引き起こされる網膜の微小血管障害で，本邦における後天性視覚障害原因の上位を占める．現在も我が国で年間約3,000人が失明に陥っているが，近年の広角眼底撮影装置や光干渉断層計(optical coherence tomography；OCT)といった検査機器の進歩や，抗血管内皮増殖因子(vascular endothelial growth factor；VEGF)療法や網膜光凝固装置，極小切開硝子体手術(micro incision vitrectomy surgery；MIVS)システムといった治療法の発展により，定期的な眼科受診における検査と適切なタイミングでの治療を行えば糖尿病網膜症の発症・進展は抑制可能になりつつある．一方，繰り返す定期診察の中断は糖尿病網膜症による視力低下のリスクファクターであることが報告されている[1]．これを防ぐためには患者の病態理解を深めることはもちろん，医療従事者は可能な限り低侵襲な検査・治療を心がけ，アドヒアランスを高めることが重要と思われる．本稿では糖尿病網膜症に対する検査・治療について，新たな知見を交え上記に留意し日常診療に即したかたちで概説する．

Ⅱ 糖尿病網膜症の病期分類

　糖尿病網膜症の病期分類としては改変Davis分類，新福田分類，ETDRS(early treatment diabetic retinopathy study)分類，国際糖尿病網膜症重症度分類などが挙げられる．我が国では単純網膜症，増殖前網膜症，増殖網膜症の3つに分類する改変Davis分類が使用されることが多い．この各病期はそれぞれ，網膜症の血管透過性亢進・血管閉塞・血管新生という3つの主要病態と対応している．病期と病態が直結しているため，実臨床において使い勝手がよい(表1)．しかしながら，改変Davis分類は欧米諸国ではあまり用いられていないのが実情で，国際的な大規模臨床研究ではETDRS分類が使用されることが多い．ただ，ETDRS分類はその複雑さゆえに近年ではより簡便な国際糖尿病網膜症重症度分類の使用が提唱されている(表2)[2]．いずれの病期分類を用いるにしろ，糖尿病網膜症を診察する医師や関連する施設において共通の病期分類を用いることで，よりスムースに経過観察や統一された病態評価が期待される．また，学会発表や論文作成の際も，異なる病期分類の再評価のための余計な時間も削減できるので，各施設で一度，使用する病期分類を確

表1 糖尿病網膜症の病期分類(改変Davis分類)

改変Davis分類	単純網膜症	増殖前網膜症	増殖網膜症	黄斑浮腫
主な病態	血管透過性亢進	血管閉塞	血管新生 硝子体牽引	血管透過性亢進 硝子体牽引
眼底所見	毛細血管瘤 網膜出血 硬性白斑	軟性白斑 網膜内細小血管異常 静脈異常	新生血管 増殖膜 硝子体出血 牽引性網膜剥離	黄斑浮腫 硬性白斑
内科的治療	血糖コントロール,血圧管理,高脂血症治療			
眼科的治療	薬物治療	薬物治療 網膜光凝固	網膜光凝固 硝子体手術	網膜光凝固 硝子体手術 薬物治療

表2 国際糖尿病網膜症重症度分類とAAOが提唱する経過観察の目安

病期	眼底所見	AAOが提唱する経過観察の目安	
明らかな網膜症なし	異常所見なし	DMEなし	12か月
軽症非増殖網膜症	毛細血管瘤のみ	DMEなし	12か月
		DMEあり	4〜6か月
		CSMEあり	1か月
中等症非増殖網膜症	毛細血管瘤以上の病変を認めるが重症よりも軽症	DMEなし	12か月
		DMEあり	3〜6か月
		CSMEあり	1か月
重症非増殖網膜症	以下のいずれかの所見を認めるが,増殖網膜症の所見は認めない 1)4象限で20個以上の網膜出血 2)2象限で明らかな数珠状静脈拡張 3)明確な網膜内細小血管異常	DMEなし	4か月
		DMEあり	2〜4か月
		CSMEあり	1か月
増殖網膜症	新生血管または硝子体出血・網膜前出血	DMEなし	4か月
		DMEあり	2〜4か月
		CSMEあり	1か月

AAO:American Academy of Ophthalmology(米国眼科学会)
DME:diabetic macular edema(糖尿病黄斑浮腫)
CSME:clinically significant macular edema(臨床上問題となる視力障害の危険性の高い黄斑浮腫)

(文献2より)

認し統一することをお勧めする.

　しっかりと病期を決定することは,外来で糖尿病患者の経過観察を行う際,次回受診日の設定にも有用である.表2に米国眼科学会(American Academy of Ophthalmology;AAO)が提唱した経過観察の目安を提示する.我が国よりも間隔が若干長い印象を受けるが,同じ病期でも糖尿病黄斑浮腫があれば経過観察期間を短縮することや,重症非増殖網膜症になれば受診間隔を短縮することなど,参考となる点が多い.

III 糖尿病網膜症に対する検査

　外来を訪れた糖尿病患者には,他疾患と同様に

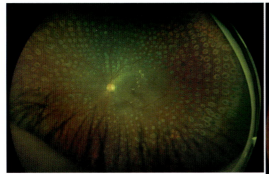
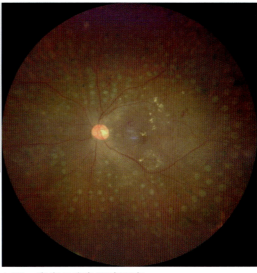

図1 汎網膜光凝固を行った同一患者の広角眼底写真
a：Optos®による広角眼底写真．1回の検査（未散瞳）で約200°の画像が撮影されている．
b：CLARUS™による広角眼底写真．1回の検査（未散瞳）で約133°の画像が撮影されている．

　まず問診と視力や眼圧などの一般検査を行い細隙灯顕微鏡検査，倒像鏡眼底検査を行う．その後，決定した病期分類に応じ下記の各種検査を適宜行う．

1. フルオレセイン蛍光眼底造影検査（fluorescein angiography；FA）

　糖尿病網膜症の診断，病態の把握，治療方針の決定，治療効果の判定を行うためFAが行われる．糖尿病網膜症のFA所見では点状の過蛍光として毛細血管瘤，びまん性の過蛍光として血管透過性亢進，淡い低蛍光として毛細血管床閉塞，限局性の過蛍光として新生血管が描出される．黄斑症では黄斑浮腫における限局性，びまん性の鑑別，虚血性黄斑症の描出に有用である．FAを行う際は眼底血管造影実施基準に従いアレルギー歴，心疾患，脳血管異常の有無，肝腎障害，妊娠の確認を忘れてはならない．

2. 広角眼底撮影装置

　広い範囲の眼底写真を記録しておくことは病期の進行や治療効果の判定，情報の共有において非常に有用であるが，そのためには狭い画角の眼底画像を何枚か撮影し，パノラマ写真を作成する必要があった．しかし，一度の撮影で眼底の約80％の範囲を撮影できる超広角走査型レーザー検眼鏡のOptos®（Optos製）や，より実際に近い色彩，アーチファクトの軽減を特徴としたCLARUS™（Carl Zeiss Meditec AG製）といった広角眼底検査機器の進歩により，これらの問題は解決しつつある．また，Optos®については未散瞳でも散瞳した状態と遜色ない画像を取得でき糖尿病網膜症を評価可能であることが報告されており[3]，就労層で散瞳を嫌がる患者の病態評価には非常に有効である（図1）．

3. OCT

　OCTは光の干渉現象を利用することで眼底の断層画像を非侵襲的に描出する機器である．日常診療でも盛んに用いられ糖尿病網膜症，特に黄斑浮腫診療には欠かせない存在となってきている．黄斑浮腫のOCT断層像は網膜膨化，嚢胞様黄斑浮腫，漿液性網膜剥離の3つの基本型の組み合わせで考えると理解しやすい（図2）．近年，光波長を狭い範囲で変化させながら撮影し，変化する波長ごとの光干渉度を経時的に計測するスウェプトソース（SS）-OCTが登場し，その有用性が報告されている．従来のスペクトラルドメイン（SD）-OCTでは840～850 nmの波長が使用されていたが，SS-OCTでは1,050 nmと従来よりも長波長光源を用いているため後部硝子体から脈絡膜にかけて一度に高画質画像を得ることが可能となった．硝子体手術前に後部硝子体剝離の有無を確認する際

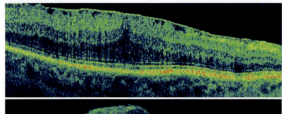
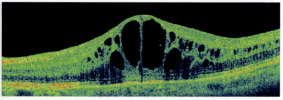
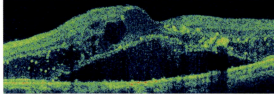

図2 糖尿病黄斑浮腫のSD-OCT断層像
a：黄斑上膜を伴った網膜膨化
b：嚢胞様黄斑浮腫
c：漿液性網膜剥離

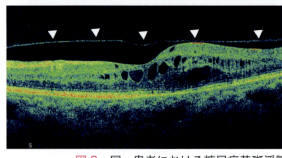
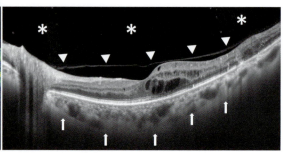

図3 同一患者における糖尿病黄斑浮腫のSD-OCT断層像とSS-OCT断層像
SD-OCT断層像(a)，SS-OCT断層像(b)ともに後部硝子体皮質(白矢頭)が確認できる．SS-OCT断層像(b)では硝子体(＊)から脈絡膜(白矢印)までがより鮮明に描出されている．

などには非常に有用である(図3)．

4. OCT angiography

近年，OCT信号の位相差をもとに画像を正面から表示することで網脈絡膜血管構造を非侵襲的に描出可能なOCT angiographyが登場し，多くの知見が報告されている[4]．当初は撮像可能な画角が狭かったため，糖尿病網膜症の評価には不向きかと思われたが，撮像範囲の広角化に伴い，糖尿病網膜症に対するOCT angiographyの有用性は高まりつつある．前述したように網膜光凝固の適応を判断するためにはFAが望ましいが，実臨床の場では様々な糖尿病合併症や全身状態不良，妊娠などによりFAの施行を躊躇する症例に出くわすことも多い．このような症例こそ非侵襲的に無灌流領域を描出可能なOCT angiographyが有効と思われる．ただし，OCT angiographyではFAと異なり血管からの漏出が描出されないため新生血管の同定が困難なことがある．このようなときにはOCT angiography画像で表示される範囲を内境界膜から硝子体側へ設定することで，硝子体腔へ伸長する新生血管を容易に同定できる(図4)．

5. 超音波検査

中間透光体の混濁により眼底の観察が困難な際は超音波検査を行い硝子体と網膜との関係(癒着，牽引など)，網膜剥離の有無や増殖膜の部位・範囲などを確認し治療方針を検討する．出血が消退したと思ったら網膜全剥離になっていた，などということがないよう，眼底が確認できない増殖糖尿病網膜症症例では，こまめに超音波検査を施行して網膜剥離の有無を確認する必要がある(図5)．

IV 糖尿病網膜症に対する治療

糖尿病網膜症に対するおおまかな治療指針は単純網膜症を含めた全病期において内科的治療，増殖前網膜症では網膜光凝固，増殖網膜症では網膜光凝固および硝子体手術となる．黄斑浮腫では従来より行われてきた黄斑局所光凝固，ステロイド局所投与，硝子体手術に代わり抗VEGF療法が第一選択となりつつある．

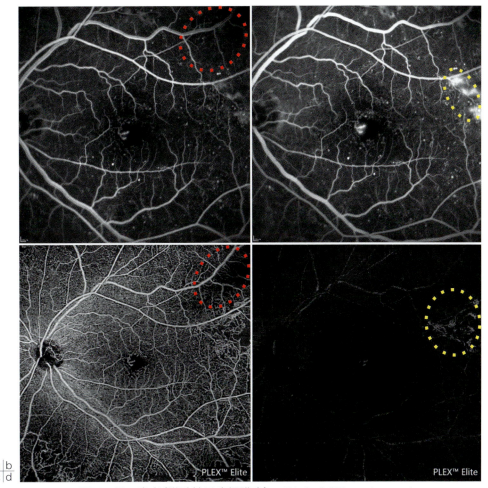

図4 同一患者（増殖糖尿病網膜症）のFAとOCT angiography
a：FA（早期）．無灌流領域（赤点線内）が認められる．
b：FA（後期）．新生血管（黄点線内）からの漏出が認められる．
c：網膜全層のOCT angiography．FAと同部位に無灌流領域（赤点線内）が確認できる．
d：内境界膜から硝子体側のOCT angiography．硝子体腔へ伸長する新生血管（黄点線内）が描出されている．

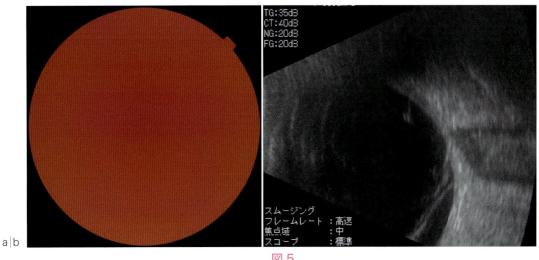

図5
大量の硝子体出血のため眼底透見不能（a）であるが，超音波検査にて牽引性の網膜剥離を認める（b）．

1. 内科的治療

内科的治療としては，血糖コントロール，血圧管理，高脂血症治療などが挙げられる．糖尿病網膜症の進行抑制には，全病期での血糖・血圧そして脂質を含めた全身管理と，病期に応じた眼科的治療の両面からのアプローチが重要となってくる．ただし，急激な血糖コントロールは糖尿病網膜症の悪化を引き起こすことが知られており，前述した各病期ごとの受診間隔よりも短縮し慎重に経過をみる必要がある[5]．

2. 薬物治療

VEGFが眼内の血管新生や血管透過性亢進に深く関わっていることが1994年に報告され，その後登場した抗VEGF薬について多くの大規模臨床研究において糖尿病黄斑浮腫に対する良好な治療成績が報告された．本邦ではラニビズマブ（ルセンティス®），アフリベルセプト（アイリーア®）がそれぞれ2014年2月，11月に適応拡大されて以降，糖尿病黄斑浮腫治療において抗VEGF薬は第一選択となりつつある[6]．実臨床でもその治療効果を実感する抗VEGF薬であるが，難治症例も散見される．いったん抗VEGF療法を開始すると他の治療を併施することに躊躇しがちである．しかしながら，従来から行われてきたステロイド局所投与の併施[7]や汎網膜光凝固（panretinal photocoagulation；PRP）の際に，凝固されていなかった無灌流領域に追加の網膜光凝固を行うことで抗VEGF療法の回数が減少可能なことが報告されている[8]．外来で定期的に漫然と抗VEGF療法を続けている症例があるようなら，これらの併用療法を検討する価値があると思われる．忘れてはいけない問題として安全性が挙げられる．米国のメタアナリシスでは抗VEGF薬硝子体注射1回あたりの眼内炎合併率は0.049％（52/105,536）と報告されている[9]．より安全な硝子体内注射の実施を目的として日本網膜硝子体学会が黄斑疾患に対する「硝子体内注射ガイドライン」を策定している．マスク着用の徹底や消毒方法，注射の際には注射針と睫毛の接触を避けるなどが具体的に記載されている．硝子体注射件数の増加に伴い，つい軽視しがちなこれらの手技について未読の方には一読することをお勧めする．

3. 網膜光凝固

糖尿病網膜症に対する網膜光凝固は，一般的に増殖前網膜症以降の病期と糖尿病黄斑浮腫に対して行われる．増殖性変化の進行を目的としたPRPは網膜での酸素需要の多い網膜色素上皮細胞層や視細胞層をレーザーにより破壊し，網膜外層での酸素代謝を減少させることで，網膜内層での酸素分圧上昇をもたらすと同時に，VEGFなどの増殖因子の産生を抑制する効果を併せ持つといわれている．FAを行い広範な無灌流領域（具体的には3象限を目安とする）がある場合は後極部を除く全領域にPRPを行う．基本的に網膜光凝固は破壊的な治療のため，施行時に痛みを訴え，ときには治療からドロップアウトしてしまう患者もいる．ショートパルス・高出力のパターン照射を特徴としたパターンスキャンレーザーはこの問題を軽減する．我々の施設ではパターンスキャンレーザーを使用することでPRP施行時の患者疼痛が減少し，さらには手術時間が短縮されることを報告している[10]．疼痛の訴えが強く，PRPが完成できない症例などではパターンスキャンレーザーの使用も検討する価値があると思われる．

糖尿病黄斑浮腫に対する黄斑局所光凝固には，漏出を伴う毛細血管瘤に行う直接凝固と，網膜の肥厚部位やFAにて無灌流領域やびまん性漏出を認める部位に行われる格子状凝固がある．前述したように抗VEGF療法の登場によりやや廃れた感のある局所光凝固であるが，併施することで抗VEGF療法の治療回数が減少することも報告されている[11]．特に中心窩から離れた位置に毛細血管瘤や無灌流領域を伴う糖尿病黄斑浮腫症例では局所光凝固も一考の価値があると思われる．

4. 硝子体手術

硝子体手術は硝子体または増殖膜による硝子体の影響，硝子体出血・混濁や硝子体液中の生理活性因子などを除去する目的で施行される．硝子体

手術の適応としては長期間吸収されない，または反復性の硝子体出血や混濁，牽引性網膜剝離（特に牽引により黄斑が剝離している場合），血管新生緑内障などが挙げられる．また，トリアムシノロンアセトニドや抗VEGF薬硝子体内投与が無効な黄斑浮腫症例でも硝子体皮質の除去，内境界膜剝離を併用した硝子体手術が行われる．近年，手術機器進歩に伴うMIVSが急速に普及し低侵襲の手術の実施が可能となり，さらに硝子体可視化剤のトリアムシノロンアセトニドや内境膜染色剤のブリリアントブルーG（BBG）などを用いることによる手術手技の向上により硝子体手術の手術時期は早く，そして適応も広がってきている．

V おわりに

本稿では糖尿病網膜症のマネージメントについて概説した．近年，広角眼底撮影装置やOCTをはじめとした検査機器，そして抗VEGF療法や網膜光凝固装置，MIVSシステムといった治療法が目覚ましく進歩している．しかし，いくら技術が進歩したとしても患者が診察に来なくては何も始められない．患者のアドヒアランスを高めるためにも常に検査機器や治療方法の進歩に目を向け，より非侵襲的な診療を心がける必要がある．しかしながら，新しいことばかりにとらわれるのではなく，散瞳下で自分の目でしっかりと診察し，また病期を決定するなど従来から行われてきた基本的なことを疎かにしないよう注意が必要と思われる．

（松田順繁，平野隆雄）

文献

1) Kashim RM, Newton P, Ojo O : Diabetic retinopathy screening : a systematic review on patients' non-attendance. Int J Environ Res Public Health, 15(1) : 2018. doi : 10.3390/ijerph15010157.
2) Wilkinson CP, Ferris FL 3rd, Klein RE, et al : Proposed international clinical diabetic retinopathy and diabetic macular edema disease severity scales. Ophthalmology, 110(9) : 1677-1682, 2003.
3) Rasmussen ML, Broe R, Frydkjaer-Olsen U, et al : Comparison between early treatment diabetic retinopathy study 7-field retinal photos and non-mydriatic, mydriatic and mydriatic steered widefield scanning laser ophthalmoscopy for assessment of diabetic retinopathy. J Diabetes Complications, 29(1) : 99-104, 2015.
4) Makita S, Hong Y, Yamanari M, et al : Optical coherence angiography. Opt Express, 14(17) : 7821-7840, 2006.
5) Feldman-Billard S, Larger E, Massin P, Standards for screening and surveillance of ocular complications in people with diabetes SFD study group : Early worsening of diabetic retinopathy after rapid improvement of blood glucose control in patients with diabetes. Diabetes Metab, 44(1) : 4-14, 2018.
6) Terasaki H, Ogura Y, Kitano S, et al : Management of diabetic macular edema in Japan : a review and expert opinion. Jpn J Ophthalmol, 62(1) : 1-23, 2018.
7) Shimura M, Yasuda K, Minezaki T, et al : Reduction in the frequency of intravitreal bevacizumab administrations achieved by posterior subtenon injection of triamcinolone acetonide in patients with diffuse diabetic macular edema. Jpn J Ophthalmol, 60(5) : 401-407, 2016.
8) Takamura Y, Tomomatsu T, Matsumura T, et al : The effect of photocoagulation in ischemic areas to prevent recurrence of diabetic macular edema after intravitreal bevacizumab injection. Invest Ophthalmol Vis Sci, 55(8) : 4741-4746, 2014.
9) McCannel CA : Meta-analysis of endophthalmitis after intravitreal injection of anti-vascular endothelial growth factor agents : causative organisms and possible prevention strategies. Retina, 31(4) : 654-661, 2011.
10) Hirano T, Iesato Y, Murata T : Multicolor pattern scan laser for diabetic retinopathy with cataract. Int J Ophthalmol, 7(4) : 673-676, 2014.
11) Hirano T, Toriyama Y, Iesato Y, et al : Effect of leaking perifoveal microaneurysms on resolution of diabetic macular edema treated by combination therapy using anti-vascular endothelial growth factor and short pulse focal/grid laser photocoagulation. Jpn J Ophthalmol, 61(1) : 51-60, 2017.

III 日常診療でよく遭遇する眼疾患のマネージメント

8 黄斑浮腫

> **日常診療でのポイント―私の工夫―**
> - ☑ 黄斑浮腫の病態を考えた治療戦略を構築する．
> - ☑ 毛細血管瘤による黄斑浮腫では接触型レンズを使用し，光凝固が可能かどうかを細隙灯顕微鏡で判定する．
> - ☑ 囊胞を伴う黄斑上膜ではぶどう膜炎の関与を疑い蛍光眼底造影を行う．

I はじめに

網膜浮腫は病理学的に細胞外液が網膜に貯留した状態をいう．黄斑部のヘンレ層はミュラー細胞の突起が互いに平行に走行しており，接着装置はなく，外網状層の細胞間隙は容易に開大するため，浮腫は外網状層に起こりやすい．囊胞様黄斑浮腫（cystoid macular edema；CME）はヘンレ線維層に菊花状の間隙が形成され，漿液が貯留したものである[1]．

黄斑浮腫は主に，①血管内皮細胞で構成される内血液網膜関門（blood retinal barrier；BRB）による毛細血管の透過性亢進および血漿の血管外漏出による膠質浸透圧上昇，②虚血による血管内皮増殖因子（vascular endothelial growth facor；VEGF）の過剰分泌による血管透過性亢進，血管内皮細胞間 tight junction の変化による内BRBの破綻，③血管内外の静水圧差，膠質浸透圧差による血管外への血漿漏出，④硝子体の牽引による黄斑部網膜の機械的肥厚の4つにより生じる．①〜④は相互作用し，浮腫を持続させ，そのほかにも，⑤網膜色素上皮細胞（retinal pigment epithelium；RPE）のポンプ機能低下，⑥血管脆弱化，⑦脈絡膜循環障害など様々な要因が関与し黄斑浮腫を生じる．

II 黄斑浮腫の診断（図1）

1．光干渉断層計

光干渉断層計（optical coherence tomography；OCT）は黄斑浮腫の形態評価，硝子体牽引の関与の評価に有用である．特に網膜厚マップはETDRS grid に基づき平均網膜厚を測定し，基準値外のものを色分けすることで，浮腫の局在，びまん性と局所性浮腫の鑑別，治療効果の判定などに有用である（図1-a）．しかし，中心固視のずれは中心窩の位置ずれを生じ，網膜厚の分布が変化するためBスキャン像，カラー眼底写真などと併せて評価する必要がある．

黄斑浮腫の形態はOCTにより，1）スポンジ状浮腫（網膜膨化），2）囊胞様浮腫，3）漿液性網膜剥離の3つに分類される[2]．

1）スポンジ状浮腫（図1-c）

BRBの破綻から組織間隙への水分貯留の移行段階と考えられ，主に網膜外の網膜膨化であり，内層は保たれる．浮腫部は低反射領域となる．

2）囊胞様浮腫（CME）（図1-d）

ミュラー細胞などの腫脹，水分貯留が進んだ状態である．中心窩外では1）と類似しているが，中心窩では隔壁のある低反射領域を認め，内境界膜に接していることが特徴である．

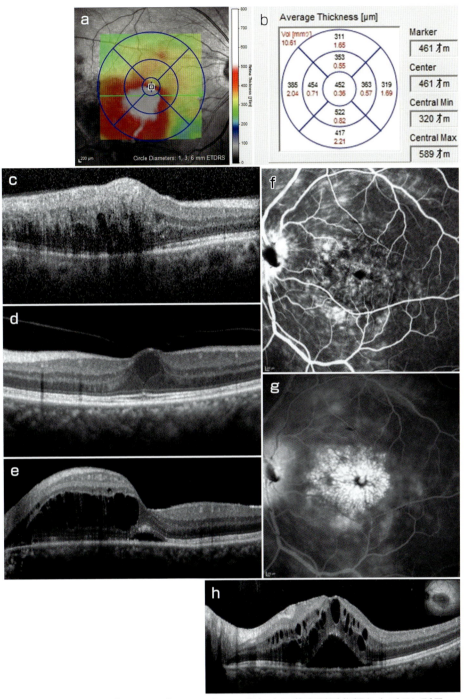

図1　OCTの網膜厚マップとBスキャン像による黄斑浮腫分類およびFA所見

a：OCTの網膜厚マップ表示．中心窩下方の網膜肥厚を認める．スペクトラルドメインOCTでは300〜350μm以上を浮腫と判定し，色付けしている．

b：ETDRS grid各領域の平均網膜厚．自動的に定量化され表示される．

c：スポンジ状浮腫のBスキャン像．主に網膜外層の膨化であり，内層は比較的保たれている．浮腫部は低反射となる．

d：嚢胞様浮腫のBスキャン像．中心窩に隔壁のある低反射領域を認め，内境界膜に接している．また硝子体の牽引も確認でき，浮腫の一因と考えられる．

e：漿液性網膜剥離のBスキャン像．中心窩下に漿液性網膜剥離を認め，CMEを合併している．

f〜h：FA所見(f：早期，g：後期)では中心窩に菊花状の間隙内への蛍光貯留を認め，傍中心窩にも漏出を認める．Bスキャン像(h)ではCMEを認める．

3）漿液性網膜剥離（図1-e）

RPEのポンプ機能不全により生じ，多くは1），2）を伴う．剥離部は低反射である．

2．フルオレセイン蛍光眼底造影検査

フルオレセイン蛍光眼底造影検査（fluorescein angiography；FA）は黄斑浮腫の病態評価に有用である．RPEの障害程度，血管病変の検出に有用である．特に後期の漏出による過蛍光はBRBの破綻を示すため重要である．漏出による過蛍光は蛍光貯留と組織染があり，蛍光貯留は網膜およびRPEの組織間に蛍光色素が貯留した状態であり，ヘンレ線維層に形成された菊花状の間隙内への貯留はCMEを示す．組織染は網膜組織内に色素が拡散して結合し過蛍光を示した状態であり，びまん性浮腫を示す[3]．また，黄斑浮腫を伴った局所的な蛍光漏出は毛細血管瘤などの存在を疑う．

III 日常診療で遭遇しやすい黄斑浮腫を生じる疾患（図2）

1．糖尿病黄斑浮腫（図2-a, b）

糖尿病黄斑浮腫（diabetic macular edema；DME）は糖尿病網膜症の全過程で認められ，重症度が高いほど合併率は高く，重症化することが多い[4]．高血糖により網膜血管内皮細胞が障害され血管透過性亢進が生じる．病期の進行は末梢の血流障害を引き起こし，虚血網膜からVEGFが過剰産生される．加えて，高血糖による硝子体器質化は，後部硝子体の網膜牽引を引き起こす[5]．

〈治　療〉

抗VEGF薬硝子体内注射，トリアムシノロンの硝子体内注射やテノン嚢下注射，網膜光凝固術，硝子体手術がある．

抗VEGF薬は現在治療の中心となっている[6]〜[8]．ステロイド局所投与はスポンジ状浮腫やCMEに対する有効性が高いとされている[9]．また，硬性白斑軽減と視力改善効果において抗VEGF薬よりも有用であるとの報告もある[10][11]．

網膜光凝固はFAで局所漏出を認めている場合に有効であり，毛細血管瘤を直接凝固する．教科書的には黄色波長を使用し，スポット径100μm/凝固出力100mW/凝固時間0.1秒で行うが，レーザー瘢痕の拡大（atrophic creep）が生じ得る．筆者らはスポット径50〜60μm/凝固出力70〜120mW/凝固時間0.02秒で行い，より低侵襲な局所凝固を行っている．格子状光凝固に関しては抗VEGF薬が主流となった現在では最終手段と考えている．有効性機序については，網膜内層の酸素分圧上昇に伴う細動脈収縮，RPEのポンプ作用増強などが考えられるが未だ不明な点も多い．

硝子体手術の目的は，主に黄斑部の硝子体牽引解除と，硝子体中のサイトカイン（VEGF，IL-6など）除去である．また，眼内の酸素分圧を上昇させ虚血改善にも有効といわれている[12]．一方，硝子体術後では抗VEGF薬の効果が減弱する可能性もある．

FAを施行し，正確に糖尿病網膜症の病期を把握したうえで硝子体手術の適応を検討する．続発性黄斑上膜を伴っている症例や薬物治療でも効果に乏しい視力0.5以下の症例では硝子体手術を行っている．

2．網膜静脈閉塞症（図2-c）

DMEに次いで多い網膜血管疾患である[13]．血流障害による血漿滲出，蛋白漏出，虚血によるVEGF産生により黄斑浮腫をきたす．

〈治　療〉

急性期と慢性期に分けられ，急性期では抗VEGF薬を主に用いる．浮腫が軽度であれば血圧治療のみで改善する症例もあり，血圧コントロールが重要である．網膜出血が軽減してからFAを行い，虚血網膜が広範囲の場合は網膜光凝固を考慮する．しかし，凝固斑による視野欠損のリスクもあるため，アーケード内では静的視野検査などで術前視野評価を行う．特に上方網膜への光凝固は下方視野欠損を生じることがあるため慎重に検討する．出血のある網膜への光凝固は神経線維の障害をきたすため禁忌である．また，高度な虚血型中心網膜静脈閉塞症には抗VEGF薬の有効性

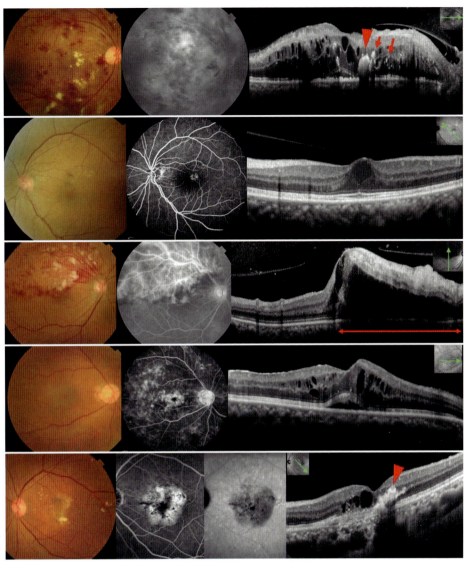

図2 黄斑浮腫を生じる疾患

a：DME．眼底写真では黄斑部に硬性白斑および出血を認め，FA後期ではびまん性の漏出を認める．OCTで囊胞様および，びまん性網膜浮腫を認め，滲出性変化を示すhyperreflective foci（赤矢印）およびその集簇で示される硬性白斑（赤矢頭）が確認できる．

b：DME．FAで中心窩に局所的な漏出を認め毛細血管瘤が浮腫の要因と考える．OCTでは中心窩にCMEを認める．

c：網膜静脈閉塞症．眼底写真では黄斑上方に網膜出血と軟性白斑を認め，FA後期で末梢の静脈組織染による過蛍光を示し，閉塞領域の毛細血管から色素漏れを認める．OCTではCMEと網膜肥厚を認め（赤矢印の範囲），その対側は正常網膜構造を認める．

d：ぶどう膜炎（サルコイドーシス）．眼底写真では発赤した視神経乳頭と中心窩に黄斑浮腫，周辺に網膜出血を認める．FAで網膜血管周囲炎と視神経乳頭からの蛍光漏出，中心窩に菊花状の蛍光貯留を認める．OCTでも中心窩にCMEと漿液性網膜剝離を認める．

e：AMD．眼底写真では一部瘢痕化した灰白色病巣と硬性白斑を認め，FA後期では同部位に組織染を認めIAで低蛍光を示す．OCTでは網膜色素上皮の隆起と，硬性白斑（赤矢頭）およびCMEを認める．

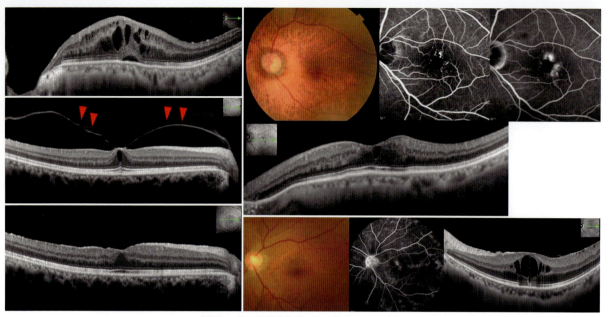

図2 黄斑浮腫を生じる疾患 つづき

f：術後嚢胞様黄斑浮腫（Irvine-Gass syndrome）．後嚢破損を生じた白内障術2か月後に発症した．中心窩にCMEと漿液性網膜剥離を認める．トリアムシノロンテノン嚢下注射で軽快した．

g：MacTel（type 1）．眼底写真では傍中心窩に毛細血管瘤を認め，FA早期では毛細血管の拡張と毛細血管瘤，後期では蛍光漏出を認める．OCTでは嚢胞様浮腫を認める．

h，i：黄斑円孔（stage 1）．OCTではCME様にみえるが，硝子体の牽引（赤矢頭）が認められ，牽引部以外に網膜肥厚はなく，黄斑円孔stage 1と考えられる（h）．自然経過で数か月後に硝子体牽引は解除され，嚢胞は消失改善した（i）．

j：ぶどう膜炎を伴う黄斑上膜．眼底写真で網膜ひだと黄斑周囲の網膜血管蛇行が認められる．FAで網膜全体に毛細血管からの蛍光漏出を，中心窩に蛍光貯留を認め，ぶどう膜炎が示唆された．OCTでは黄斑部にCMEと中心窩陥凹の消失を認めたトリアムシノロンテノン嚢下注射でぶどう膜炎を鎮静化後に硝子体手術を行った．

は証明されておらず，CME治療よりも虚血網膜の治療を優先し汎網膜光凝固を行う[14]．硝子体手術適応についてはDMEに準ずる．

3. ぶどう膜炎（図2-d）

炎症性サイトカインにより黄斑浮腫を生じる[15]．多くはCMEであり，びまん性浮腫は少ない．

〈治療〉

副腎皮質ステロイドの局所治療が主である．トリアムシノロンのテノン嚢下注射は中間部・後部ぶどう膜炎に使用され，有効との報告がある[16)17]．ぶどう膜炎へのステロイド投与は主に非感染性に用いられる．感染性へも用いることがあるが，悪化の恐れがあるため，病態に応じて使用する．局所治療だけで効果不十分，または炎症が強い場合は副腎皮質ステロイド薬や免疫抑制薬の全身投与も行う．びまん性浮腫に関しては硝子体手術も有効であるが，炎症を惹起する可能性もあり得るため慎重に検討する．

4. 加齢黄斑変性（図2-e）

加齢黄斑変性（age-related macular degeneration；AMD）においてVEGF過剰産生は血管透過性亢進，内BRBの破綻を生じるとともに脈絡膜新生血管（choroidal neovascularization；CNV）由来の漏出液から黄斑浮腫をきたす．抗VEGF薬硝子体内注射などによりCNVの活動性が消退した後も黄斑浮腫のみ残す場合，長期経過によるRPEのポンプ機能不全が原因と考えられる．

〈治療〉

視細胞障害も強く，網膜形態改善による視力向上も望めないことも多い．網膜剥離がなくCNVの活動性がない症例では，黄斑浮腫に対する治療はせず，定期的な経過観察としている．

5. 術後嚢胞様黄斑浮腫(Irvine-Gass syndrome)(図 2-f)

内眼手術後に生じる CME のなかで，白内障術後に生じた浮腫を Irvine-Gass syndrome と呼ぶ．後嚢破損や硝子体脱出など術中合併症があった症例に生じやすいが，現在の小切開白内障手術後にも生じ得る．眼内炎症によるプロスタグランジン(prostaglandin；PG)や VEGF などの炎症性サイトカインが硝子体内に産生され，内 BRB が破綻し生じる．多くは白内障術後 3〜12 週間に発症するが，数か月〜数年後に発症する例もある．白内障手術既往眼に黄斑浮腫を認めた場合，下方隅角に残存水晶体核片の有無，角膜創口などへの硝子体嵌頓の有無，1 ピースアクリルレンズなどの不適切な眼内レンズが嚢外固定されていないかなどを確認する．

〈治　療〉

発症して 3〜12 か月で 80％の症例が自然軽快するとされている[18]．予防，治療には PG 生合成抑制作用のあるジクロフェナク Na，ブロムフェナク Na 水和物，ネパフェナクの点眼薬が有効である．その他ステロイド薬の点眼，テノン嚢下注射，内服がある．しかし，水晶体核片の残存など原因が明らかな場合は原因除去を同時に行う．遷延する場合には硝子体手術も検討する．

6. 毛細血管拡張症(図 2-g)

Yannuzzi らは OCT を用いて毛細血管拡張症(macular telangiectasia；MacTel)を 3 つに分類した[19]．Type 1 は血管瘤型，type 2 は傍中心窩型，type 3 は閉塞型とされる．Type 1 では毛細血管内皮の脆弱化により毛細血管拡張，血管瘤形成が生じ，type 2 では網膜の萎縮性変化が主体として毛細血管瘤が生じ，type 3 ではメカニズムが不明ではあるが，血管閉塞が主体と考えられている．いずれの病型も血漿成分が漏出し CME を生じ得る．特に type 2 では中心窩に嚢胞様変化を生じることがあり，黄斑円孔 stage 1 との鑑別が必要である．

〈治　療〉

Type 1 では毛細血管瘤への直接凝固が有効である．Type 2 には抗 VEGF 薬や光線力学療法が新生血管からの滲出性変化に有効との報告があるが[20)21)]，非増殖期の抗 VEGF 薬では視力の改善は認めなかった[22]．Type 3 に確立した治療はない．

7. 黄斑円孔(図 2-h, i)

黄斑円孔の stage は Gass 分類や OCT を用いた岸分類がある[23)24)]．Stage 1 の OCT 所見は CME と類似しているが，中心窩への硝子体牽引による中心窩内層嚢胞や微中心窩剝離，または外層円孔の状態である．OCT を用いた硝子体の観察が有用である．CME との鑑別が困難であれば FA を行う．

〈治　療〉

この状態では 20〜50％の症例で自然寛解があるため，基本的には経過観察をする．しかし，視力低下を伴っている場合や変視の強い場合は早期手術を行っている．

8. 黄斑上膜(図 2-j)

発生機序により特発性黄斑上膜と続発性黄斑上膜に分類される．

黄斑上膜では，20〜30％に CME を合併することが知られており[25]，視力予後不良因子である．CME を伴う黄斑上膜ではぶどう膜炎による続発性黄斑上膜である可能性があり，術前に FA を行っている．ぶどう膜炎による続発性黄斑上膜では術後視力低下が 37.5％あったとの報告[26]があり，術前の鑑別が重要である．

〈治　療〉

ぶどう膜炎による続発性黄斑上膜で CME を伴っている場合はまずはトリアムシノロンテノン嚢下注射を施行している．多くの症例で CME は軽減する．硝子体手術が必要となった際にもステロイド局所療法を併用している．

（若月　優，中静裕之）

文献

1) 西川真平：網膜の解剖．眼科プラクティス6（大鹿哲郎編），文光堂，pp.186-194，2005．
2) Otani T, Kishi S, Maruyama Y : Patterns of diabetic macular edema with optical coherence tomography. Am J Ophthalmol, 127 : 866-893, 1999.
3) 志村雅彦：糖尿病黄斑浮腫の治療．あたらしい眼科，28 : 173-182, 2011.
4) Das A, McGuire PG, Rangasamy S : Diabetic macular edema : pathophysiology and novel therapeutic targets. Ophthalmology, 122 : 1375-1394, 2015.
5) Bresnick GH : Diabetic macular edema. A review. Ophthalmology, 93 : 989-997, 1986.
6) Massin P, Bandello F, Garweg JG, et al : Safety and efficacy of ranibizumab in diabetic macular edema (RESOLVE Study). Diabetes Care, 33 : 2399-2405, 2010.
7) Mitchell P, Bandello F, Schmidt-Erfurth U, et al : The RESTORE Study Ranibizumab monotherapy or combined with laser versus laser monotherapy for diabetic macular edema. Ophthalmology, 118 : 615-625, 2011.
8) Nguyen QD, Shah SM, Heier JS, et al : Primary end point (six months) results of the ranibizumab for edema of the macula in diabetes (READ-2) study. Ophthalmology, 116 : 2175-2181, 2009.
9) Guney S, Schuler A, Ott A, et al : Dexamethasone prevents transport inhibition by hypoxia in rat lung and alveolar epithelial cells by stimulating activity and expression of Na+ -K+ -ATPase and epithelial Na+ channels. Am J Physiol Lung Cell Mol Physiol, 293 : 1332-1338, 2007.
10) Ciardella AP, Klancnik J, Schiff W, et al : Intravitreal triamcinolone for the treatment of refractory diabetic macular oedema with hard exudates : an optical coherence tomography study. Br J Ophthalmol, 88 : 1131-1136, 2004.
11) Avci R, Kaderli B : Intravitreal triamcinolone injection for chronic diabetic macular oedema with severe hard exudates. Graefe's Arch Clin Exp Ophthalmol, 244 : 28-35, 2006.
12) Stefansson E : Physiology of vitreous surgery. Graefes Arch Clin Exp Ophthalmol, 247 : 147-163, 2009.
13) Mitchell P, Smith W, Chang A : Prevalence and associations of retinal vein occlusion in Australia. The Blue Mountains Eye Study. Arch Ophthalmol, 104 : 1033-1040, 1996.
14) Brown DM, Wykoff CC, Wong TP, et al : Ranibizumab in preproliferative (ischemic) central retinal vein occlusion : the rubeosis anti-VEGF (RAVE) trial. RAVE Study Group. Retina, 34 : 1728-1735, 2014.
15) 髙瀬　博：硝子体混濁・出血．眼科プラクティス28（大橋裕一，田野保雄編），文光堂，p.54，2009．
16) Venkatesh P, Kumar CS, Abbas Z, et al : Comparison of the efficacy and safety of different methods of posterior subtenon injection. Ocul Immunol Inflamm, 16 : 217-223, 2008.
17) Venkatesh P, Abhas Z, Garg S, et al : Prospective optical coherence tomographic evaluation of the efficacy of oral and posterior subtenon corticosteroids in patients with intermediate uveitis. Graefes Arch Clin Exp Ophthalmol, 245 : 59-67, 2007.
18) 柳　靖雄：嚢胞様黄斑浮腫への対策．臨眼，64 : 252-253, 2010.
19) Yannuzzi LA, Bardal AM, Freund KB, et al : Idiopathic macular telangiectasia. Arch Ophthalmol, 124 : 450-460, 2006.
20) Potter MJ, Szabo SM, Sarraf D, et al : Photodynamic therapy for subretinal neovascularization in type 2 A idiopathic juxtafoveolar telangiectasis. Can J Ophthalmol, 41 : 34-37, 2006.
21) Roller AB, Folk JC, Patel NM, et al : Intravitreal bevacizumab for treatment of proliferative and nonproliferative type 2 idiopathic macular telangiectasia. Retina, 31 : 1848-1855, 2011.
22) Matsumoto Y, Yuzawa M : Intravitreal bevacizumab therapy for idiopathic macular telangiectasia. Jpn J Ophthalmol, 54 : 320-324, 2010.
23) Gass JD : Reappraisal of biomicroscopic classification of developing of a macular holes. Am J Ophthalmol, 119 : 752-759, 1995.
24) Kishi S, Takahashi H : Three-dimensional observations of developing macular holes. Am J Ophthalmol, 130 : 65-75, 2000.
25) Wickham L, Gregor Z : Epiretinal membrane. Retina (Ryan SJ ed), 5th ed, Elsevier/Saunders, pp.1954-1961, 2013.
26) Tanawade RG, Tsierkezou L, Bindra MS, et al : outcomes of pars plana vitrectomy with epiretinal membrane peel in patients with uveitis. Retina, 35 : 736-741, 2015.

Ⅲ 日常診療でよく遭遇する眼疾患のマネージメント

9 眼瞼・結膜の腫瘤性病変

🔍 日常診療でのポイント―私の工夫―

- ☑ 腫瘍診断において，細隙灯顕微鏡は最強のアイテムである．ポイントを押さえた観察をすれば，研修医でも正しい臨床診断はできる．成書の「典型的写真」に頼ってはいけない．
- ☑ 腫瘍患者は「手遅れ」を怖がる．漫然とした保存的治療は，医療トラブルの元凶になる．検査・治療は時間との勝負である．特に悪性腫瘍を疑ったら，すぐ生検，病理組織検査を行うこと．
- ☑ カメラ，定規，ライターは3種の神器で，腫瘍の形状の記録，大きさの経時的変化，切除時の止血などに効果を発揮する．

Ⅰ はじめに

眼瞼や結膜は，上皮をはじめさまざまな組織によって構成される（図1）．その腫瘤性病変は目立つ部位にあるため，患者が早期に自覚，受診することが多い．しかし，良性/悪性を含めた正確な臨

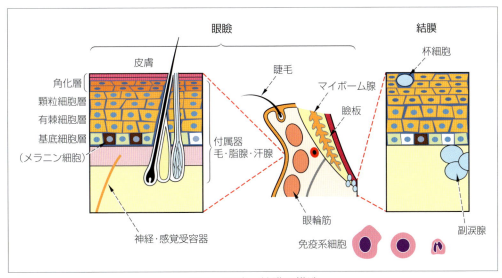

図1　眼瞼・結膜の構造

腫瘤性病変に関連する構造を模式図で示す．上皮には，皮膚と結膜がある．皮膚の最表面は表皮で，メラニン細胞が豊富な基底層で，角化をしながら剥脱する．真皮には感覚神経および受容器が到達する．付属器として毛・脂腺・汗腺などがある．結膜はメラニン細胞が少なく，角化，付属器はないが，杯細胞や副涙腺がある．眼瞼には，睫毛，瞼板とそのなかに脂肪を分泌する脂腺（マイボーム腺）がある．これらのなかに免疫細胞（組織球，リンパ球，好中球）などがある．腫瘤性病変はこれらの細胞から由来する．

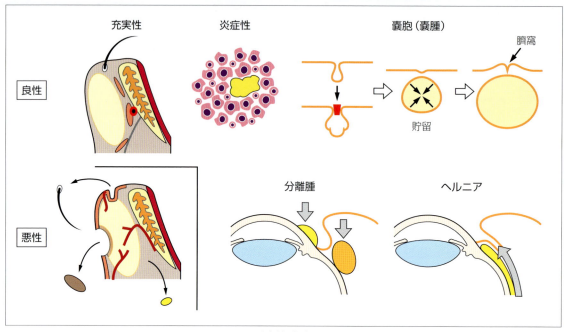

図2 腫瘍性病変の分類

腫瘍には，細胞増殖が異常に早くなり塊状になる充実性腫瘍，炎症細胞が集簇して塊状になる炎症性腫瘍，上皮の陥入や腺管の閉塞などで組織が袋状になり内腔に代謝物や分泌物を貯留しながら増大する囊胞(囊腫)，先天性に組織が迷入/異常分化，増大する分離腫，他組織のヘルニアなどに分類される．

良性腫瘍は，一般的に発育は緩徐であり，そのため栄養はあまり要求されず周辺からの血管の引き込みは少ない．被膜内など限定された空間で局所増大するため，腫瘍と周辺組織との境界は明瞭である．周辺組織を圧排，変形させることはあっても，破壊することは少なく，遠隔転移はしない．

これに対し，悪性腫瘍は一般的に発育は急速で栄養の需要は強いため，周辺から新生血管を引き込む．虚血を生じてしまうと腫瘍内で壊死，潰瘍化することもある．周囲の組織へ浸潤するため，腫瘍と周辺組織との境界は不明瞭で癒着して可動性を失う．周辺組織の破壊が強く，毛根や表皮基底層が浸潤された場合は，睫毛禿や脱毛，周囲皮膚の色素脱失などがみられる．進行すると遠隔転移を生じる．

床診断，生検による病理組織学的検査，迅速な外科的治療などがあまり行われていないことなどの問題がある．臨床診断が困難になる理由は，発生する腫瘍性病変(図2)が多彩であるうえ，位置，状況によりその形態が変化に富むからである．眼瞼では，霰粒腫が約6割，良性腫瘍が約3割，悪性腫瘍が1割である．このなかで，悪性腫瘍，特に脂腺癌を，最もよくみられる霰粒腫と誤診してしまう場合が多い[1)〜3)]．また，生検・外科的治療が敬遠される理由として，出血や術後変形などが懸念されるためと思われる．せっかく患者が早期受診しても，保存的治療を漫然と続けられ，紹介されたのは増大・多発化した後という例もよく経験する．

本稿では，霰粒腫，よく遭遇する良性の腫瘍および類似した悪性腫瘍を題材に，診断面，治療面の諸問題への対処法を述べる．

II 適切な対処法

1. 診断のポイント

表面から観察可能な場合，細隙灯顕微鏡が最適な器材である．由来や性質を示す所見，悪性腫瘍の検出に重要な所見(表1)を読み取り，腫瘍を絞り込む．診察の都度，定規を腫瘍の脇にあてた写真も撮影しておくと大きさの経時的変化がわかり

表1 診療のポイント

由来や性質を示す所見		
位置	皮膚側	表皮由来
	瞼板側	マイボーム線由来
表面の性状	黒点・黒色斑	上皮基底層(メラニン細胞)由来
	角化・異常角化	表皮浅層由来
	陥凹(臍窩)	上皮の陥入
隆起状態の形状	単房性・(半)球形	内容物の膨大
	多房性・凹凸不正	上皮の増殖
透見所見	透明	漿液腺・杯細胞由来
	黄色物	脂肪または脂肪を貪食した組織球
	淡紅色	リンパ球の集簇
	赤色	血液
悪性腫瘍の検出に重要な所見と意義		
周辺部の充血または新生血管の引き込み		：栄養需要が増大，悪性腫瘍か炎症
腫瘍中心部の潰瘍		：栄養不足による壊死脱落
周辺との境界が不明		：腫瘍細胞が周辺組織に浸潤
由来組織以外との可動性の消失		：腫瘍細胞が周辺組織に浸潤
睫毛禿，色素脱失		：周辺組織の破壊所見

やすい．マイボグラフィーは，脂肪の量により赤外線反射状態が異なり，霰粒腫か脂腺癌かの鑑別に有用なことがある[4)5)]．臨床診断で迷う場合，一部または全部を切除して，病理組織診断を行う．霰粒腫を図3に，その他の腫瘍を図4～8に示す．

深部で表面から見えない場合は，超音波Bモード，CT，MRIなどで，腫瘍の大きさ，周辺組織への破壊状況，造影剤で血流の状態を観察する．

2．治療のポイント

霰粒腫，主な良性腫瘍および悪性腫瘍に分けて述べる．

1) 霰粒腫

病変部の脂肪と肉芽腫除去を行うのが理想である(図9)．切開は，限局型，化膿性肉芽腫では結膜側から，びまん型では皮膚側から行う．出血の危険性を軽減するため，エピネフリン添加局麻剤を用い，挟瞼器下で血管の走行に平行に切開する(結膜側では縦，皮膚側では横)．化膿性肉芽腫がある場合は，突出部分を切断し，その切断部から瞼板内に入る．次いで，脂肪と肉芽腫の完全除去を行うが，柔らかく粘着性があるため，鋭匙のみでは掻爬しきれないことが多い．先に局麻剤の残りを腫瘍内に注入すると，簡単に掻爬，圧出しやすくなる．「被膜」除去の必要はない．確実に止血をする．皮膚が脆弱化しているので，皮膚縫合はマットレス縫合が安全である．広範囲に浸潤している場合は，可及的に除去するが，醜形を残すこともある．

年齢やその他の理由で保存的治療を選択する場合もある．アセトアミノフェン内服や，ステロイド点眼/軟膏の局所投与を行う．縮小効果発現には時間がかかり，かつ限定的である．保存的治療に抵抗して腫瘍の増大，多発化した場合は，直ちに手術に踏み切るべきである．

2) 良性腫瘍

一般の腫瘍と尋常性疣贅(乳頭腫)とで方針が少し異なる．

一般の腫瘍では，大きさを観察記録しながら経過観察してもよい．手術は腫瘍境界ぎりぎりでの除去が必要となる．嚢胞は，応急処置としては切開，内容物の排出を行うが，根治には全摘出する必要がある(図10)．瞼縁では open treatment

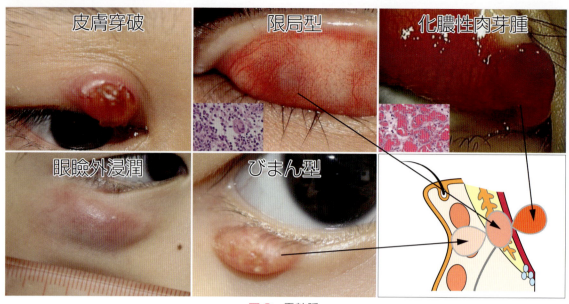

図3 霰粒腫

炎症性腫瘤である．マイボーム腺やツァイス腺などの分泌脂肪の毒性に感作され，組織球が主体になり脂肪を攻撃する．肉芽腫を形成する脂肪の含有量は少ない．組織球は周辺組織へ浸潤しやすく，場所により霰粒腫の形態は変異する．マイボーム腺内にとどまっている場合(限局型)は，眼瞼結膜側にわずかな隆起があり，内部は灰白色物が貯留，周囲は充血している．しかし，瞼板の皮膚側に穿破した場合(びまん型)では，充血を伴う皮下腫瘤となり，さらに，皮膚穿破や眼瞼外に浸潤していく．多発化することも多い．瞼板の結膜側に穿破した場合，単房性の血管に富んだ柔らかい腫瘤(化膿性肉芽腫)となる．ちぎれやすく易出血性である．

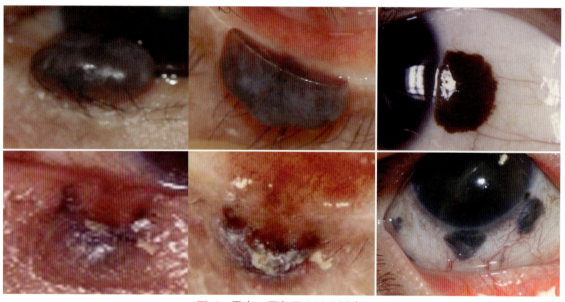

図4 黒点・黒色斑を示す腫瘤

黒くその奥は透見困難で，上皮基底層(メラニン細胞)の増殖を示す．

a	c
b	d

a：眼瞼縁の母斑細胞性母斑．皮膚面は，半球状に隆起している．周囲との境界は明瞭，睫毛は圧排されているが脱落はない．結膜面でも新生血管の引き込みはない．以上から良性と診断できる．

b：眼瞼の基底細胞癌．皮膚面は平坦で境界は不鮮明．表皮浅層を持ち上げその奥に潜り込むように発育しているのが透見できる．睫毛禿を生じている．結膜面は結膜血管から新生血管を引き込んでいる．以上から悪性と診断できる．進行例は図13-a を参照

c：結膜の母斑細胞性母斑．扁平な局面で周囲との境界は明瞭である．耳側から入る血管は正常の走行である．以上から良性と診断できる．

d：結膜の悪性黒色腫．境界明瞭ではあるが多発性であり異常走行をする新生血管が引き込まれている．以上から悪性と診断できる．

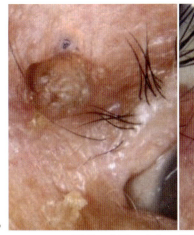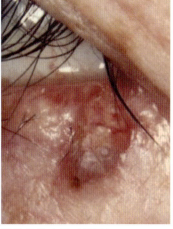

a | b

図5 表面の角化・異常角化を示す腫瘤

白くギラギラと光を反射しその奥は透見困難で，角化層の増大，すなわち表皮浅層の増殖を示す．

- a：眼瞼の脂漏性角化症（老人性疣贅）．粗い角質に覆われた半球状の隆起．周囲との境界は明瞭，新生血管の引き込みはなく境界部に毛が生えている．以上から良性と診断できる．
- b：眼瞼の扁平上皮癌．粗い角質に覆われた半球状の隆起．境界明瞭であるが，瞼縁の皮膚色素は脱失し，新生血管を引き込んでいる．睫毛禿もある．以上から悪性と診断できる．

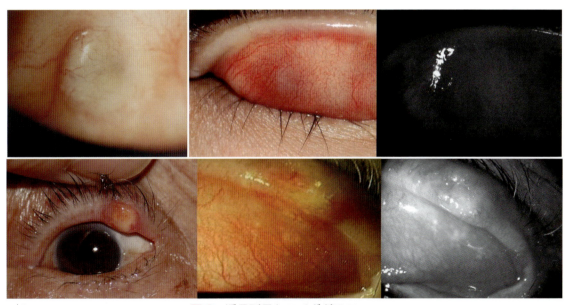

a | b
c

図6 透見所見とマイボグラフィー

臨床上最も重要な，黄色物が透見された場合について述べる．

- a：マイボーム腺嚢胞．脂肪の貯留性嚢胞で周囲の充血はない．
- b：霰粒腫（限局型）．上眼瞼に2か所，充血を伴う腫瘤がみられ，灰白色の貯留物が透見される．この貯留物は脂肪が少ないためマイボグラフィーでは低反射を示す．
- c：マイボーム腺癌．瞼縁に半球状隆起があり黄色物が透見される．睫毛禿はない．結膜側では黄色物は瞼板全長に広がり，周囲の充血のほか黄色物の上を横走する新生血管がみられる．マイボグラフィーでは高反射を示し，含有脂肪が多いことがわかる．以上から瞼板内に限局した早期の脂腺癌と診断できる．進行例は図13-aを参照．霰粒腫と誤診しやすく，遠隔転移を生じやすいことに注意

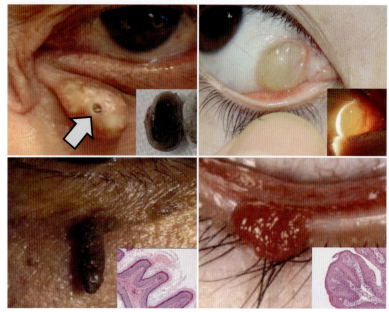

図7 単房性腫瘤と多房性腫瘤

単房性は内容物の膨大による体積増大を，多房性は上皮増殖による表面積増大を示す．ここでは良性腫瘤を挙げる．

a：粉瘤（皮様囊腫）．皮膚の垢や分泌脂肪が貯留してきたため，球形に近い単房性腫瘤となる．皮膚表面に陥凹（臍窩）がある（矢印）．

b：結膜囊胞．結膜下に血管侵入や周囲組織破壊のない単房性腫瘤がみられる．徹照法で腫瘤全体が輝き，透明な液体が貯留していることがわかる．

c，d：尋常性疣贅（乳頭腫）．乳頭腫ウイルス感染により上皮全層が増殖し多房性腫瘤となる．メラニン細胞の増殖状態で色調が変わる．皮膚側に発生したものは黒く（c），結膜側では赤く，霰粒腫の化膿性肉芽腫との鑑別が必要である（d）．

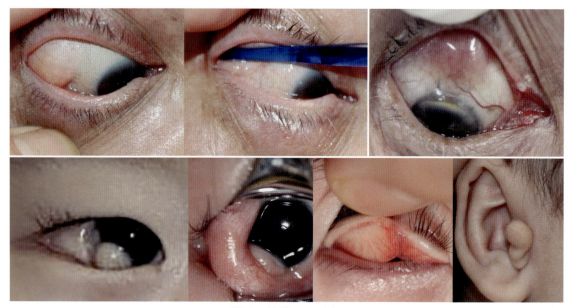

図8 結膜下の腫瘤

a：結膜下脂肪ヘルニア．眼窩脂肪の脱出．黄色腫瘤が角膜に向かい凸に突出している．圧迫により，一時的に眼窩へ還納される．

b：結膜下悪性リンパ腫．淡紅色の腫瘤が角膜に向かい凸に突出しており，眼窩への還納はない．内眼角からの新生血管を引き込んでいる．

c：リポデルモイド（皮脂脂肪腫）．先天性の分離腫である．角膜に対して凹の突出を生じる．この症例では輪部デルモイド（皮様腫），眼瞼欠損，副耳などもある（Goldenhar症候群）．

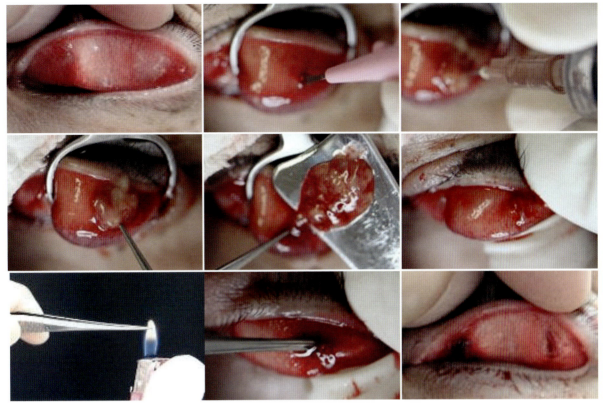

図9 霰粒腫切開術

a：左上眼瞼に限局型の霰粒腫が2か所みられる．
b：局麻後，耳側の霰粒腫部の結膜から瞼板までを縦に2mmほど切開する．
c：局麻剤を切開創から注入すると，粘着性を失った肉芽腫が流出し始める．
d：鋭匙で掻爬する．
e：検体を集め，病理組織学的検査に提出する．
f：眼瞼を指ではさみ，残っている肉芽腫を圧出，平坦になったことを確認する．
g：バイポーラーがない場合，ピンセットを熱して内腔を焼灼することもある．
h：2か所の術直後．出血はない．

(Laissez-faire)法が，簡便かつ眼瞼の変形を生じにくい(図11)．

尋常性疣贅(乳頭腫)は，眼瞼，結膜嚢内，涙道などへ伝染していくので可及的早期に対処する．多発化している場合は，後療法としてヨクイニン(ハト麦)内服も有用である(図12)．75％に有効とされる．

3)悪性腫瘍

外科的安全域を伴う全切除が原則(図13)であるが，眼窩内への浸潤，所属リンパ節への転移などを生じている場合，生検にとどめることもある(図14)．手遅れにならないよう，専門医療機関への転送が安全である．

(根本裕次)

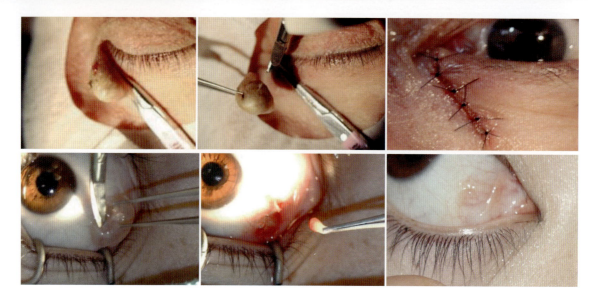

図10　単純切除/摘出術

a-1	a-2	a-3
b-1	b-2	b-3

粉瘤（a：図7-aと同一例）と結膜囊胞（b：図7-bと同一例）を示す．

a-1：皮膚が余っているため，腫瘤と同時切除する．局麻後，モスキート鉗子で腫瘤基部を把持する．
a-2：把持部より腫瘤側を切断，切除する．腫瘤が残存していないことを確認する．
a-3：皮膚創を縫合閉鎖する．皮膚に余裕があったため，眼瞼の変形はない．
b-1：点眼麻酔後，結膜切開のみ行う．
b-2：囊胞壁が薄いので破れることが多い．囊胞壁を残存させると再発するので，囊胞を全摘出する．この後，結膜創を縫合閉鎖する．
b-3：術後1か月．腫瘤再発はない．

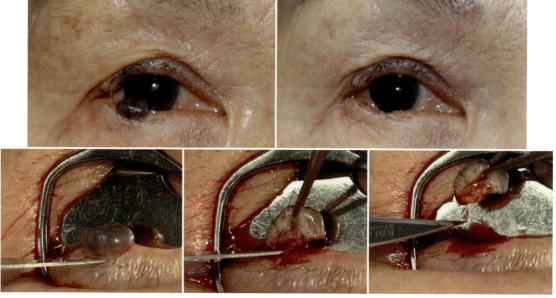

図11　Open treatment（Laissez-faire）法

a	e
b	c	d

眼瞼縁の母斑細胞性母斑（図4-aと同一例）．

a：術前．切除縫縮では瞼縁の変形を生じる危険がある．
b：局麻後，手術用顕微鏡下で，腫瘤境界部全周を浅く切開する．
c：腫瘤を挙上して，腫瘤下面と正常組織との間を剥離する．深く切り込んで正常組織を取ったり，浅く切り込んで腫瘤を正常組織側に残したりしないよう観察しながら行う．
d：腫瘤切除終了直後．この後止血を行う．縫縮はせず抗生剤眼軟膏塗布で経過観察し，上皮化を待った．
e：術後2週．変形はわずかである．

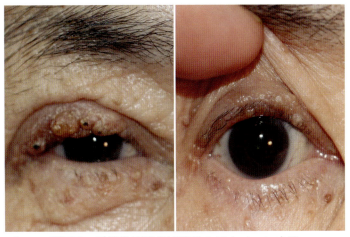

a|b 　図12　尋常性疣贅(乳頭腫)のヨクイニン内服
　　　a：投与前
　　　b：4週投与後．腫瘤は減少，縮小している．

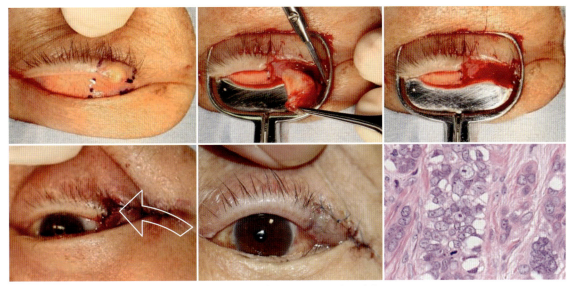

a|b|c
d|e|f
　　図13　早期癌の切除・眼瞼再建術
脂腺癌(図6-cと同一例)．
a：マイボグラフィーで高反射を示す範囲を切除デザインとする．
b：局麻後，手術用顕微鏡下で，黄色腫瘤が露出しないように注意しながら切除する．迅速病理で検体の断端は陰性であった．
c：眼瞼の欠損範囲は1/3よりも大きく，単純縫縮は限界である．
d：外眼角切開を加え，外眼角靱帯を切断し，外眼角の結膜，眼輪筋・皮膚を移動縫縮する(矢印)．
e：術後1週時．腫脹も少なく，整容的にも問題はない．
f：病理組織像．脂肪空胞を有する腫瘍細胞が索状～小胞巣状に増殖しており，腫瘍細胞の核は大型で多形性が強く，明瞭な核小体，多数の核分裂像などがみられる．

(文献5より)

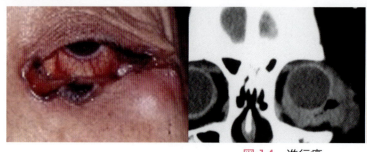
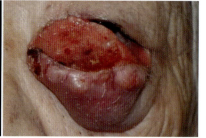

図14 進行癌　　　　　　　　　　　　　　　　　a｜b

a：近医にて「左下眼瞼潰瘍遷延」として1年半軟膏治療をされていた．生検で基底細胞癌が確定した．すでに眼窩内に浸潤していた．右眼はすでに失明していたため，眼窩内容除去はできず，放射線治療を行った．頭蓋内浸潤を生じ，2年半後死亡した．

b：認知症で施設入所しており眼科受診が遅れた．すでに，顎下リンパ節は腫脹していた．「物が見えにくいので」局麻下での部分切除のみ行い，脂腺癌が確定した．全身精査・追加治療を拒否，半年後に死亡した．

文献

1) Özdal PÇ, Codère F, Callejo S, et al：Accuracy of the clinical diagnosis of chalazion. Eye, 18：135-138, 2004.
2) Yeatts RP, Waller RR：Sebaceous carcinoma of the eyelid：pitfalls in diagnosis. Ophthalmic Plast Reconstr Surg, 1：35-42, 1985.
3) Shields JA, Demirci H, Marr BP, et al：Sebaceouc carcinoma of the eyelids. Personal experience with 60 cases. Ophthalmology, 111：2151-2157, 2004.
4) Nemoto Y, Arita R, Mizota A, et al：Differentiation between chalazion and sebaceous carcinoma by noninvasive meibography. Clin Ophthalmol, 8：1869-1875, 2014.
5) 根本裕次，溝田　淳，有田玲子ほか：非侵襲的マイボグラフィーで観察したマイボーム腺癌の1例．眼臨紀，7：95-99，2014.

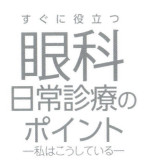

IV 誰もが手こずる眼疾患の治療

IV 誰もが手こずる眼疾患の治療

1 MRSA 感染症

> **日常診療でのポイント―私の工夫―**
> - ☑ 検出された MRSA が常在細菌か，原因菌かを理解することが重要である．
> - ☑ MRSA の保菌があるか，鼻腔培養も併せて行う．
> - ☑ MRSA による眼感染症治療は，薬剤毒性を考慮しながら全力投球で行う．

I はじめに

1. MRSA について

MRSA はメチシリン耐性黄色ブドウ球菌の略称（methicillin resistant *Staphylococcus aureus*）で，細菌学的には「*mecA* 遺伝子存在下で PBP-2'（' はプライムという）を産生し，β-ラクタム薬に抵抗を示す黄色ブドウ球菌」と定義される．*mecA* 遺伝子は β-ラクタム系抗菌剤の分解酵素である β-ラクタマーゼの産生にもかかわっていることが報告されている．つまり，*mecA* 遺伝子は標的酵素の親和性低下と抗菌剤の分解という，2 つの耐性化機構を同時に発現している．ブドウ球菌の環状 DNA に組み込まれた *mecA* 遺伝子は，外来性の DNA 断片である SCC*mec* 上に存在することが明らかになった．すなわち，ブドウ球菌は外来性の耐性遺伝子 *mecA* 遺伝子を取り込むことによって耐性を獲得したと考えられる．そのため，*mecA* 遺伝子を有する黄色ブドウ球菌は MRSA となるが，細菌検査室では遺伝子検査を頻繁に行えないため，MRSA の判定基準として薬剤感受性試験を行いオキサシリン≧4 μg/ml の黄色ブドウ球菌を MRSA と判定している．臨床においては，β-ラクタム薬のみならず多くの抗菌薬に耐性を示すため，治療が難しいだけでなく，院内において医療従事者や器具を介して伝播し，結果的に院内感染を起こすため問題となっている．そのため，MRSA が検出された場合は，適切な対処が必要となってくる．

MRSA の出現には，前述のように外来 DNA 断片である SCC*mec* を取り込むことであるが，そのようなイベントは今までわずかしか発生していない．すなわち，世界中の MRSA 出現は新しい MRSA クローンの新規導入の多発ではなく，わずかな MRSA クローン型の伝播から生じていることが明らかである[1]．眼科領域においても，ほぼ同様に MRSA クローンが拡大しており[2]，抗菌薬の使用や不適切な消毒によって，ある種の MRSA クローンが選択され，さらに医療従事者の手指を介して，伝播拡大していることが考えられる．

MRSA には，院内感染型 MRSA と市中感染型 MRSA に分けられ，その細菌学的な特徴も異なるといわれている（表 1）．一般的には，院内感染型 MRSA は，多剤耐性である一方，毒素産生などの

表 1 院内感染型 MRSA と市中感染型 MRSA の特徴

	市中感染型	院内感染型
由来	地域	病院
患者	小児・成人	高齢者・免疫不全患者
病原性	高い	低い
多剤耐性	なし	あり

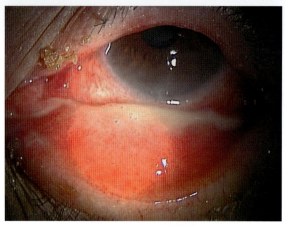

図1　MRSA結膜炎
膿性眼脂と結膜充血を認める．

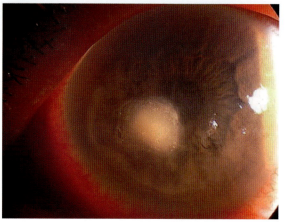

図2　MRSA角膜炎
強い角膜細胞浸潤を認める．

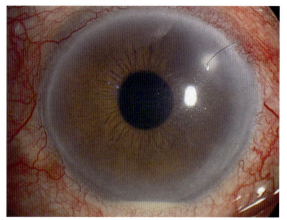

図3　MRSAによる縫合糸感染
緩んだ縫合糸の周辺に角膜細胞浸潤を認める．

多い．結膜炎では，ほかの菌による結膜炎と同様に膿性眼脂と比較的強い結膜充血を認める（図1）．角膜炎では，メチシリン感受性黄色ブドウ球菌と同様に角膜に類円形の細胞浸潤を認め，場合によっては，前房蓄膿などを生じる場合がある（図2）．さらに，縫合糸感染として認める場合もある（図3）．眼内炎では，白内障術後眼内炎の原因菌としてMRSAが検出されることに加えて，近年では，易感染宿主（compromised host）における内因性眼内炎の原因菌である場合も多い[4]．眼内炎の臨床所見としては，表皮ブドウ球菌などのコアグラーゼ陰性ブドウ球菌と比べると，前房炎症や硝子体混濁など比較的強い炎症を生じる．MRSAによる内因性眼内炎では網膜下膿瘍を認めることがある．

病原性は低く，一方，市中感染型MRSAは，病原性は高いがフルオロキノロンやミノサイクリンなどの抗菌薬には感受性が高いと考えられる．しかしながら，近年，眼科領域において，病原性が高い院内感染型MRSAクローンが報告されており[3]，より多剤耐性で高病原性のMRSAクローンの出現増加が危惧される．

2. 病態

眼科領域におけるMRSA感染症としては，結膜炎や角膜炎などの外眼部感染症，涙囊炎などの涙道感染，眼内炎などがあり，ほぼすべての眼感染症の原因菌となり得る．しかしながら，高齢者や入院歴があるなどMRSAの保菌リスクが高い場合に認められる場合や，角膜移植後など抗菌薬点眼を長期に投与されている場合に発症する場合が

II 私の診断法

結膜や角膜などの外眼部より，MRSAが検出された場合，その検出菌が感染症の原因菌なのか，それとも結膜囊や眼瞼など外眼部の常在菌なのかを判断する．判断するポイントを表2に示す．まず，確認すべきは眼部試料（角膜擦過物，眼脂）の塗抹標本所見との相同性である．塗抹標本において，好中球のグラム陽性球菌の貪食像があれば，原因菌である可能性が高い．また，結膜囊に常在菌として存在する黄色ブドウ球菌の量は，1スワブ中（結膜囊を綿棒で一往復した場合）多くても

表2 検出されたMRSAが原因菌か否かのポイント

角結膜感染症においてMRSAが検出された場合，その検出菌を原因菌と判断するには以下のポイントが重要である．

	ポイント
塗抹標本の鏡検	①好中球によるグラム陽性球菌の貪食像の存在 ②菌数が多い
菌量が多い	①培地上のコロニー数が多い （黄色ブドウ球菌では 10^2 CFU/ml 以上では原因菌の可能性が高い） ②繰り返し同一菌種が検出される
経過との相同性	①薬剤感受性結果と治療経過の一致 （バンコマイシンなどの抗MRSA薬で臨床所見が軽快した場合）

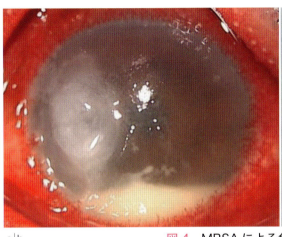 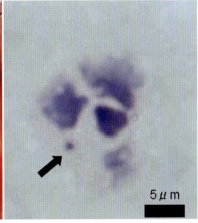

a｜b　　図4　MRSAによる角膜炎

a：前眼部写真．強い角膜浸潤と前房蓄膿を認める．
b：角膜擦過物のグラム染色による塗抹標本．好中球に貪食されるグラム陽性球菌（矢印）を認める．

10^2 CFU/ml（colony forming unit）であるため，試料から 10^2 CFU/ml 以上の菌量が認められる場合は原因菌である場合が多い．図4の症例では，病巣部角膜擦過物から，約 10^2 CFU の菌量のMRSAが検出され，また，図4-bのように好中球によるグラム陽性球菌の貪食像を認めたため，検出されたMRSAは角膜炎の原因菌として判断し，治療を開始できた．このように，まず，検出菌が原因菌か，常在菌かの見極めを行わなければならない．眼内炎に関しては，無菌的操作で採取した眼内液からMRSAが検出された場合は，原因菌である場合が多い．さらに，MRSA保菌者であるかを確認するためには，鼻腔や咽頭など，ほかの部位からMRSAが検出するかを確認し，検出された場合は保菌者として取り扱う必要がある．

III　私の治療法

1. MRSA治療薬

　MRSA感染症の治療として，MRSAに対して感受性を有する抗菌薬を使用する．保険適用のあるMRSA治療薬に加えて，保険適用はないもののMRSAに良好な感受性を有する抗菌薬も存在する．グリコペプチド系抗菌薬は細胞壁合成酵素の基質であるD-アラニル-D-アラニンに結合して細胞壁合成酵素を阻害し，菌の増殖を阻止する働きがある．黄色ブドウ球菌に殺菌作用を持つ．バンコマイシンやテイコプラニンは，MRSAに対して高い感受性を持っている．眼科領域ではバンコマイシン眼軟膏が市販されており，MRSAによる結膜炎や眼瞼炎などに保険適用がある．全身投与では，時間依存性に効果を有する．副作用には腎障害や難聴があり，また，バンコマイシンの点滴

表3 MRSAの治療・除菌例

MRSAによる結膜炎の治療例（局所投与）
下記の単独もしくは併用 　1．クロラムフェニコール点眼：1日4回（重症度により点眼回数を増加） 　2．トブラマイシン点眼またはゲンタマイシン点眼：1日4回（重症度により点眼回数を増加） 上記の点眼で効果がない場合 　1％バンコマイシン眼軟膏：1日4回塗布
MRSAによる角膜炎の治療例（局所投与）
0.5％バンコマイシン点眼：1時間ごと点眼 　0.3％アルベカシン点眼：1日6回
MRSA眼感染症における全身投与
全身の副作用に注意しながら，組織移行が良好な抗菌薬を使用する 　1．ミノサイクリン（200 mg/日）内服（検出菌が感受性である場合） 　2．リネゾリド（1,200 mg/日）内服 ＊バンコマイシンやテイコプラニン（TEIC）は，眼部への移行は少ない
眼部からの除菌例
下記の単独もしくは併用 　1．クロラムフェニコール点眼：1日4回 　2．ヨウ素・ポリビニルアルコール点眼：1日4回 ＊眼部以外に鼻腔にも保菌している場合はムピロシン軟膏の鼻腔塗布（1日3回連続3日間）が有効

静注による急速投与が原因となり，red neck syndromeと呼ばれる皮膚合併症や血圧低下などをきたす場合がある．また，細菌の葉酸合成阻害剤のST合剤やRNA合成阻害剤であるリファンピシンは，保険適用はないが，組織移行性が高く，MRSAにも効果を有する．さらに，ペプチド合成の開始複合体の形成を阻害し抗菌力を呈するリネゾリドは，組織移行性が高くMRSAやバンコマイシン耐性腸球菌（VRE）に対しても効果を有する．一方，グラム陽性菌の細胞膜に結合して，細胞膜からカリウムイオンを流出させて膜電位の脱分極を起こし，細菌の蛋白質やDNAやRNAの合成を阻害して殺菌するダプトマイシンは，MRSAの新たな特効薬として期待されている．

2. MRSAによる眼感染症の治療

1）結膜炎の場合

　MRSAによる結膜炎は，小児，高齢者，眼類天疱瘡などの瘢痕性角結膜上皮症に発症することが多い[1]．特に，患者が院内入院中の場合は，院内感染するリスクもあるため，治療が必要となってくる．しかしながら，バンコマイシンやアルベカシンなどは角膜や結膜に与える毒性が強く，使用には十分な注意が必要になってくる．そのため，検出菌の薬剤感受性結果を参考にし，有効な薬物のなかで前眼部に毒性が少なく，使用しやすい市販点眼薬をまず使用してみるのがよいと思われる．特に，クロラムフェニコール点眼は，多くの症例で有効であり，また，点眼毒性も少ないため，使用しやすい薬物の1つである[5]．また，点眼毒性は比較的強いものの，市販されているゲンタマイシン点眼やトブラマイシン点眼も症例によっては効果を有する．保険適用のあるバンコマイシン眼軟膏は，MRSA結膜炎に著効するが眼瞼炎など薬剤毒性には注意を要する．注射薬からの自家調整を要するアルベカシン点眼は，最終手段として使用するのがよいと思われる．表3にMRSAによる結膜炎の治療方針をまとめた．

2）角膜炎の場合

　MRSAによる角膜炎は，角膜移植後，瘢痕性角結膜上皮症，アトピー性皮膚炎，兎眼などに認めやすい．角膜炎は重症化すると，強い角膜の瘢痕形成を起こし，高度な視力低下を呈するため，治療当初より，最も効果が期待できるバンコマイシン・アルベカシン自家調剤点眼の併用を行うべきである．ただし，経過中は角膜に対する点眼毒性にも注意を払うべきである．表3にMRSAによる角膜炎の治療方針をまとめた．図5にMRSAによる角膜炎の治療後の写真を示す．バンコマイ

シン点眼・アルベカシン点眼を併用して，細胞浸潤は軽快している．MRSAによる角膜炎に対する抗菌薬の全身投与は，その薬剤移行性を考慮しながら選択する必要がある．特にバンコマイシンは，眼部などの薬剤移行性は乏しいと考えられ，効果が比較的少ない．一方，リネゾリドやミノサイクリンは，薬剤移行性も良好であり使用する価値はある．しかしながら，リネゾリド長期投与による汎血球減少が生じる場合もあり，定期的に血液検査をすることが望ましい．

3）眼内炎の場合

MRSAの眼内炎の場合，バンコマイシン点眼では眼内に移行しにくいため，治療効果が少ない．そのため，バンコマイシンの眼内投与が必須になる．加えて，前述のようにリネゾリドやミノサイクリンを全身投与で併用する．

3．MRSAに対する除菌治療

検出菌が常在菌であると考えられた場合，必ずしも治療は必要でない．しかしながら，以下の条件においては，除菌治療が必要となる．①重篤な角結膜疾患を有し，二次感染の可能性がある場合．②入院中で院内感染源となり得る場合．除菌治療メニューを表3にまとめた．

4．経過観察中の注意点

1）伝播防止

MRSAは接触感染によって院内に伝播する．そのため，MRSAが検出された場合，感染対策室や看護師，ほかの診療科と連携を取りながら，伝播防止のため以下の予防策を取るべきである．①排菌を防止するため，MRSAが検出された外眼部をガーゼにて被覆する，②ガーゼ交換などの処置，診察時は手袋やガウンなどを装用する，③処置・診察前後の手指消毒の徹底，④病室清掃の徹底を行う．

2）陰性化確認

検出菌が原因菌でも常在菌でも，治療・除菌後

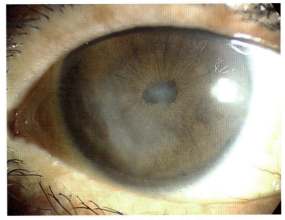

図5　図4の症例の治療後
角膜瘢痕化している．

は，再度微生物学的検査を行い，MRSAの陰性化を確認すべきである．陰性化確認後は，速やかに抗菌薬の投与を中止し，慢然とした使用は控えるべきである．

（鈴木　崇）

📖 文　献

1) Hiramatsu K, Cui L, Kuroda M, et al：The emergence and evolution of methicillin-resistant Staphylococcus aureus. Trends Microbiol, 9：486-493, 2001.
2) Hayashi S, Suzuki T, Yamaguchi S, et al：Genotypic characterization of Staphylococcus aureus isolates from cases of keratitis and healthy conjunctival sacs. Cornea, 33：72-76, 2014.
3) Suzuki T, Yamamoto T, Kaito C, et al：Impact of psm-mec in Methicillin-Resistant Staphylococcus aureus (ST764) strains Isolated from Keratitis Patients. Microb Drug Resist, 22：589-597, 2016.
4) Todokoro D, Mochizuki K, Nishida T, et al：Isolates and antibiotic susceptibilities of endogenous bacterial endophthalmitis：A retrospective multicenter study in Japan. J Infect Chemother, 24(6)：458-462, 2018.
5) 大橋秀行：高齢者のMRSA結膜炎80例の臨床的検討．眼科，43：403-406, 2001.

IV 誰もが手こずる眼疾患の治療

2 強膜炎

> **日常診療でのポイント─私の工夫─**
> - ☑ 全身疾患に伴う強膜炎は難治性となる可能性が高く，より強力な治療が必要になる可能性を考えておく．
> - ☑ 壊死性強膜炎など不可逆性の変化を伴う病態に対しては十分な量のステロイド薬を使用し組織破壊を最小限にとどめるべきである．
> - ☑ 免疫抑制薬，生物学的製剤の使用の際には内科医との連携が望ましい．

I はじめに

　強膜炎はなかなか難しい疾患であり，一筋縄ではいかない．症例によっては苦労することの多い疾患である．その理由は，個々の症例によって炎症の強さ，持続期間，治療への反応性が異なっており，また，同一症例においても再発の度にそれらが異なるからである．したがって，ある強膜炎の患者に初めて対峙する場合に，点眼のみで短期間に治療されるかどうか，あるいは治療に難渋して長期間の内服治療が必要になるかどうかを予見するのは難しい．また，保険適用の範囲内での薬剤選択肢が少ないという問題もある．このような状況下でどのように診療しているのかを述べてみたい．

II 私の診断法

　まず「強膜炎」と紹介を受けた症例が本当に強膜炎かどうかである．結膜炎においても2次的に強膜充血がみられることはあるし，逆に強膜炎においても結膜充血がみられることもある．したがって，結膜炎なのか強膜炎なのかを判断するためには，その充血が結膜主体であるのか，強膜主

表1 強膜炎を伴うことがある全身疾患

関節リウマチ
ANCA 関連血管炎症候群
多発血管炎性肉芽腫症（ウェゲナー肉芽腫症）
好酸球性多発血管炎性肉芽腫症
顕微鏡的多発血管炎
再発性多発軟骨炎
巨細胞性動脈炎
SAPHO 症候群
結核感染症

体であるのかを見極める必要がある．球結膜に加えて瞼結膜を観察することも欠かせない．また，輪部炎を強膜炎と間違えることもあるので，角膜および輪部の観察も疎かにしてはいけない．

　また，全例で行う必要はないが，炎症が強い場合には前部強膜だけでなく後部強膜にも炎症が波及していないかどうか，眼底の確認とBモード超音波検査や眼窩部造影CTなど画像検査も行う．

　強膜炎には「全身疾患に伴う強膜炎」（表1）と，全身疾患を伴わない「特発性強膜炎」があるが，日本では特発性が多い．全身疾患としては多発血管炎性肉芽腫症（ウェゲナー肉芽腫症），再発性多発軟骨炎などがあるが，諸外国で多いとされている関節リウマチや結核は日本では少ない．全身疾

患に伴う強膜炎の割合は，5年以上遷延する難治な強膜炎では66％と多いのに対して，軽症な強膜炎では6％しかないことから[1]，全身疾患を有することは難治となるリスクファクターであるといえる．したがって，より強力な治療が必要になる可能性を考えておく必要がある．

Ⅲ 私の治療法

強膜炎と診断された場合，全身疾患に伴う強膜炎も特発性強膜炎もその治療方針に大差ないが，前述のように全身疾患に伴う強膜炎のほうが重症となりやすいことを念頭に置きながら治療を検討する．表2に強膜炎に対する治療戦略を示す．

Step 1の治療として，まずはステロイド点眼薬を用いるが，フルオロメトロン点眼薬よりも高い有効性が期待できるベタメタゾン点眼薬を用いる．強膜炎の約半数の症例はこのベタメタゾン点眼薬のみで軽快する．いったん軽快すると再発まで無症状の寛解期を有することが多いため，その間はベタメタゾン点眼薬も休止してよい．

ベタメタゾン点眼薬に反応がみられなければタクロリムス点眼薬(保険適用外)の追加が有効な場合がある[2,3]．眼圧上昇作用がなく，休薬によるリバウンドもないとされる点で使いやすいが，眼局所での感染症に注意が必要である．また，強膜炎は眼痛を伴うことが多く，その場合にはセレコキシブなど非ステロイド性抗炎症薬(NSAIDs)内服を併用する．ただし，強膜炎に対する消炎効果については不明である．また，徐放性ステロイド薬であるトリアムシノロン結膜下注射は，過去には強膜融解を助長するとされていたが[4]，最近では非壊死性強膜炎には一定の効果があり，壊死性変化を誘発するものではないと報告されている[5]．ただし壊死性強膜炎には用いるべきではないと考える．

さらに治療が不十分と判断されればプレドニゾロン(PSL)などステロイド薬内服を併用する．ステロイド薬は古くから使われている薬剤だが，強

表2 強膜炎に対する治療戦略

Step 1：ステロイド薬
0.1％ベタメタゾン点眼 　＋タクロリムス点眼* 　＋非ステロイド性抗炎症薬内服 　＋トリアムシノロン結膜下注射 　＋ステロイド内服
Step 2：免疫抑制薬の追加
Step 1の治療　＋　下記の免疫抑制薬**内服 　アザチオプリン 　シクロホスファミド 　メトトレキサート 　シクロスポリン 　タクロリムス 　ミコフェノール酸モフェチル
Step 3：生物学的製剤への切り替え
Step 1の治療　＋　下記の生物学的製剤***投与 　インフリキシマブ 　アダリムマブ 　トシリズマブ 　リツキシマブ

*保険適用外
**免疫抑制薬は合併する全身疾患によっては保険適用．シクロスポリンは非感染性ぶどう膜炎を伴っていれば保険適用
***生物学的製剤は合併する全身疾患によっては保険適用．アダリムマブは中間部，後部または汎ぶどう膜炎を伴っていれば保険適用．ただし使用ガイドラインを遵守のこと．

い消炎作用を有する薬剤として現在でも広く使われている．強膜炎においても炎症の極期における「消炎」治療の第一選択薬として使われる．特に，壊死性強膜炎や漿液性網膜剝離を伴う後部強膜炎など不可逆性変化を伴う病態に対しては十分な量を使用し，炎症による組織破壊を最小限にとどめるべきである(図1)．炎症の程度に合わせてPSL 0.5～1.0 mg/kg内服投与から開始し漸減を行う．漸減が早いと再発しやすい．再発をみた場合にはさらにゆっくりと漸減する必要がある．再発を繰り返し壊死性変化を伴う場合には，早期のstep 2, step 3への移行も検討すべきである．

Step 2, step 3の治療は「消炎」という目的に加えて「再発予防」という側面を併せ持った治療である．これらの薬剤について精通した内科医との連携が望ましい．

Step 1で効果不十分な場合には，まずはstep 2の治療，ステロイド薬による治療に加えて免疫抑

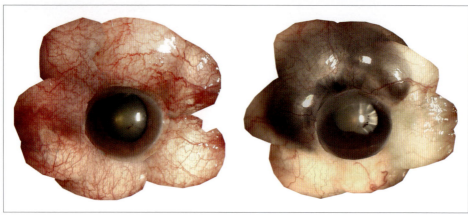

図1 多発血管炎性肉芽腫症に伴う壊死性強膜炎
a：初診時右眼に強い強膜充血がみられた．
b：PSL 30 mg/日および MTX 10 mg/週の投与により強膜炎の改善がみられ，強膜壊死による強膜の菲薄化，ぶどう膜の隆起がみられているが鎮静化している．

制薬の併用を検討する．強膜炎にぶどう膜炎を併発していればシクロスポリンが保険適用であるが，それ以外の免疫抑制剤については，原則として併発する全身疾患に対して用いられる治療薬であり，保険適用はその全身疾患によって異なる．

免疫抑制薬として古くから用いられているのがアザチオプリン（AZP）とシクロホスファミドである．AZPは日本では眼炎症疾患に対してあまり使われていないが，海外では広く使われている．強膜炎に対する有効性は，両者ともステロイド減量効果を期待できるが一部の患者では効果がみられないことが示されている[6)7)]．両者ともそれぞれ 50 mg/日から開始し症状に合わせて増減するが，骨髄抑制，肝機能障害といった副作用に注意が必要である．

メトトレキサート（MTX）は服用方法が週に1～3回（朝1回～朝，晩，翌朝）という薬剤で，4～8 mg/週から開始し，有効性，副作用の有無をみながら最大 16 mg/週の範囲で投与する．腹部症状や肝機能障害などの副作用の発現が懸念される場合には2日後に葉酸製剤の内服を行う．MTXは全症例に効果がみられるわけではなく，また有効性を示すまでには数か月を要する薬剤である．実際，強膜炎に対してステロイド薬減量効果を示したのは6か月後で37.3%，12か月後で58.3%であったと報告されている[8)]．したがって，短期間での有効性の評価は難しく，数か月間以上の長期投与となる場合が多い．実際，腹部症状や肝機能障害などの副作用は投薬初期にみられることが多く，それらの副作用がみられなければ長期投与が可能である．

シクロスポリンは古くから使われている免疫抑制薬であり，これまでに臓器移植や各種自己免疫疾患に対して広く使われてきた．眼科領域でも網膜ぶどう膜炎を伴うベーチェット病，非感染性ぶどう膜炎に対して保険適用となっている．ただし，その使用には腎機能障害などの副作用の発現に注意が必要であり，血中濃度モニタリングが欠かせない．ステロイド薬と併用する場合には3 mg/kg を1日2回に分けて投与し，投与後12時間の最低血中濃度（トラフ値）をみながら投与量を増減する．シクロスポリンの強膜炎に対する効果は，52.8%の症例に対してステロイド薬減量効果を示したと報告されている[9)]．

Step 1, step 2でも強膜炎の再燃がみられる場合には step 3の生物学的製剤の使用を検討する．ただしここまでの治療を要する症例は稀であるが，難治性の強膜炎にインフリキシマブ（IFX）などの生物学的製剤の投与が有効であった報告は散見される[10)]．試みてよい治療であるが，高額な治療であること，事前の感染症スクリーニングや投与中のモニタリングが欠かせない治療であることから，その使用に精通した内科医との連携のもとで行うべき治療と考えられる．

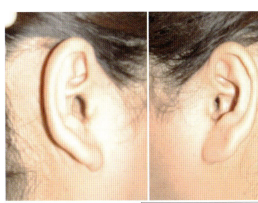
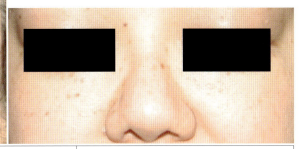
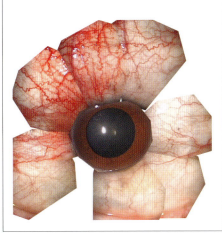
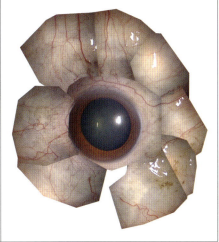

a	b	c
d	e	

図2　再発性多発軟骨炎に伴う強膜ぶどう膜炎

耳介軟骨の疼痛，変形(a：右耳，b：左耳)，鼻根部の疼痛，鞍鼻(c)がみられることから再発性多発軟骨炎の診断に至った．IFX投与前には上強膜充血を伴う左眼の強膜炎(d)がみられていたが，IFX投与後はびまん性の強膜菲薄化を残して強膜炎は鎮静化した(e)．

Ⅳ 代表症例

　38歳，女性．9か月前に右眼の霧視，眼痛を自覚し眼科診療所を受診．強膜炎の診断でPSL 30 mg/日にて治療開始するも改善がみられないため，大学病院の眼科を受診．右眼に著明な上強膜充血，軽度前房炎症がみられ強膜ぶどう膜炎の診断．PSL 40 mg/日へ増量により若干の改善をみるも減量により再燃し，左眼にも強膜ぶどう膜炎がみられるようになった．

　強膜炎に伴う眼痛の自覚も強いため，PSL 100 mg/日まで増量しAZP 50 mg/日，シクロフォスファミド(CY) 50 mg/日の併用を行ったところ，いったん強膜炎の改善が得られた．

　その後1年かけてPSLを漸減したが，7.5 mg/日まで減量した時点で右強膜炎の再燃がみられた．その頃から関節痛，耳鳴，両側耳介疼痛，鼻根部疼痛を自覚するようになり，耳介軟骨の変形，鞍鼻(図2-a〜c)を伴っていることから再発性多発軟骨炎(RP)の診断となった．PSL 100 mg/日への増量を行ったが，PSL 10 mg/日まで減量したところで眼痛を伴う強膜炎，関節炎の再燃がみられた(図2-d)．

　PSLによる副作用と思われる高血圧，糖尿病がみられるようになったことから，膠原病内科医との相談のうえ，IFXの導入をすることとなった．感染症スクリーニング検査で問題のないことを確認後，AZP，CYは中止するとともにMTX 8 mg/週を併用下でのIFX 3 mg/kgを0, 2, 6週目に投与を行い，以降8週ごとに継続投与を開始した．PSLはいったん100 mg/日へ増量後に漸減したところ強膜炎，関節炎の改善がみられたが，PSL 25

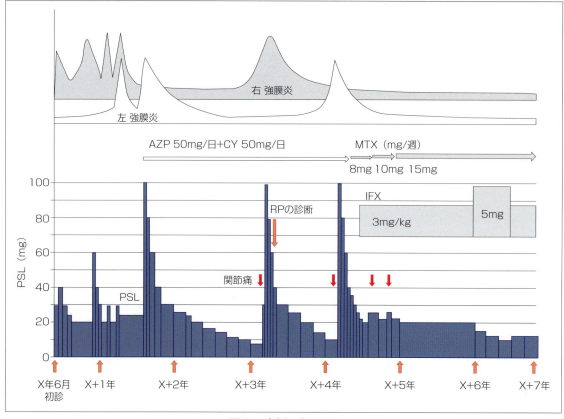

図3 症例の経過図
AZP, CYの併用を行ってもPSLの減量は困難であったが，MTX, IFXの併用によりPSLの減量が可能であり強膜炎，関節炎の寛解を得ることができた．

mg/日で関節炎の悪化がみられたためMTX 16 mg/日，IFX 5 mg/kgへ増量した．強膜炎は軽快し（図2-e），その後は再発もみられずPSLを9 mg/日まで減量が可能であった．IFX導入から3年間，強膜炎や関節炎の再燃はみられなかった．図3に症例の経過を示す．

（南場研一）

文献

1) Bernauer W, Pleisch B, Brunner M：Five-year outcome in immune-mediated scleritis. Graefes Arch Clin Exp Ophthalmol, 252：1477-1481, 2014.
2) Miyazaki D, Tominaga T, Kakimaru-Hasegawa A, et al：Therapeutic effects of tacrolimus ointment for refractory ocular surface inflammatory diseases. Ophthalmology, 115：988-992, 2008.
3) Lee YJ, Kim SW, Seo KY, et al：Application for tacrolimus ointment in treating refractory inflammatory ocular surface diseases. Am J Ophthalmol, 155：804-813, 2013.
4) Watson PG：The diagnosis and management of scleritis. Ophthalmology, 87：716-720, 1980.
5) Sohn EH, Wang R, Read R, et al：Long-term, multicenter evaluation of subconjunctival injection of triamcinolone for non-necrotizing, non-infectious anterior scleritis. Ophthalmology, 118：1932-1937, 2011.
6) Pasadhika S, Kempen JH, Newcomb CW, et al：Azathioprine for ocular inflammatory diseases. Am J Ophthalmol, 148：500-509, 2009.
7) Pujari SS, Kempen JH, Newcomb CW, et al：Cyclophosphamide for ocular inflammatory diseases. Ophthalmology, 117：356-365, 2010.
8) Gangaputra S, Newcomb CW, Liesegang TL, et al：Methotrexate for ocular inflammatory diseases. Ophthalmology, 116：2188-2198, 2009.
9) Kaçmaz RO, Kempen JH, Newcomb C, et al：Cyclosporine for ocular inflammatory diseases. Ophthalmology, 117：576-584, 2010.
10) Levy-Clarke G, Jabs DA, Read RW, et al：Expert panel recommendations for the use of anti-tumor necrosis factor biologic agents in patients with ocular inflammatory disorders. Ophthalmology, 121：785-796, 2014.

IV 誰もが手こずる眼疾患の治療

3 落屑症候群

> **日常診療でのポイント―私の工夫―**
> - ☑ 落屑物質は，瞳孔縁，水晶体前面，角膜内皮，隅角などに沈着するため，前眼部細隙灯顕微鏡検査では，特徴的所見を見逃さないようにすることが重要である．
> - ☑ 散瞳不良のことが多く，瞳孔縁の萎縮を伴う．散瞳時の前房内色素散布による眼圧上昇にも注意する．
> - ☑ 落屑緑内障ではしばしば冬季に眼圧上昇を伴うことも多く，急速に視野欠損が進行するケースも多々みられる．
> - ☑ 観血的な手術時期を逃さないよう注意する．
> - ☑ しばしば，角膜内皮細胞の減少を認めるため，角膜内皮細胞などにも注意する．

I はじめに

1．病態：落屑症候群，落屑緑内障

落屑症候群は，臨床的にはフケ様の落屑物質が前眼部に蓄積，眼圧上昇を引き起こし，緑内障神経症に至る，extracellular matrix の異常を原因とする疾患である．落屑物質は水晶体前嚢表面（図1），瞳孔縁，隅角，チン小帯，角膜内皮などに蓄積する．また，眼組織のみならず，皮膚，心臓，肺，肝臓などの全身臓器にも存在する．落屑物質にはグリコサミノグリカンの存在が示唆されており，その過剰産生や異常代謝が病因の1つであると考えられてきた．落屑物質には基底膜成分や，弾性線維組織のエピトープが含まれる．落屑緑内障は，線維柱帯細胞の機能不全，傍シュレム管結合組織などの構造変化などが主な原因である．房水流出抵抗の主座のある続発開放隅角緑内障と考えられる．

落屑緑内障の有病率には地域差があり，高い有病率を示す地域として，アイスランド，フィンランドなどの北欧諸国が挙げられる[1]．加齢とともに増加し70～90歳代で最大となる．多治見スタディからは落屑症候群の40歳以上で0.71％（緑内障0.25％），70歳以上で3.29～3.68％（緑内障0.82～0.86％）と報告された[2]．最大3：1の割合で両眼側性が多いとされているが，日本，米国などでは片眼性が多い．落屑物質を有する症例は，3～15年で3～15％が緑内障に移行するとされ，正常コントロールと比較すると，数倍から10倍緑内障になる確率が高いと報告されている．

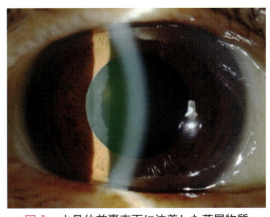

図1 水晶体前嚢表面に沈着した落屑物質

表1 落屑緑内障の臨床所見と合併症

部　位	臨床所見	合併症
水晶体 チン小帯	水晶体動揺 落屑物質沈着 ・円盤状沈着 ・周辺部の膜状沈着	水晶体偏位, 亜脱臼 閉塞隅角緑内障
虹　彩	散瞳不良 瞳孔縁の萎縮 散瞳時の前房内色素散布	前房内色素遊離 前房内炎症 虹彩後癒着
線維柱帯	色素沈着 眼圧上昇（眼圧の左右差）	開放隅角緑内障
角　膜	内皮細胞の多形性 内皮細胞の減少	内皮機能不全

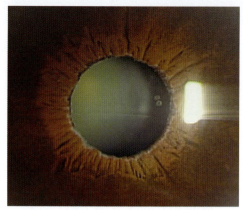

図2　瞳孔縁に沈着した落屑物質

　一般的に，落屑緑内障は原発開放隅角緑内障（primary open angle glaucoma；POAG）に比して重篤な緑内障といわれる．理由としては，高眼圧を呈しやすいこと，眼圧変動幅が大きいこと，診断時にすでに視野欠損が大きいことが多いこと，POAGよりも薬物療法が奏効しにくいことが多いことが挙げられる．それ故に，早期診断，早期治療が望まれる．

　2007年Thorleifssonらによるゲノムワイドな一塩基多型（SNP）解析により，常染色体15番長腕に位置するlysyl oxidase-like protein 1（*LOXL1*）遺伝子のエクソン1およびイントロン1の計3つのSNPが，落屑症候群，落屑緑内障と強く相関すると発表された[3]．*LOXL1*遺伝子は，エラスチンポリマーファイバーの架橋に関係し，篩状板，水晶体上皮，角膜，毛様体筋，線維柱帯に発現している．一塩基多型が*LOXL1*遺伝子のどのような機能に関係しているのか，さらなる機能解析が必要である．

II 私の診断法

1. 臨床所見（表1）

水晶体：水晶体前面に落屑物質が沈着する．典型的には，瞳孔縁付近の円盤状沈着（central disc），周辺部の膜状沈着（peripheral band）と，その間の沈着を認めないintermediate zoneがみられる．ただし，必ずしも円盤状沈着を認めるわけではない．また，落屑物質沈着によるチン小帯脆弱に伴う水晶体動揺がみられることも多いため，細隙灯顕微鏡検査において，患者の瞬目時の水晶体観察も重要である．

虹　彩：散瞳不良のことが多く，瞳孔縁に付着した落屑物質を示す（図2）．瞳孔縁の萎縮を伴う．散瞳時の前房内色素散布による眼圧上昇にも注意する．

隅　角：高度に線維柱帯色素沈着を伴うことが多く，シュワルベ線前方に色素沈着であるサンパオレーシ線が認められる（図3）．色素沈着は下方が多い（図3, 4）．

眼　圧：左右差を認めるため，眼圧が高いほうの眼に落屑物質がないか確認する．

角膜内皮：しばしば，マイクロスコープで角膜内皮細胞の減少，内皮細胞の多形性を認める．角膜内皮細胞の減少が強い場合には，落屑症候群角膜内皮症（水疱性角膜症）を発症するため，角膜内皮細胞密度などにも注意する．

III 私の治療法

1. 薬物治療

　治療は基本的に緑内障点眼薬の単剤治療から開始する．落屑緑内障は，高齢者における発症が多く，その場合は禁忌，慎重投与などの制約により選択肢が限られる．用いる1剤目は，プロスタグランジン製剤が多いが，1剤のみでは眼圧を目標値以下にコントロールすることが困難で，複数薬剤を併用する場合も多い．2剤目，3剤目に関して

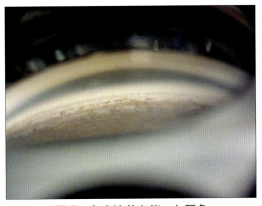

図3　色素沈着を伴った隅角
開放隅角であり，線維柱帯上の強い色素沈着と，シュワルベ線前方に色素沈着であるサンパオレーシ線が認められる．

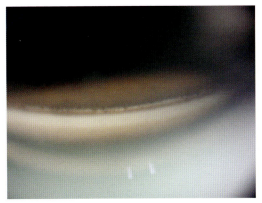

図4　図3と同症例の隅角上方所見
色素沈着は下方よりも少ない．

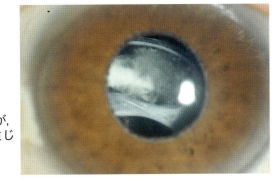

図5
挿入された人工水晶体が，後日チン小帯断裂を生じ偏位した症例

は，炭酸脱水酵素阻害剤（CAI），Rhoキナーゼ阻害剤，もしくはα₁遮断薬などからの選択になる．CAIが第二選択となることも多いが，プロスタグランジン製剤に加えて，2剤目にRhoキナーゼ阻害剤リパスジル（一般名）を投与し，少なくとも5か月にわたり有意に眼圧を低下させたという報告もある[4]．また，比較的若年者で，高眼圧を呈するPOAGの経過観察において，数年後に落屑緑内障であることが明らかになることがあり，病型診断に留意が必要である．落屑緑内障ではしばしば冬季に眼圧上昇を伴うことも多く，急速に視野欠損が進行するケースも多々みられる．季節なども加味しながら，経過観察，視野検査の間隔を考慮する必要がある．また，両眼性に発症することも多いため，僚眼に視野変化がない場合でもOCT（optical coherence tomography）の神経線維層厚に注意して，治療開始を考慮する．

2．手術治療

レーザー線維柱帯形成術は，一時的に眼圧を下降させたとしても，長期予後を考えた場合には観血的な手術時期を逃さないよう注意する．落屑緑内障では，一般的にPOAGと比較してMD slopeが大きく，手術は早めの選択が望まれる．高齢者では白内障を併発している例が多いため，白内障手術時に線維柱帯切開術併用手術などを考慮する．落屑を伴う眼では，瞳孔散大筋の筋細胞が変性し，落屑物質を産生するため，散瞳不良例が多い．白内障のgradeが高くなり難易度が高くなる前に手術に踏み切ることも必要である．また，チン小帯が脆弱なことが多く，白内障手術時のチン小帯断裂や，人工水晶体が挿入されても後日チン小帯断裂を合併することがあり，注意を要する（図5）．

マイトマイシン併用線維柱帯切除術は，POAGに比して落屑緑内障では長期（数年）にわたる眼圧

下降効果が低いとされている[5]．落屑緑内障における線維柱帯切開術の5年生存率はPOAGに比して良好とされている[6]．まずは，線維柱帯切開術を第一選択として，線維柱帯切除術は，眼圧再上昇例，視野障害が進行した例，中心視野に欠損が迫る症例において検討する．また，近年，緑内障手術の一部は，結膜に侵襲の少ないmicroinvasive glaucoma surgery(MIGS)に移行しており，マイクロフックによるab internoトラベクロトミーなどの施行も有用であると考えられる．術式の選択に関しては，これからの落屑緑内障に対するMIGSのエビデンスもみながら考慮する必要がある．

（布施昇男）

文献

1) Forsius H : Exfoliation syndrome in various ethnic populations. Acta Ophthalmol Suppl, 184 : 71-85, 1988.
2) Yamamoto T, Iwase A, Araie M, et al : The Tajimi Study report 2 : prevalence of primary angle closure and secondary glaucoma in a Japanese population. Ophthalmology, 112 : 1661-1669, 2005.
3) Thorleifsson G, Magnusson KP, Sulem P, et al : Common sequence variants in the LOXL1 gene confer susceptibility to exfoliation glaucoma. Science, 317 : 1397-1400, 2007.
4) Matsumura R, Inoue T, Matsumura A, et al : Efficacy of Ripasudil as a second-line medication in addition to a prostaglandin analog in patients with exfoliation glaucoma : A Pilot Study. Clin Drug Investig, 37 : 535-539, 2017.
5) Lim SH, Cha SC : Long-term outcomes of Mitomycin-C trabeculectomy in exfoliative glaucoma versus primary open-angle glaucoma. J Glaucoma, 26 : 303-310, 2017.
6) Tanihara H, Negi A, Akimoto M, et al : Surgical effects of trabeculotomy ab externo on adult eyes with primary open angle glaucoma and pseudoexfoliation syndrome. Arch Ophthalmol, 111 : 1653-1661, 1993.

IV 誰もが手こずる眼疾患の治療

4 濾過胞機能不全

> **日常診療でのポイント―私の工夫―**
> - ☑ 濾過胞機能不全の病態は，濾過胞の大きさと眼圧によって分類すると理解しやすい．
> - ☑ 術後早期と晩期では，濾過胞機能不全に対する治療法は異なる．

I はじめに

 トラベクレクトミーやその修飾手術であるエクスプレスシャントは，濾過胞(図1)を形成することで眼圧下降を図る術式である．濾過胞の機能異常により眼圧は目標とした値よりも高値あるいは低値となる．それぞれの濾過胞は，高さ・幅・奥行き・結膜の血管侵入・濾過胞壁の厚さなどの要素が異なるが，濾過胞の形態だけではなく，濾過胞機能不全の病態を理解することで，適切な対処法を選択することができる．濾過胞機能不全の診断と治療について，筆者が気を付けていることを中心に解説する．

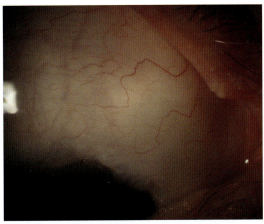

図1 トラベクレクトミー術後6か月の良好な濾過胞
輪部・円蓋部方向にびまん性に広がり，適度な血管侵入を伴う濾過胞(眼圧 7 mmHg)

II 私の診断法

1. 濾過胞機能不全に対する基本的な考え方
（表1）

 濾過胞機能不全の病態は，濾過胞の大きさと眼圧によって分類すると理解しやすい．眼圧が高値の場合，濾過胞が小さければ前房から強膜フラップまでの濾過量が不足している状態，濾過胞が大きければ濾過胞壁や濾過胞周囲結膜の瘢痕化により組織による房水吸収能が低下している状態(encapsulation)を考える．また，眼圧が低値の場合，濾過胞が小さければ濾過胞からの房水漏出か房水産生能が低下した状態，濾過胞が大きければ前房から強膜フラップまでの濾過量が過剰な状態を考える．房水産生能が低下した状態は，しばしば毛様体剥離による軽度の浅前房を伴う．

表1 濾過胞機能不全に対する基本的な考え方

	濾過胞が小さい	濾過胞が大きい
眼圧が高い	濾過不良	encapsulated bleb
眼圧が低い	房水漏出 房水産生能低下	過剰濾過

表2 術後経過期間の違いによる濾過胞機能不全の病態の違い

術後早期
高眼圧(図2) 　結膜下癒着 　強膜弁癒着 　房水流出口の閉塞(フィブリン血腫・虹彩・硝子体) 低眼圧 　過剰濾過 　濾過胞漏出 　毛様体剥離
術後晩期
高眼圧 　濾過胞平坦化(慢性的な濾過量の不足) 　Encapsulation 低眼圧 　濾過胞漏出 　加齢による房水産生能低下

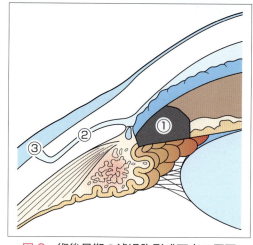

図2　術後早期の濾過胞形成不良の原因
　①房水流出口閉塞
　②強膜フラップ癒着
　③結膜下癒着

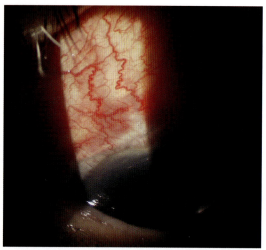

図3　トラベクレクトミー2週間目の平坦な濾過胞
レーザー切糸，眼球圧迫にても濾過胞の形成がなく，強膜フラップの癒着が疑われる．

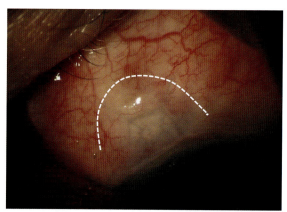

図4　エクスプレスシャント術後早期の濾過胞(術後2週目)
フラップからの濾過はあるが，濾過胞の範囲(点線)が周囲から狭くなっている(眼圧15 mmHg)．

2. 術後経過期間の違いによる濾過胞機能不全の病態の違い(表2)

　濾過胞機能不全の病態とその治療法は，術後早期と晩期で異なる．手術後，レーザー切糸などの処置により，ちょうどよい眼圧を目指していく期間(術後2～3か月まで)を早期，それ以降を晩期と考えるとわかりやすい．

3. それぞれの濾過胞機能不全の診断

1) 濾過不良(図2)

　術後早期に，濾過胞の形成が不良で眼球の圧迫にても濾過胞が形成しない場合，前房から強膜フラップに至る経路の閉塞を考える．線維柱帯切除部位の血腫やフィブリンによる閉塞，あるいは不完全な周辺虹彩切除や脱出硝子体による閉塞などがある．隅角鏡による観察で隅角閉塞の有無を確認する．この部位に閉塞がない場合は，強膜フラップの癒着(図3)か，あるいは結膜下の早期癒着(図4)を考える．後者の場合，フラップ上には丈の低い小さな濾過胞があるため，前者と鑑別することができる．

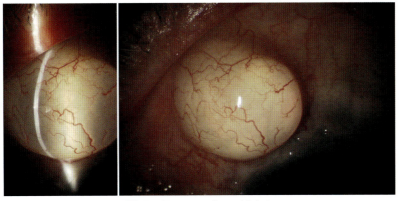

図5　Encapsulated bleb
強膜フラップからの濾過は維持されているが，周囲の結膜下瘢痕により濾過胞の範囲が狭くなっている様子がよくわかる（眼圧15 mmHg）．

2）Encapsulated bleb

濾過胞自体のカプセル化による術後晩期の眼圧下降不良の状態で，肥厚した濾過胞や濾過胞周囲の結膜瘢痕による濾過胞限局化（図5）の存在をスリットランプや前眼部OCT，超音波生体顕微鏡で確認する．圧迫にて濾過胞の拡大がみられず，眼圧下降しない．

3）低眼圧

術後早期の低眼圧は，大きな濾過胞と浅前房や脈絡膜剥離を伴う過剰濾過と，濾過胞の形成不良にかかわらず低眼圧の毛様体剥離や濾過胞漏出を考える．術後晩期の低眼圧は，無血管濾過胞からの房水漏出（図6）や，加齢による房水産生能低下が原因の相対的な過剰濾過を考える．

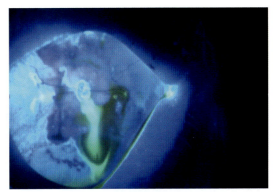

図6　濾過胞漏出の確認方法
無血管濾過胞に直接フルオレセイン試験紙を塗布し，ブルーフィルタで観察することで濾過胞漏出の有無が確認できる．

III　私の治療法

1．濾過不良に対する治療

1）線維柱帯切除部位の閉塞

フィブリンや血腫による閉塞は，物理的な刺激で再出血をきたすことがあるため，マッサージやレーザー切糸を行わず，まずは薬物などによる消炎や眼圧下降を行いながら，自然に開放するのを待つ．組織の嵌頓がある場合は，硝子体カッターなどを用いて嵌頓組織の切除を行う．

2）術後早期の濾過量不足

(1) レーザー切糸：術後早期に濾過胞の十分な形成が得られない場合は，レーザー切糸による濾過量の増加により濾過胞の形成を目指す．レーザー切糸は，視認性のよいブルメンタールレンズ（図7）を用いて，組織透過性のよい赤色レーザー（スポットサイズ50 μm，レーザーパワー200 mW，照射時間0.2秒）で行う．最終的に1本は強膜縫合糸を残すことにしている．

(2) ニードリング：術後早期に濾過胞周囲の結膜下瘢着がみられ，濾過胞が限局している場合，まずレーザー切糸を行う．それでも濾過胞の形成が十分でない場合は，鋭針（図8），専用のクレセントナイフ（図9），スプリング剪刀（図10）を用いて濾過胞周囲の結膜下瘢痕を切離することで濾過胞の拡大を試みる（図11）．

(3) フラップエレベーション：トラベクレクトミー術後早期の強膜弁癒着に対しては，結膜の損

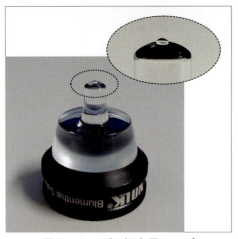

図7　レーザー切糸用レンズ
Blumenthal Suturelysis Lens（Volk Optical製）

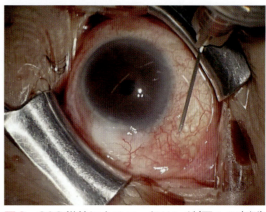

図8　26G鋭針によるニードリング（図4の症例）
2％キシロカイン®入りのシリンジに26G鋭針を接続して濾過胞周囲の結膜癒着を解除している．

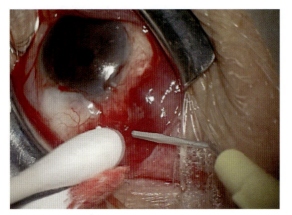

図9　専用クレセントナイフによるニードリング

濾過胞再建の専用ナイフであるブレブナイフⅡ（カイインダストリーズ製）を使用している．

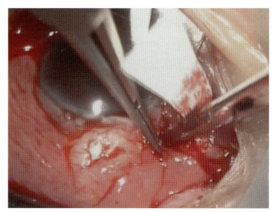

図10　スプリング剪刀による濾過胞周囲結膜下瘢痕組織の切離

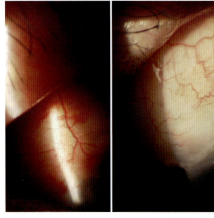

図11　ニードリング後（図4の症例）
濾過胞の限局化が解除されている（眼圧9 mmHg）．

傷を避けるために，眼内からトラベクレクトミーウインドウを介して強膜癒着を解除している（図12）．エクスプレスシャント後は，本法が使用できないため，ニードリングの器具を用いて経結膜的に強膜癒着を解除している．

3）術後晩期の濾過不良

術後晩期の濾過不良については，ニードリングやフラップエレベーションの長期的成績は必ずしも良好とはいえないため，ほかの象限で濾過手術やチューブシャント手術を追加する場合も少なくない．エクスプレスシャントのチューブ閉塞が疑われる症例では，エクスプレスシャントを摘出の

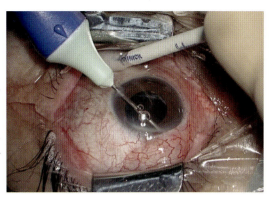

図 12
眼内からのフラップエレベーション（図3の症例）

濾過胞の対側に作成した角膜サイドポートからバイマニュアル灌流針でトラベクレクトミーウインドウを介してフラップエレベーションを行う．

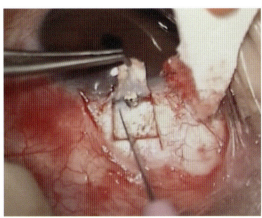
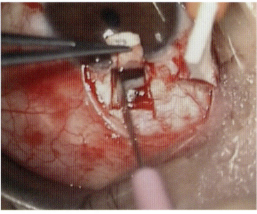

図 13　エクスプレスシャント摘出＋トラベクレクトミー

強膜フラップを再剝離し，閉塞しているエクスプレスシャントを摘出，同部位に深層フラップを作成しトラベクレクトミーを施行．

表3　濾過胞漏出に対する治療

保存的治療
・人工涙液点眼 ・眼軟膏 ・血清点眼
低侵襲治療
・前房内粘弾性物質注入 ・濾過胞内自己血注入 ・余剰結膜被覆
観血的治療
・強膜縫合 ・濾過胞再建 ・無血管濾過胞切除 ・結膜被覆

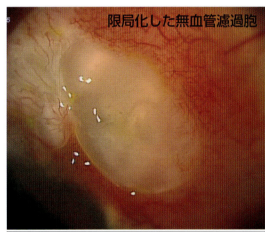
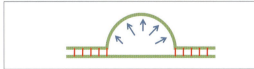

図 14　濾過胞無血管化の要因

周囲の結膜下瘢痕により，濾過胞内圧が上昇することで濾過胞壁が無血管化する．

うえ，同部位でトラベクレクトミーを施行することがある（図13）．

2．低眼圧に対する治療

術後早期の過剰濾過に対しては，前房内への粘弾性物質や空気の注入でなるべく保存的に治療するが，それで解決しない場合は強膜弁縫合を行

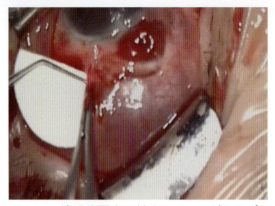

図15 濾過胞漏出に対するコラーゲンスポンジ移植（図6の症例）
濾過胞周囲の結膜下瘢痕をスプリング剪刀で切離した後，コラーゲンスポンジを漏出濾過胞下に移植している．

う．無血管濾過胞に伴う濾過胞漏出に対しては，真数の少ない治療法から順に試みる（表3）．濾過胞周囲の結膜下瘢痕は，晩期には無血管濾過胞を伴うことが多い（図14）．濾過胞周囲の結膜下瘢痕をニードリングなどの方法で切離し，濾過胞内圧を低下させることが濾過胞漏出の治療となる．さらに，無血管化した濾過胞下にコラーゲンスポンジ（ologen®，Collagen Matrix 製）を移植することで濾過胞漏出の治療効果が高まる（図15）[1]．

（谷戸正樹）

文献

1) Tanito M, Okada A, Mori Y, et al：Subconjunctival implantation of ologen Collagen Matrix to treat ocular hypotony after filtration glaucoma surgery. Eye(Lond)，31(10)：1475-1479，2017.

すぐに役立つ眼科日常診療のポイント―私はこうしている―

IV 誰もが手こずる眼疾患の治療

5 網膜静脈閉塞症―CRVO/BRVO

🔍 日常診療でのポイント―私の工夫―

- ☑ 急性期の黄斑浮腫に対しては，抗VEGF薬治療を早期から導入する．特に，中心窩の網膜下出血や網膜外層の出血を高度に認める例では非可逆性の視細胞障害をきたしやすく，可及的速やかな導入を考慮する．
- ☑ 黄斑浮腫が消失しているにもかかわらず視力改善があまり得られない場合には，中心窩の視細胞障害や黄斑虚血が併存していることが多く，黄斑浮腫に対する積極的な抗VEGF薬治療の意義は少ない．
- ☑ 慢性期の黄斑浮腫の原因には中心窩付近の毛細血管瘤が関与していることが多い．抗VEGF薬治療はあまり効果的ではなく，毛細血管瘤に対する網膜光凝固を考慮する．
- ☑ BRVOでは，原因動静脈交叉部における動静脈の解剖学的関係の評価も有用である．Venous overcrossing typeは，その逆のarterial overcrossing typeに比べてNPAが広いことが多い．特に後部硝子体剝離が生じていない例では，黄斑浮腫に対する抗VEGF薬治療下であっても慢性期になって網膜新生血管を生じるリスクが高く，硝子体出血のリスク軽減のため，周辺部のNPAに対して網膜光凝固術を併用する．
- ☑ NPAが広いCRVOでは，NVGのリスクを常に考慮に入れ，隅角検査，眼圧測定を怠らないようにする．NVGを生じてしまった場合には，速やかに汎網膜光凝固を完成させることが必須である．虹彩前癒着があまり形成されていない場合には，抗VEGF薬治療が奏効することもある．

I はじめに

網膜静脈閉塞症（retinal vein occlusion；RVO）の有病率は40歳以上の1〜2％と，網膜循環疾患のうち糖尿病網膜症に次いで2番目に多く，日常診療においてもしばしば遭遇する疾患である．責任静脈の閉塞部位により，網膜中心静脈が篩状板レベルで閉塞する網膜中心静脈閉塞症（central retinal vein occlusion；CRVO）と責任静脈が網膜内の第一ないし第二分枝のレベルで閉塞する網膜静脈分枝閉塞症（branch retinal vein occlusion；BRVO）の2つに大別される．

本稿では，これら疾患の重症度の判定や治療方針決定のために注意すべき点について私見を交えて述べていきたい．

II 病態

RVOの多くは動脈硬化と関連しているとされ，中高年に多く発症し，加齢に伴いその頻度は高くなる．しかし，CRVOでは若年での発症もあり，そのような例では視神経乳頭血管炎や膠原病などの炎症性の病態が関与しているとされ，血液検査や内科での精査を検討する．

RVO患者の視機能は多くの場合，視力は黄斑部の所見で決まる．しかし，黄斑浮腫は視力障害の要因となるが，そのすべてを説明し得るものではない．黄斑浮腫が吸収しても視力改善が限定的である例では，中心窩の視細胞障害，黄斑部の網膜無灌流領域（retinal non-perfused area；NPA）が視機能障害のほかの原因になっていることがある．

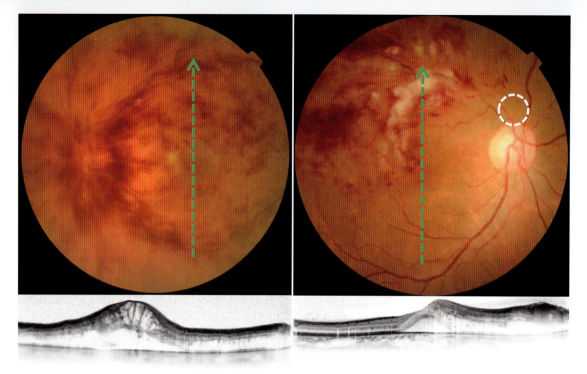

図1 急性期CRVOとBRVOの眼底所見　　a|b

a：急性期CRVO．視神経乳頭浮腫を認め，血管走行に沿って全周性に刷毛状の網膜出血を認める．周辺部には斑状の出血も認める．OCTでは，囊胞様黄斑浮腫，漿液性網膜剝離を認める．

b：急性期BRVO．白色の円で示した部位が原因動静脈交叉と考えられる．血管走行に沿って分節状に網膜出血を認め，虚血性変化の強い部位では軟性白斑を認める．OCTでは，障害領域に一致した黄斑浮腫，漿液性網膜剝離を認める．軟性白斑は高反射の神経線維層の浮腫性変化として捉えられる．

また，後極を越えて広範なNPAを認める例では，慢性期において硝子体出血を併発し，視力が著明に低下することがある．CRVOで広汎なNPAを呈する場合には，血管新生緑内障（neovascular glaucoma；NVG）から失明を含む重篤な視機能障害のリスクがあるため細心の注意を要する．

III　私の診断法

1．検眼所見

多くの場合は片眼性で，急に生じた視機能障害（視力低下，歪視，視野障害など）が主訴である場合には，RVOの可能性を念頭に置いて検査を進める．急性期のCRVO症例では，4象限にわたる網膜出血，静脈の拡張・蛇行，アーケード血管や視神経乳頭周囲に軟性白斑を認め，診断は比較的容易である（図1-a）．急性期のBRVOでは，これらの所見が閉塞領域に区画性が認められる（図1-b）．慢性期症例では，網膜出血は吸収されていることも多いが，閉塞領域と疑われる部位に毛細血管瘤，動静脈の狭細化や白線化，側副血行路の形成が認められることが多く，診断の手掛かりとなる．

2．OCTによる黄斑浮腫（神経網膜の浮腫）の評価

急性期の黄斑浮腫は網膜の膨化と囊胞様腔からなる．囊胞様腔は網膜のあらゆる層に形成されるが，中心窩の比較的大きなものと，中心窩外の内顆粒層・外網状層に存在する比較的小さなものが特徴的である[1]．急性期では中心窩の大きな囊胞様腔は隔壁を伴っていることが多い（図1-a）．この隔壁はミュラー細胞であると推測されている．しかし，慢性期になると隔壁は減少し，横に長い楕円体の囊胞様腔が認められるようになる．網膜のびまん性の膨化もあまり認められない．

3. OCTによる中心窩の視細胞障害の評価

　視力は，黄斑浮腫の存在やその程度だけでなく，中心窩の視細胞層の状態にも大きく依存している．視細胞障害の判定には，OCTのBスキャンを用いて，external limiting membrane(ELM) lineやellipsoid zone(EZ)bandの連続性(や欠損長)を評価する．仮に，中心窩に大きな囊胞様腔が存在していても，囊胞様腔の下にこれら視細胞層のラインがはっきりと確認できれば，視力は良好であることが多い[2]．一方，これらのラインがはっきりと確認できない症例では，中心窩の視細胞が障害されていると考えられる．浮腫が消失し網膜厚が減弱しても，良好な視力はあまり期待できない．

4. OCTによる網膜下出血の評価

　急性期のRVOによる出血は網膜内層の刷毛状，斑状の出血が特徴であるが，OCTにより，出血は網膜下にも貯留していることが明らかとなってきた[3]．網膜下出血は漿液性剝離のなかにみられることが多く，比較的少量の出血はニボーを形成していることもある．網膜下出血は直上の視細胞の障害原因となり，中心窩の網膜下出血は視力の予後不良因子であると報告されている(図2)．

5. OCT thickness mapやOCT angiographyによる黄斑虚血の評価

　黄斑虚血の評価には，黄斑浮腫消失時の黄斑部のOCT angiography所見，OCTのthickness map表示(緑内障の網膜神経線維欠損を検出するモード)が有用である(図3)．

6. OCT angiographyによるBRVOの動静脈交叉部評価

　従来，BRVOの原因動静脈交叉部はそのほとんどにおいて動脈が静脈よりも網膜表層を走行するarterial overcrossing typeであると報告されてきたが，最近，我々はOCT angiographyを用いてBRVOの原因動静脈交叉部の詳細な検討を行い，従来稀であると考えられてきたvenous overcrossing typeが約40％存在することを報告した[4](図4)．さらに，venous overcrossing typeでは，arterial overcrossing typeと比較してNPAが広く[4]，慢性期の網膜新生血管の頻度も高いことがわかった(図5)．

7. 網膜出血の形状と網膜循環との関連

　我々は以前に，眼底写真上の網膜出血の形態が網膜灌流状態の推測に有用であることを報告した[5][6]．後極部において，刷毛状出血部がNPAであることはほとんどなかった．一方，後極部のベタッとした斑状出血部位は，網膜神経線維が菲薄化しており多くはNPAであることがわかった．最近では広角眼底撮影も臨床に浸透しつつある．赤道部レベルの周辺網膜に1乳頭径以上の大型の斑状出血を認める場合には，その領域はNPAであることが多かった．一方，1/3乳頭径以下の小型の斑状出血，点状出血領域は，NPAとなっていないことが多かった[6]．

Ⅳ　私の治療法

1. 黄斑浮腫に対する抗VEGF薬治療

　現在のところ，急性期の黄斑浮腫に対しては抗VEGF薬の硝子体内注射が最も有効性が高く，第一選択となる．自然経過にて20～30％の症例で視力改善を認めるとの報告もあるが，一方で中心窩の網膜下出血や網膜外層の出血が高度な例では不可逆的な視細胞障害を生じる例も多く，このような例ではできるだけ早期の治療導入が望ましいと考えている[7]．また，早期に積極的に抗VEGF薬治療を行うと，慢性期の浮腫の原因となる毛細血管瘤の形成が抑制されるとの報告もある．

　現在使用できる抗VEGF薬には，ラニビズマブ(ルセンティス®)とアフリベルセプト(アイリーア®)があるが，実臨床において治療効果にほとんど差はないと考えられ，使用に際して区別の必要はない．

　投与のプロトコルについては，導入期4週ごとに計3回投与した後に必要時(pro re nata；PRN)投与を行う「3+ PRN」法と，初回1回の投与後にPRN投与を行う「1+ PRN」法を最近我々は比

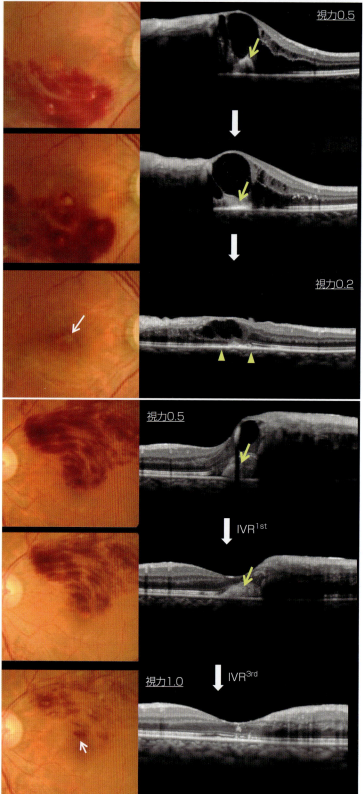

図2
OCT による網膜下出血の評価

a：無治療で経過観察を行った中心窩に網膜下出血を伴う BRVO．抗 VEGF 薬治療が利用可能となる以前の症例．自然経過にて黄斑浮腫は減少したが，初診から 15 か月後の OCT では，網膜下出血は吸収されたものの，同部位の EZ band の消失を認め，視力は 0.5 から 0.2 と低下していた．

b：発症後早期に抗 VEGF 薬治療を導入可能であった中心窩に網膜下出血を伴う BRVO．初診から 4 か月後には，網膜下出血は完全に吸収され EZ band の障害もわずかであり，視力は 0.5 から 1.0 に改善した．

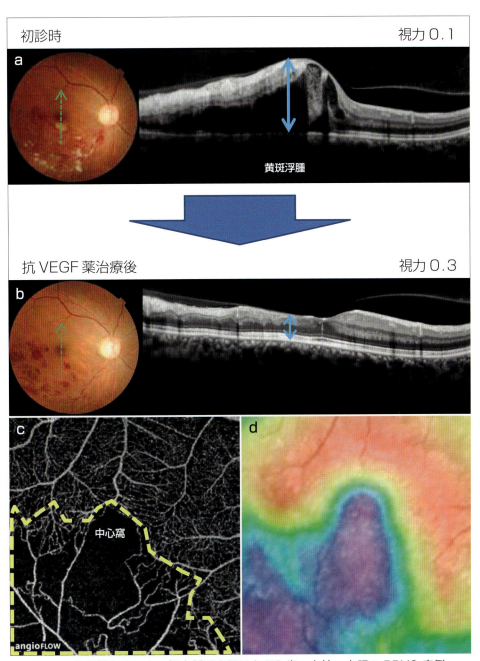

図3 黄斑部虚血による視力低下を認めた53歳,女性.右眼のBRVO症例

初診時に著明な黄斑浮腫を認め(a),抗VEGF薬硝子体内注射を行った.黄斑浮腫は軽快したものの,視力は0.3までしか改善しなかった(b).黄斑部のOCT angiographyでは中心窩無血管領域の拡大と中心窩に及ぶ網膜無灌流領域の形成を認め(c),OCTのthickness map表示でも同部位の網膜の菲薄化(紫で表示)が検出された(d).

較検討した.得られた結論は,初診時小数視力が0.6以上と良好な場合においても視力改善効果が認められたこと,視力良好群においては,1+PRN法と3+PRN法において,視力や中心窩網膜厚の推移が経過中はほとんど同じであったこと,初診時視力が0.5以下と比較的不良な場合は,特に治療開始半年間は,3+PRN法で速やかに視力改善が得られているが,1年後の時点では,投

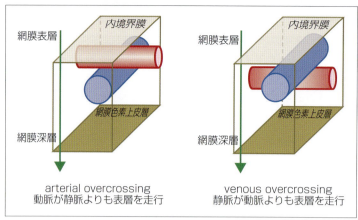

図4 網膜動静脈の交叉パターン分類

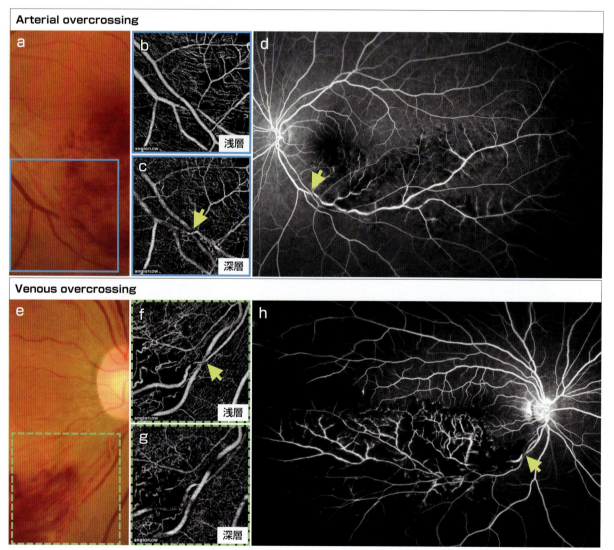

図5 Arterial overcrossing type と venous overcrossing type の BRVO 症例の比較
黄色矢印(c, d, f, h)は原因動静脈交叉部を示す．OCT angiography を用いて層別に血管像を観察することで動静脈交叉のタイプを明確に判断することが可能となる(b, c, f, g)．広角フルオレセイン蛍光眼底造影では，venous overcrossing type においてより網膜無灌流領域が広いことがわかる(d, h)．

（文献4より改変引用）

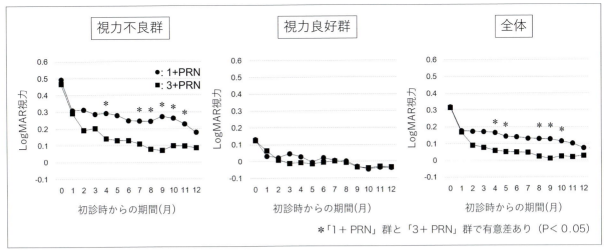

図6 BRVOに対する抗VEGF薬投与のプロトコルの検討

治療プロトコルを「1＋PRN」と「3＋PRN」で前向きに比較検討した報告では，初診から12か月後の視力に両群間で有意差はなかったが，初診時の矯正小数視力が0.5以下の視力不良群では，3＋PRN群のほうがより速やかに視力改善が得られる傾向があった．

（文献8より改変引用）

与プロトコルの違いで差がなかったというものであった[8]（図6）．RVOの場合には，初診時に視力が良好であれば，1＋PRNで十分であるようである．

2. 黄斑浮腫以外の病態にも着目し，抗VEGF薬治療の適応を吟味する

抗VEGF薬にて黄斑浮腫は軽快したものの視力改善に乏しい場合は，中心窩の視細胞層障害や黄斑虚血の可能性を考慮し評価を行う．中心窩の視細胞障害や黄斑虚血が高度な例に付随している黄斑浮腫については，抗VEGF薬治療の意義はあまり高くなく，積極的な投与は控えてもよい．浮腫消失時の視力，自覚改善の程度を問診し，治療計画を立てる．

3. 黄斑浮腫に対する網膜光凝固（photocoagulation；PC）の適応

慢性期に中心窩に限局する囊胞様黄斑浮腫は，傍中心窩の毛細血管瘤が原因となっていることが多く，抗VEGF薬治療が急性期のものほど有効ではない．責任となる毛細血管瘤が明らかな場合には，レーザーによる毛細血管瘤の直接凝固を考慮する．後に凝固斑のcreeping現象（凝固斑が徐々に拡大する）を防ぐために，最適な照射条件を用いる．我々がよく用いる条件は，3-mirror lens，yellow，50 μm，0.05〜0.09秒，80〜120 mWによる直接凝固である．見やすさのためaiming beamは最弱のものとし，aimingが毛細血管瘤にきれいに収束する場合には，毛細血管瘤のみを効果的に凝固できることが多い．

4. NPAに対する網膜光凝固

BRVOでは，広範なNPAから硝子体出血のリスクがある．抗VEGF薬の導入により，新生血管の発生時期は遅らせることが可能になるが，あくまで黄斑浮腫を目的とした抗VEGF薬治療では，網膜新生血管や硝子体出血発生を抑制できるわけではなくその頻度は変わらなかったとされた．我々の最近の検討では，後部硝子体剝離（posterior vitreous detachment；PVD）が生じていない例，venous overcrossingの例において，網膜血管新生のリスクが高かった．広範なNPAを認めるBRVO，特に後部硝子体剝離が生じていない例では，我々は，NPAに対するPCを積極的に行うことが多い．ただし，硝子体出血のリスクはゼロになるわけではない．硝子体出血については，生じてから手術をすればよいのでNPAに対するPCはしなくてもよいという意見もあるが，周辺部のNPAは視野欠損となっていることが多くPCによる副作用が生じにくいこと，仮に硝子体手術の必

要性が後に生じた場合にも，硝子体手術がより安全にできると考えられ，あえて PC をしないということはしていない．ただし，後部硝子体剝離が完全に生じている例では，網膜新生血管の発生から硝子体出血を生じるリスクはかなり低いと考えられ，積極的には PC を実施していない．

なお，周辺部 NPA に対する PC によって，黄斑浮腫治療を兼ねられるとする意見もあるが，最近の我々の検討結果は，この考えを支持するものではなかった．興味深いことに，major BRVO と macular BRVO の 2 年成績（視力，注射回数）はほぼ同等であった．

CRVO で注意すべきは，BRVO と異なり NVG のリスクがあることである．臨床上，NVG を発症することの多い CRVO 患者の特徴は，高齢，視力不良（網膜虚血が周辺のみではなく黄斑部にも及ぶ），糖尿病網膜症を併発している，などである．リスクが高いと考えられる患者には，受診ごとに眼圧測定と隅角検査を行い，ルベオーシスの早期検出に努める．NVG を実際に生じてしまった場合には，眼圧下降治療とともに，汎網膜光凝固を速やかに（密に）完成させる．虹彩前癒着がほとんど形成されていない場合には，黄斑浮腫治療のための抗 VEGF 薬治療によって眼圧下降が得られる場合があり，抗 VEGF 薬の併用も考慮する（保険適用はあくまで黄斑浮腫である）．

5．硝子体手術

硝子体出血をきたした場合には，積極的に硝子体手術を実施している．

慢性期の黄斑浮腫で，黄斑上膜（黄斑パッカー）を併発している例，また，視細胞障害が目立たない場合には，黄斑上膜/内境界膜剝離を積極的に行っている．BRVO の場合には，1〜2 段階の視力改善が得られるとする報告がある．

6．その他

本症を契機に未治療の高血圧や糖尿病が明らかとなった場合には，内科への紹介も眼科医の重要な役割である．

（飯田悠人，村岡勇貴）

文 献

1) Yamaike N, Tsujikawa A, Ota M, et al：Three-dimensional imaging of cystoid macular edema in retinal vein occlusion. Ophthalmology, 115(2)：355-362, 2008.
2) Kurashige Y, Tsujikawa A, Murakami T, et al：Changes in visual acuity and foveal photoreceptor integrity in eyes with chronic cystoid macular edema associated with retinal vein occlusion. Retina, 32(4)：792-798, 2012.
3) Muraoka Y, Tsujikawa A, Murakami T, et al：Branch retinal vein occlusion-associated subretinal hemorrhage. Jpn J Ophthalmol, 57(3)：275-282, 2013.
4) Iida Y, Muraoka Y, Ooto S, et al：Morphologic and functional retinal vessel changes in branch retinal vein occlusion：an optical coherence tomography angiography study. Am J Ophthalmol, 182：168-179, 2017.
5) Muraoka Y, Uji A, Tsujikawa A, et al：Association between retinal hemorrhagic pattern and macular perfusion status in eyes with acute branch retinal vein occlusion. Sci Rep, 6：2016 doi：10.1038/srep 28554.
6) Muraoka Y, Uji A, Tsujikawa A, et al：Association between retinal hemorrhagic patterns and perfusion status in eyes with acute central retinal vein occlusion. Retina, 37(3)：500-508, 2017.
7) Muraoka Y, Tsujikawa A, Takahashi A, et al：Foveal damage due to subfoveal hemorrhage associated with branch retinal vein occlusion. PLoS One, 10(12)：2015. e0144894
8) Miwa Y, Muraoka Y, Osaka R, et al：Ranibizumab for macular edema after branch retinal vein occlusion：one initial injection versus three monthly injections. Retina, 37(4)：702-709, 2017.

すぐに役立つ眼科日常診療のポイント―私はこうしている―

IV 誰もが手こずる眼疾患の治療

6 中心性漿液性脈絡網膜症（CSC）

> **日常診療でのポイント―私の工夫―**
> - ☑ 歪視など自覚症状のある漿液性網膜剥離が遷延化または再発を繰り返すCSCは，視力良好でも加療する．
> - ☑ CSCのレーザー光凝固は，FA早期の蛍光色素漏出点を1発で仕留める．
> - ☑ CSCの低侵襲PDTは，網膜色素上皮剥離を伴う漿液性網膜剥離にも効果的である．

I はじめに

中心性漿液性脈絡網膜症（central serous chorioretinopathy；CSC）は，黄斑部に限局性の漿液性網膜剥離（serous retinal detachment；SRD）を生じる疾患で，30～50歳代の中年の男性に多いが，70歳以上の高齢者や女性の患者も少なくない．発症の誘因にはストレスや副腎皮質ステロイド薬の使用が挙げられているが，下記病態の原因は不明である．光干渉断層計（optical coherence tomography；OCT）は黄斑部のわずかなSRDも検出できるため，中心部の歪視や暗さを訴えるCSCの患者は早期に診断されるようになっている．CSCのSRDは無治療で消失する場合も多いが，遷延すると不可逆性の視機能障害を生じ，また臨床所見も多彩であるため（図1），どの時点で治療に介入するかの判断が難しいことも手こずる理由の1つである．

II 病態

CSCの病態については不明な点が多いが，網膜色素上皮（retinal pigment epithelium；RPE）の2次的な機能障害が生じ，脈絡膜からの液成分が網膜下に貯留しSRDとなる．フルオレセイン蛍光造影（fluorescein angiography；FA）でRPEからの蛍光色素漏出を認めるが，インドシアニングリーン蛍光造影（indocyanine green angiography；IA）で脈絡膜中大血管の拡張や脈絡膜血管透過性亢進所見，OCTで脈絡膜の肥厚所見を認めることから，病因は脈絡膜にあると考えられるようになっていて[1]，またSRDのないCSCの対側眼にも同様の所見を認める（図2）[2]．

III 私の診断法

1. OCT

1）SRD

矯正視力の低下がなくても，自覚症状で視力低下，小視症，歪視や中心暗点があれば，OCTでSRDを確認する．SRDには様々な丈と大きさがあるがSRDは中心窩に存在しないこともあるので，中心窩を横切らないスキャンラインも確認する（図3）．SRDは遷延すると中心から下方に残存するので，経過観察をする際は，水平ラインのスキャンよりも垂直ラインでスキャンされた所見を確認する（図5）．

2）網膜色素上皮剥離（PED）

網膜色素上皮剥離（retinal pigment epithelium detachment；PED）は，大きさは様々で，CSCに

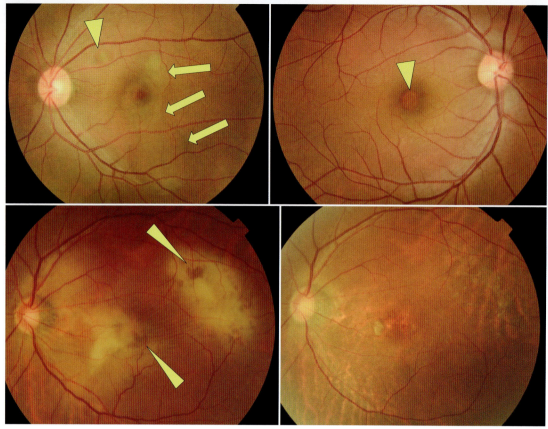

図1 多様な所見を呈するCSC

a：48歳，男性．黄斑部にSRD（矢印），黄斑部上鼻側にPED（矢頭）を認める．
b：39歳，男性．中心窩にPED（矢頭）を認める．
c：52歳，男性．黄斑部鼻側と耳側の2か所に白色のフィブリンを呈する滲出性所見を認める．矢頭はMPPEに特徴的なドーナツ状病巣．
d：cの低侵襲PDT後．滲出性所見は吸収している．

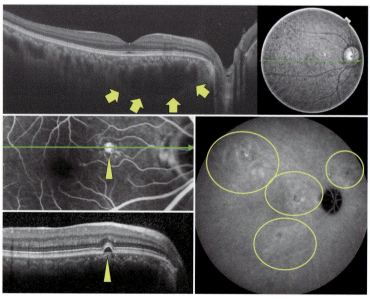

図2

CSCのSRDのない対側眼（SRDを認める患眼（図1-b，図4症例）と同様のCSCの特徴を示す）

a：SS-OCT．脈絡膜の肥厚を認める（矢印）．
b：FA 5分．小型のPEDは円形の色素貯留として認める（矢頭）．
c：SD-OCT．小型のPEDを認める（矢頭）．
d：IA 10分．脈絡膜血管透過性亢進所見は広範囲に複数認める（円で囲まれた範囲）．

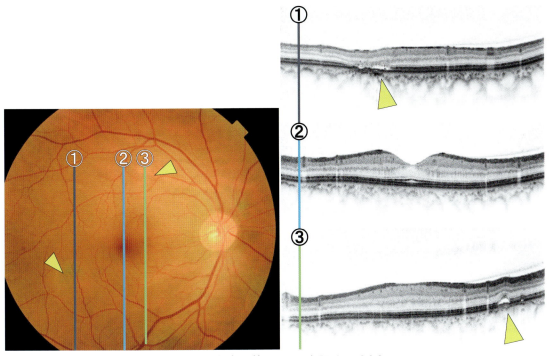

図3 中心窩以外にSRDを認めるCSC
中心窩の垂直ライン②にSRDを認めないが，左右のライン①③には，黄斑部下耳側，上鼻側にそれぞれ小型のSRDを認める(矢頭)．

ほぼ認める．FAの蛍光色素漏出点は，PEDの内部か辺縁にあることが多い[3]．SRDを認めていない対側眼にPEDのみ認めることがある(図2)．PEDは，加齢黄斑変性(age-related macular degeneration；AMD)でも認めるが，本邦のAMDの診断基準では，50歳以上で1乳頭径未満のPEDは，AMDの前駆病変となり[4]，CSCの診断とオーバーラップするが，図2の症例のようにCSCの対側眼であればSRDを認めていなくても脈絡膜血管透過性亢進所見やOCTで脈絡膜の肥厚所見を認めれば，CSCとして経過観察をする．

3) 脈絡膜の肥厚

CSCでは正常眼と比較し脈絡膜が肥厚している[5]．スウェプトソース(SS)-OCTでは，通常撮影で脈絡膜と強膜の境界部を確認できるので脈絡膜の肥厚を確認しやすいが(図2)，スペクトラルドメイン(SD)-OCTでは，通常撮影で脈絡膜と強膜の境界部を確認できないため(図5)，画像を上下反転して撮影し脈絡膜をより鮮明に描出するenhanced depth imaging(EDI)OCTモードで脈絡膜の肥厚を確認する(図7)[5]．

4) 中心窩網膜厚の菲薄

SRDが遷延すると中心窩網膜厚が菲薄化するので，初診時に中心窩網膜厚を確認し，中心窩に陥凹を認めていても，菲薄化していればSRDが長期に存在していたかあるいは過去に遷延化したSRDが存在していたことを推測できる(図4)．また，すでに中心窩網膜厚が菲薄化し，エリプソイドゾーンが脱落していれば，治療後にSRDが消失していても視機能の大きな回復は期待できない．

5) 網膜下のフィブリン

網膜下のフィブリンが黄斑部や黄斑周囲に単発にあるいは多発性に灰白色滲出斑として認める症例はCSCの重症型となるが，後者の多発性に認めその周囲に丈の高いSRDを認める症例は多発性後極部色素上皮症(multifocal posterior pigment epitheliopathy；MPPE)としてCSCと区別されることもある(図1-c)．灰白色滲出斑に内部が抜けている部位はドーナツ状病巣あるいは銭形病巣となるが，その部位のOCT所見は網膜下に高反射

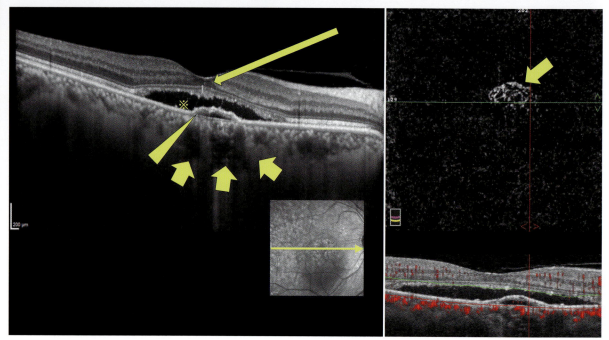

図4 Pachychoroidal neovasculopathy a|b

a：SD-OCT（EDI）．SRDの遷延化により中心窩網膜厚は80μmに菲薄化している（細矢印）．SRD（※）とPED（矢頭），脈絡膜の肥厚を認める（太矢印）．
b：OCT angiography．網膜外層領域のスキャンラインではPEDに一致した部位にCNVを示唆する血管像を認める（矢印）．

所見として認める（図9）．

2. FAとIA

　CSCの診断時に自然寛解が期待できる症例には治療は行わないので，眼底検査とOCTでCSCと診断した時点で，すべての症例にFAとIAを行うことはない．FAとIAを行う目的は2つある．1つは，治療法の選択，治療範囲を決定するためで，遷延化したSRDを認めたときに行う．2つ目はRPEの扁平隆起が確認された症例で，pachychoroidal neovasculopathyを含め脈絡膜新生血管（choroidal neovascularization；CNV）を伴うAMDとの鑑別をするためで，CNVを否定するために行う．しかし，OCT angiographyがあればCNVの有無を確認できる症例もあり，OCT angiographyでCNVの有無の判定ができない場合に行う．FAで蛍光色素漏出点を確認し，IAで脈絡膜血管透過性亢進所見を確認する．

3. OCT angiography

　OCTで網膜色素上皮の扁平隆起を認めた場合は，OCT angiographyでCNVの有無を確認する（図4）．過去にCSCと診断された症例でも，サイレントにCNVが発症し，あるいは以前に診断されなかったpachychoroidal neovasculopathyとなっている可能性もあるので注意が必要である．

Ⅳ 私の治療法

1. 治療のタイミングと治療方法の選択

　CSCは，自然寛解する症例も多いので，自覚症状の発症時期を確認する．発症から3か月以内で自覚症状の悪化傾向がなければ経過観察とする．3か月以上SRDが持続する場合には，治療をするか否かを検討する．歪視や中心部の暗さを自覚しても視力低下を生じていない症例もあるが，遷延化するSRDは，不可逆性の視機能障害を生じるので，矯正視力が1.0であっても，自覚症状の訴えが強い場合には治療する．ただし，上述したようにすでに中心窩網膜厚が菲薄化していたり，エリプソイドゾーンの不整や脱落を認める症例は，SRDが消失しても，自覚症状の改善が得られない場合

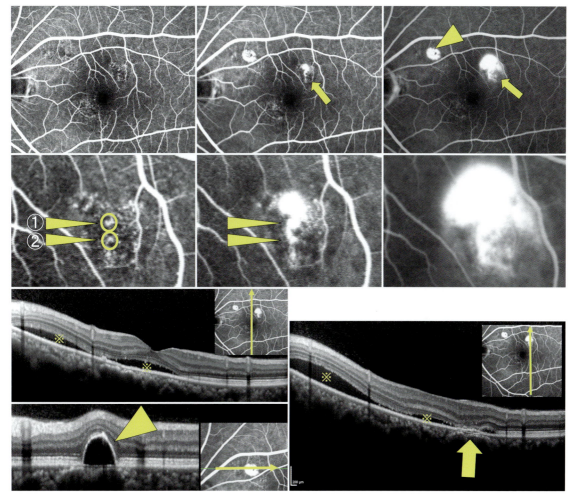

図5 レーザー光凝固，矯正視力（1.2）（図1-aと同一症例）

a～c：FA 29秒(a)，1分(b)，10分(c)．中心窩上耳側に噴出型の蛍光色素漏出を示す（矢印）．PEDは円形の色素貯留として認める（矢頭）．

d～f：a～cの蛍光色素漏出部位の拡大．造影超早期を確認すると2か所の漏出点①②が確認でき，2か所にレーザー光凝固を施行した．

g：OCT垂直断．中心窩から下方に拡大するSRDを認める（※）．

h：OCT垂直断．漏出部位（矢印）から下方に拡大するSRDを認める（※）．

i：OCT水平断．小型のPEDを認める（矢頭）．

もあるので，治療前に，治療の目的が無治療で，さらに自覚症状の悪化が進行するのを防ぐためであるとインフォームドコンセントする必要がある．特に対側眼が正常である場合は，患者は常にその自覚症状のない対側眼と比較するので治療後の満足度は低い．治療はレーザー光凝固あるいは光線力学的療法（photodynamic therapy；PDT）であるが，PDTは，CSCに保険適用はないので，レーザー光凝固の適応がない症例がPDTの適応となる．

2．レーザー光凝固

1）適　応

黄斑部にSRDを認め，FAで蛍光色素の漏出部位が造影早期に点状に中心窩外に認める場合である．蛍光色素の漏出部位が，視神経乳頭黄斑線維束の領域に存在する場合は，OCTでその部位にSRDを認めなければ，凝固エネルギーの熱が感覚網膜に直接及ぶので推奨されない．また，凝固部位近辺にOCTでRPEの扁平の隆起所見があるなどCNVの存在が疑われる場合も推奨されない．

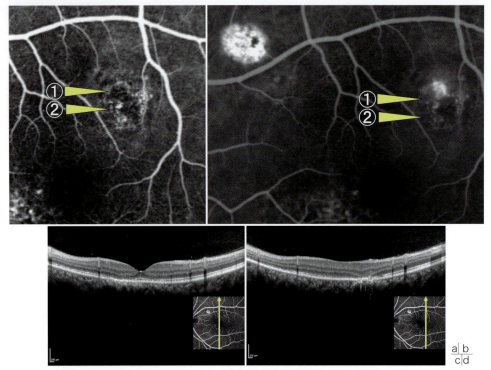

図6 レーザー光凝固1か月後，矯正視力(1.2)(図1-a，図5と同一症例)
a，b：FA 33秒(a)，10分(b)．レーザー光凝固部位①②の蛍光色素漏出は認めない．
c，d：OCT 垂直断．SRD は吸収した．

2) 凝固条件

　レーザー光凝固は，RPE の照射部位に一致した部位の網膜外層の障害を生じるため，その障害部位を最小限にする必要がある．凝固方法は，FA 早期の鮮明な画像を撮影し，可能な限り最小の蛍光色素の漏出点に対して1発で仕留める．漏出点が複数あれば，その漏出点の数だけの最少照射数を目標とする．波長は黄色あるいは赤色だが，赤色の強凝固は CNV が生じるので避ける．網膜血管の直下の蛍光色素漏出点は，黄色は網膜血管を閉塞させてしまう危険があるのでその場合のみ赤色を用いる．凝固サイズは，200 μm(中心窩に近い場合は100 μm)，凝固時間は0.2秒(中心窩に近い場合は0.1秒)，出力は，80～100 mW で弱凝固を心がける．

3) 症　例

　図5，6の症例のポイントは FA で噴水状の蛍光色素の漏出を認めるが，造影超早期を確認すると漏出点は2か所認めていることで，その部位に1発ずつレーザー光凝固を施行している．

3. 光線力学的療法 (PDT)

1) 適　応

　PDT は，蛍光色素漏出点を中心窩あるいは中心窩近傍に認めているとき，びまん性の蛍光色素漏出を認め，レーザー光凝固を施行することができない場合に行う．ただし，PDT が承認されているのは，中心窩に CNV を伴う滲出型 AMD のみなので，施行の際は各施設の倫理委員会の承認が必要である．

2) 照射条件

　PDT の奏効機序は PDT によって，脈絡膜厚の減少と脈絡膜血管の透過性亢進が減少し SRD が消失する[6)7)]．PDT の治療方法は，海外での当初の報告では AMD に準じた条件(ベルテポルフィンとして6 mg/m^2(体表面積)を10分間かけて静脈内投与し，薬剤投与開始から15分後にレーザー光〔波長689 nm，光照射エネルギー量50 J/(照射出力600 mW/cm^2 で83秒間)〕を眼底治療部位に照射)であったが，CNV の活動性を低下させる目的ではないこと，CNV の発生や照射部位の RPE か

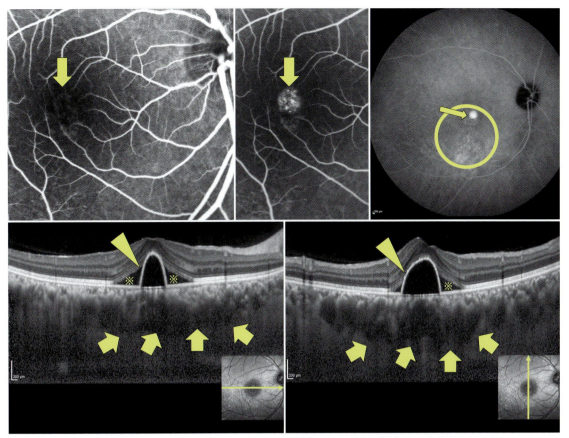

a	b	c
d	e	

図7 中心窩にPEDを伴うCSCに対する低侵襲PDT，矯正視力(1.2)(図1-bと同一症例)

a，b：FA 29秒(a)，10分(b)．PEDは後期に円形の色素貯留として認める(矢印)．

c：IA 12分．PEDは後期に円形の過蛍光として認め，脈絡膜血管透過性亢進所見は黄斑部下方に認め，この範囲を照射した(円で囲まれた範囲)．

d，e：SD-OCT(EDI)．水平断(d)，垂直断(e)．中心窩にSRD(※)を伴うPED(矢頭)を認める．EDIで脈絡膜の肥厚が確認できる(矢印)．

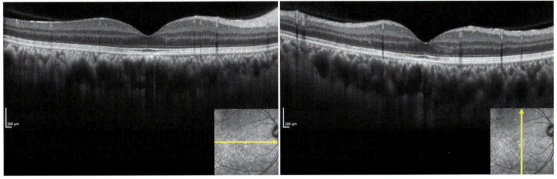

a | b

図8 低侵襲PDT 2か月後，矯正視力(1.2)(図1-b，図7と同一症例)
SRD，PEDは吸収した．
 a：OCT水平断
 b：OCT垂直断

6. 中心性漿液性脈絡網膜症(CSC) 227

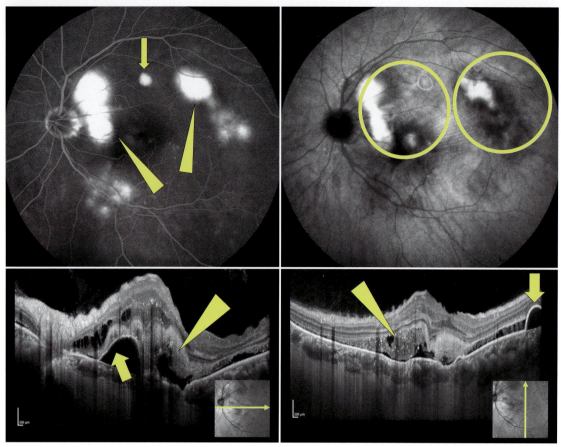

図9 MPPEに対する低侵襲PDT, 矯正視力(0.3)(図1-cと同一症例)
a：FA 10分．2か所の強い色素漏出部位を認め(矢頭)，PEDは円形の色素貯留として認める(矢印)．
b：IA 15分．脈絡膜血管透過性亢進所見を含む2か所の強い色素漏出部位を重ならない範囲で照射した(円で囲まれた範囲)．
c，d：OCT水平断(c)，垂直断(d)．中心窩を含む広範囲に網膜下フィブリン(矢頭)とPED(矢印)を認める．

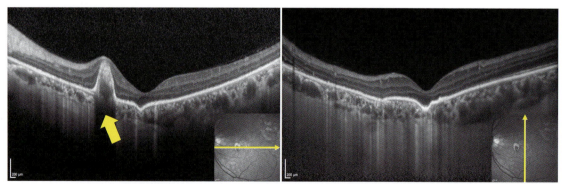

図10 低侵襲PDT 1か月後, 矯正視力(0.3)(図1-d, 図9と同一症例)
網膜下フィブリンとSRDは吸収し，PEDは縮小した(矢印)．
a：OCT水平断
b：OCT垂直断

ら脈絡膜の障害を回避することから，この条件より低い設定(低侵襲)で施行する．低侵襲で行う条件には次の3つの方法がある．①静脈内投与するベルテポルフィンを半量とする half-dose PDT，②照射時間を83秒から半分の42秒の短時間とする half-time PDT，③光照射エネルギー量を減量する reduced fluence PDT．治療効果の検討についての報告があるが明らかな差はない．当施設では，ベルテポルフィンがより早期に体外へ排出できる half-dose PDT を選択している．照射範囲はIA後期で認める脈絡膜血管透過性亢進を示唆する過蛍光の範囲である．

3) 治療効果

CSCに対する低侵襲PDTの治療効果の報告は長期成績を含め幾つかあるが，いずれも8割以上でSRDは吸収している．Fujitaらが，当院での204眼の1年の治療成績を治療1年後にSRDは約9割で吸収していると報告をしているが[8]，その結果を治療前のインフォームドコンセントの内容に含めている．図7の症例のようにやや大きめのPEDを伴うCSCについては，Gotoらが報告しているが，脈絡膜血管透過性亢進があれば低侵襲PDTによりPEDを吸収することができる[9]．

4) 症　例

図7，8の症例のポイントは，中心窩にやや大きめのPEDを伴うSRDに half-dose PDT を施行したことで，SRDのみならずPEDも吸収している．図9，10の症例のポイントはMPPEの症例に滲出の強い2か所の病巣に対して，照射範囲が重ならない2か所に half-dose PDT を施行したことで，網膜下のフィブリンとSRDは吸収している．

（森　隆三郎）

📚 文献

1) Guyer DR, Yannuzzi LA, Slakter JS, et al : Digital indocyanine green videoangiography of central serous chorioretinopathy. Arch Ophthalmol, 112 : 1057-1062, 1994.
2) Iida T, Kishi S, Hagimura N, et al : Persistent and bilateral choroidal vascular abnormalities in central serous chorioretinopathy. Retina, 19 : 508-512, 1999.
3) Shinojima A, Hirose T, Mori R, et al : Morphologic findings in acute central serous chorioretinopathy using spectral domain-optical coherence tomography with simultaneous angiography. Retina, 30 : 193-202, 2010.
4) 髙橋寛二，石橋達朗，小椋祐一郎ほか：加齢黄斑変性の分類と診断基準．日眼会誌，112：1076-1084, 2008.
5) Imamura Y, Fujiwara T, Margolis R, et al : Enhanced depth imaging optical coherence tomography of the choroid in central serous chorioretinopathy. Retina, 29 : 1469-1473, 2009.
6) Chan WM, Lam DS, Lai TY, et al : Choroidal vascular remodelling in central serous chorioretinopathy after indocyanine green guided photodynamic therapy with verteporfin : a novel treatment at the primary disease level. Br J Ophthalmol, 87 : 1453-1458, 2003.
7) Maruko I, Iida T, Sugano Y, et al : Subfoveal choroidal thickness after treatment of central serous chorioretinopathy. Ophthalmology, 17(9) : 1792-1799, 2010.
8) Fujita K, Imamura Y, Shinoda K, et al : One-year outcomes with half-dose verteporfin photodynamic therapy for chronic central serous chorioretinopathy. Ophthalmology, 122 : 555-561, 2015.
9) Goto S, Gomi F, Ueno C, et al : Reduced-fluence photodynamic therapy for subfoveal serous pigment epithelial detachment with choroidal vascular hyperpermeability. Am J Ophthalmol, 154 : 865-871, 2012.

Ⅳ 誰もが手こずる眼疾患の治療

7 特発性脈絡膜新生血管

> **日常診療でのポイント─私の工夫─**
> ☑ 診　断：ほかの眼疾患に続発したCNVをすべて除外する必要があるため，ドルーゼンなど加齢性の変化，近視，眼内の炎症，外傷の既往などCNV以外の様々な所見に注意する．
> ☑ 検査所見：この疾患ではほとんどの症例でGass分類でのtype 2 CNVを認める．
> ☑ 治　療：筆者の施設では治療の同意が得られた場合，第一選択として抗VEGF薬硝子体注射を行っている（日本では適応外使用である）．AMDのように頻回の投与を必要とする症例は少ない．

Ⅰ はじめに

特発性脈絡膜新生血管（idiopathic choroidal neovascularization；ICNV）は明らかな原因なしに50歳以下の若中年者の黄斑部に脈絡膜新生血管（CNV）を生じる疾患である（図1〜4）．ドルーゼンや網膜色素上皮萎縮などの加齢性の所見がなく，強度近視，網膜色素線条，外傷，炎症性疾患などに続発するCNVが除外された場合に診断される．加齢黄斑変性（age-related macular degeneration；AMD），近視性脈絡膜新生血管，punctate inner choroidopathy，眼ヒストプラズマ症（日本では稀）などでは特に鑑別に注意を要する．症状は視力低下，中心暗点，変視症を主体とする．通常片眼性であるが，稀に両眼性に生じることもある．

Ⅱ 私の診断法

中心窩領域に1/2〜1乳頭径程度の灰白色病巣を認め，その周囲に漿液性網膜剥離，少量の網膜下あるいは網膜内出血，フィブリンなどの滲出性変化を伴う（図1-a，図3-a）．黄斑部以外の網膜周辺部には異常はみられず，前眼部，硝子体中に炎症所見はみられない．また全身の炎症所見も伴わない．病変の主体であるCNVはAMDと比べて比較的小型であり，ほとんどの症例でGass分類でのtype 2 CNVである．OCTではCNVとその周囲には網膜色素上皮（retinal pigment epithelium；RPE）が立ち上がり，CNVを囲い込むような所見を認めることが多い[1]（図1-b，図3-b）．フルオレセイン眼底蛍光造影（fluorescein angiography；FA）では活動期には境界明瞭な過蛍光領域を示し，後期には著明な蛍光漏出を生じるいわゆるclassic CNVのパターンを呈する（図1-c, d，図3-c, d）．インドシアニングリーン眼底蛍光造影（IA）ではdark rimと呼ばれるCNV周囲の低蛍光リングを認めることが多く，これは網膜色素上皮によるCNVの囲い込みによるものと考えられている[2]（図1-e）．最近ではOCT angiographyによって非侵襲的にCNVを検出することも可能である（図1-f）．

Ⅲ 私の治療法

ICNVの自然経過はAMDと比べると良好とされており，無治療でもCNVがRPEに囲まれ瘢痕化し活動性が低下する症例があることが知られて

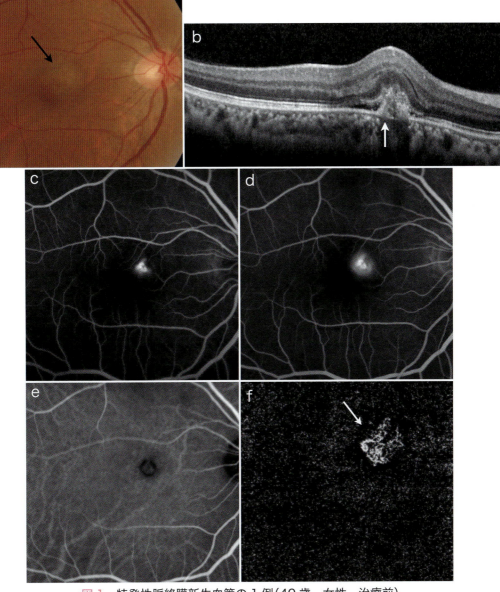

図1 特発性脈絡膜新生血管の1例（40歳，女性．治療前）

a：中心窩下に少量の網膜出血を伴った灰白色病巣（矢印）を認める．
b：OCT．中心窩下にtype 2 CNV（矢印）が描出されており，その周囲にはRPEが立ち上がりCNVを囲い込むような所見，薄い漿液性網膜剝離がみられる．
c，d：FA早期（c），後期（d）．Classic CNVパターンの過蛍光を認める．
e：IA．CNV周囲に低蛍光（dark rim）を認める．
f：OCT angiography．境界明瞭なCNV（矢印）が描出されている．

いる[3]．治療としては，以前はトリアムシノロンアセトニドのテノン囊下注射や硝子体注射が行われてきたが，最近では抗VEGF薬硝子体注射の有効性が多く報告されており，第一選択として抗VEGF薬硝子体注射を行っている[4,5]（現在日本では適応外使用である）．ICNVでは病勢が治まると瘢痕化する傾向が強く，抗VEGF薬硝子体注射を行う際もAMDのように頻回の注射を必要とすることは少ない．提示した2症例では，抗VEGF薬の投与後にCNVは瘢痕化しており，OCT angio-

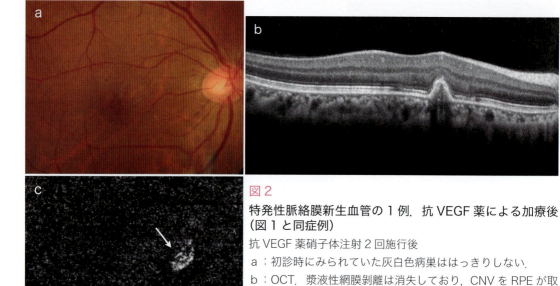

図2 特発性脈絡膜新生血管の1例．抗VEGF薬による加療後（図1と同症例）

抗VEGF薬硝子体注射2回施行後
a：初診時にみられていた灰白色病巣ははっきりしない．
b：OCT．漿液性網膜剥離は消失しており，CNVをRPEが取り囲み瘢痕形成している．
c：OCT angiography．CNVが描出されている（矢印）が，初診時と比べ縮小していることが確認できる．

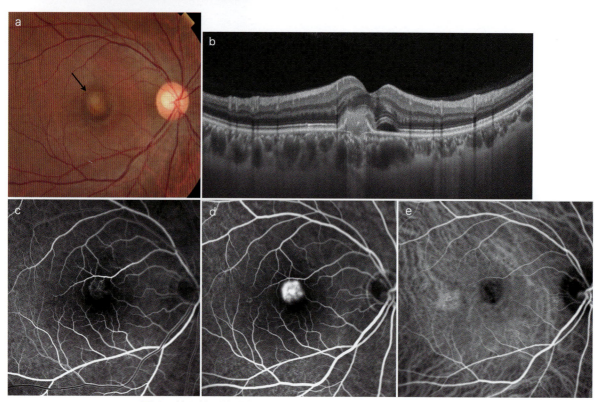

図3 特発性脈絡膜新生血管の1例（32歳，男性，治療前）
a：中心窩下に少量の網膜出血を伴った灰白色病巣（矢印）を認める．
b：OCT．Type 2 CNV．立ち上がったRPE，漿液性網膜剥離がみられる．
c，d：FA 早期（c），後期（d）．Classic CNVのパターンの過蛍光
e：IA．初期にはdark rimははっきりしない．

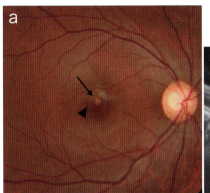
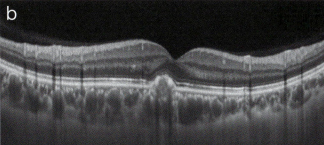
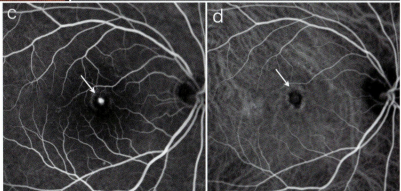

図4
特発性脈絡膜新生血管の1例．抗VEGF薬による加療後（図3と同症例）

抗VEGF薬硝子体注射1回施行後

a：CNV（矢印）は縮小し瘢痕形成を認める．周囲にはリング状に茶褐色病変（矢頭）を認め，RPEの増殖が疑われる．
b：OCT．CNVをRPEが取り囲み瘢痕形成している．漿液性網膜剥離は消失している．
c：FA．CNVの縮小（矢印）がみられている．
d：IA．CNV周囲にRPEの増殖によるものと考えられるdark rim（矢印）が確認できる．

graphy．FAにてCNVの縮小が確認できる．OCTでみると，経過とともにRPEによるCNVの囲い込みが生じ，瘢痕化したCNVとRPEの境界は不明瞭となる（図2，4）．

（森實祐基）

文 献

1) Iida T, Hagimura N, Sato T, et al：Optical coherence tomographic features of idiopathic submacular choroidal neovascularization. Am J Ophthalmol, 130：763-768, 2000.
2) Iida T, Hagimura N, Kishi S, et al：Indocyanine green angiographic features of idiopathic submacular choroidal neovascularization. Am J Ophthalmol, 126：70-76, 1998.
3) Ho AC, Yannuzzi LA, Pisicano K, et al：The natural history of idiopathic subfoveal choroidal neovascularization. Ophthalmology, 102：782-789, 1995.
4) Zhang H, Liu ZL, Sun P, et al：Intravitreal bevacizumab for treatment of subfoveal idiopathic choroidal neovascularization：results of a 1-year prospective trial. Am J Ophthalmol, 153：300-306, 2012.
5) Sudhalkar A, Yogi R, Chhablani J：Anti-vascular endothelial growth factor therapy for naive idiopathic choroidal neovascularization：A Comparative Study. Retina, 35：1368-1374, 2015.

IV 誰もが手こずる眼疾患の治療
8 視神経炎

> **日常診療でのポイント —私の工夫—**
> - ☑ 急激な視力低下の患者では，まず問診で眼痛（眼球運動時痛），頭痛，光視症，吃逆の有無を尋ねる．
> - ☑ 患眼の対光反射が遅鈍かつ不十分であるか，中心フリッカ値が低下しているかを確認する．
> - ☑ OCTで乳頭周囲神経線維層厚の腫脹があればまず視神経疾患を疑い，頭部MRIを造影で行うとともに抗AQP4抗体の採血を行う．
> - ☑ 高齢女性，半盲患者，難治性吃逆など視神経脊髄炎，CRIONなど予後不良な視神経炎の危険因子のあるものでは，まずステロイドパルス療法を1クール行う．

I はじめに

1. 病態

網膜神経節細胞の軸索である視神経線維の脱髄性炎症．抗アクアポリン4（aquaporin；AQP4）抗体や抗ミエリンオリゴデンドロサイト糖蛋白（myelin oligodendrocyte glycoprotein；MOG）抗体などの自己抗体による自己免疫的炎症機序が関与していると考えられている．炎症が視神経乳頭付近に及べば乳頭炎，球後に限局すれば球後視神経炎と呼ぶ．最近の視神経炎の分類を表1[1])に示すが，このうち非典型的視神経炎は典型的視神経炎と比べると予後が不良で免疫抑制の維持療法が必要なことが多い．

II 私の診断法

1. 問診

① 前駆症（ウイルス感染，ワクチン接種）：急性散在性脳脊髄炎（acute disseminated encephalomyelitis；ADEM）による視神経炎
② 難治性吃逆：抗AQP4抗体陽性視神経炎

表1 最近の視神経炎の分類

典型的視神経炎
MSに関連した視神経炎
孤発性視神経炎（solitary isolated optic neuritis）
再発性孤発性視神経炎（recurrent isolated optic neuritis）
非典型的視神経炎
視神経脊髄炎関連疾患：NMOSD（抗AQP4抗体陽性視神経炎）
慢性再発性炎症性視神経症（CRION）
サルコイドーシス
膠原病
血管炎関連視神経炎

（文献1より翻訳引用）

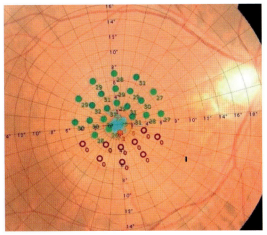

図1 抗AQP4抗体陽性視神経炎（NMOSD）の右眼初診時眼底視野計（MP-3）の測定結果
34歳，女性．中心窩下方（視野上方）に絶対暗点が認められる．

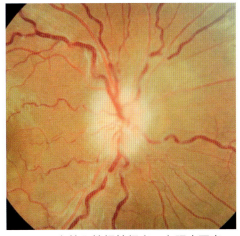

図2 右特発性視神経炎の右眼底写真
21歳，女性．乳頭境界不鮮明で充血浮腫を認め，乳頭周囲血管の怒張・蛇行も著明である．

③眼球運動時痛（特に上方視時）：欧米では特発性視神経炎の92％[2]，アジアでは60％前後
④頭痛，眼痛：肥厚性硬膜炎，視神経周囲炎
⑤入浴時，運動時の視機能の悪化の有無（ウートフ徴候）：体温上昇による視機能の悪化の有無[2]
⑥光視症：光視症があれば視神経炎ではなく，多発消失性白点症候群（MEWDS），急性帯状潜在性網膜外層症（AZOOR）などの網膜外層症

2．視機能検査

①視野検査：矯正視力が0.3以上で固視がよいものではハンフリー視野（30-2プログラム）を，0.2以下で固視不良なものはゴールドマン動的視野計で動的に測定するか，眼底視野計（MP-3，ニデック製，図1）を用いる．中心暗点が有名であるが，実際には傍中心暗点，水平半盲，耳鼻側半盲，求心性狭窄など様々な視野障害を呈する．
②中心フリッカ（CFF）値：正常値35 Hz以上．視神経炎では視力に先行して低下，視力に遅れて改善する．
③対光反射：患側眼では直接反射が遅鈍かつ不十分となり，相対求心性瞳孔障害（RAPD）が陽性となる．

3．眼底検査

①眼底写真：約1/3（小児ではもっと多い）にみられる乳頭炎では乳頭は充血，浮腫状で境界不鮮明．しばしば乳頭周囲血管の怒張・蛇行を認める（図2）．球後視神経炎では初期には乳頭は正常
②OCT：乳頭周囲視神経線維層（cpRNFL）厚は乳頭炎では著明に腫脹（図3），球後視神経炎でもしばしば正常範囲を超えて腫脹がみられる．網膜神経節細胞複合体（GCC）厚では初期には乳頭周囲の肥厚がみられ，1か月以上経過した後期・萎縮期には黄斑部GCC厚の菲薄化が認められる（図4）．
③蛍光眼底造影：乳頭炎では乳頭周囲毛細血管の怒張と乳頭からの蛍光色素の漏出をみる（図5）．

4．放射線画像検査

①CT：できればMRIが望ましいが，MRIが利用できない場合や禁忌の場合はCTで眼窩の冠状断と軸位断で撮像する．重症であれば患側視神経の腫脹がみられる．
②MRI：眼窩・脳の冠状断と軸位断をT1強調，T2強調，STIR（short T1 inversion recovery）法で撮像する．冠状断で片側性であれば対側とのサイズと信号強度の比較を行う．片側視神経炎ではT2強調，STIR法で患側視神経の拡大と高信号がみられる（図6）．この炎症の有無の確認には単純に加え，できる限り造影を行う（すでに視神経萎縮がある場合，単純では炎症

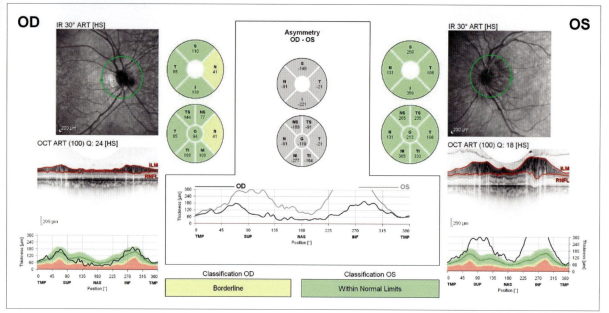

図3 左慢性再発性炎症性視神経症(CRION)の初診時 cpRNFL 厚
70歳，女性．左眼で著明な腫脹が認められる．

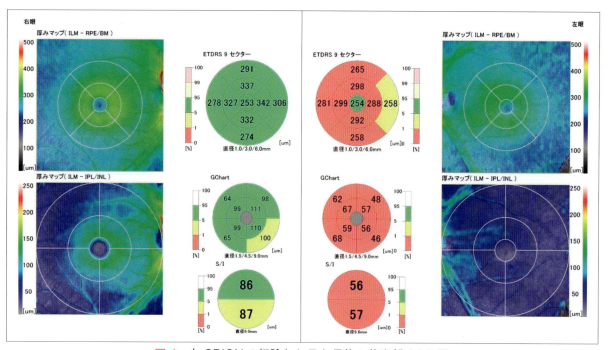

図4 左 CRION の初診から7か月後の黄斑部 GCC 厚
70歳，女性．左眼は再燃をきたしたため著明な菲薄化が認められる．

がなくとも高信号を呈するため)．また，脳の軸位断や冠状断で脳室周囲の白質中心に脱髄斑(MS plaque)がみられることがある(図7)．最近の研究では人種を問わず視神経炎の約43%が clinically(neurological)isolated syndrome という多発性硬化症の前駆症を呈するとされている[3]．

5. 血液検査
①抗 AQP4 抗体：視神経炎を疑った場合，まず必ず採血しておかなければならない(1回に限り

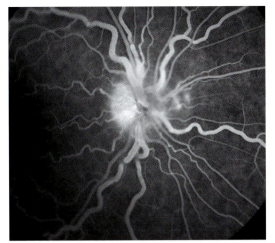

図5　右特発性視神経炎の右蛍光眼底造影写真
21歳，女性．乳頭周囲血管の怒張・蛇行が著明で乳頭から蛍光色素の漏出が認められる．

保険適用）．これが陽性であれば視神経脊髄炎関連疾患（NMOSD）であり，通常の視神経炎と治療や予後が異なるため．

② CRP，血沈（ESR）：鑑別診断の1つである動脈炎性虚血性視神経症ではCRPが強陽性，ESRも80 mm/hrとなるため．

③ 抗MOG抗体：抗AQP4抗体がアストロサイトと関連するのに対し，グリア細胞と関連する（非保険適用）．

④ 抗核抗体，抗SS-A抗体，抗SS-B抗体，傍腫瘍性神経症候群関連自己抗体（非保険適用），甲状腺関連自己抗体など：予後不良な自己免疫性視神経炎でこれらの自己抗体が検出されやすい．

III 私の治療法

1．視神経炎を疑ったときの初期対応

まず造影MRIを撮り，STIR法での高信号で診断確定後，抗AQP4抗体の採血を行う．

高齢女性や水平および耳鼻側半盲様視野欠損，難治性吃逆など視神経脊髄炎の危険因子のあるものでは，ステロイドパルス療法を1クール（ソルメドロール® 1,000 mg/日を3日間）実施し，その効果を判定．

① 視力の改善が急激かつ著明である場合：ステロイド内服プレドニン換算30 mg/日より漸減内

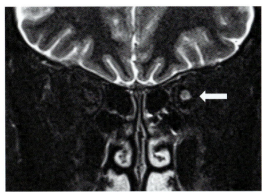
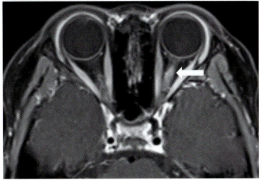

a
b

図6　左球後視神経炎のMRI
矢印が高信号を示す患側視神経
　a：STIR冠状断
　b：造影軸位断

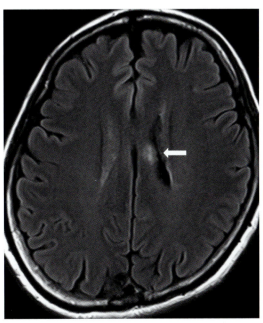

図7　右視神経炎で発症した多発性硬化症の軸位断MRI
49歳，女性．左側脳室内方に高信号の脱髄斑を認める．この時点では他の神経症状は皆無であった．

服し，2～3週で中止にする．

②視力の改善がそれほどでもない場合（小数視力0.4未満）：4日間の休薬後，ステロイドパルス療法を1クール追加

③全く視機能改善がみられないか，抗AQP4抗体陽性の場合：単純血漿交換法，二重膜濾過血漿交換法，免疫吸着療法，γグロブリン大量静注療法の適応の有無を神経内科医などとの協議のうえ決定する[2]．

④抗AQP4抗体陽性者，あるいは抗AQP4抗体陰性であっても再発をみるもの（慢性再発性炎症性視神経症：chronic relapsing inflammatory optic neuropathy；CRION[4]）ではステロイドまたはタクロリムス（プログラフ®）などの免疫抑制薬による維持療法を行う．

若年者では重篤な視力障害や両眼性でなければ経過観察でも差し支えないが，必ず抗AQP4抗体と頭部MRIは施行する．また経過観察中に抗AQP4抗体が陽性と判明した場合やほかの神経症状が出た場合には，直ちに入院のうえステロイドパルス療法を1クール施行する．

（三村　治）

文献

1) Toosy AT, Mason DF, Miller DH：Optic neuritis. Lancet Neurol, 13：83-99, 2014.
2) Wilhelm H, Schabet M：The diagnosis and treatment of optic neuritis. Dtsch Arztebl Int, 112 (37)：616-625, 2015.
3) Langer-Gould A, Brara SM, Beaber BE, et al：The incidence of clinically isolated syndrome in a multi-ethnic cohort. J Neurol, 261：1349-1355, 2014.
4) Petzold A, Plant GT：Chronic relapsing inflammatory optic neuropathy：a systematic review of 122 cases reported. J Neurol, 261：17-26, 2014.

IV 誰もが手こずる眼疾患の治療

9 甲状腺眼症

> **日常診療でのポイント―私の工夫―**
> - ☑ 甲状腺眼症の初期症状としては眼瞼腫脹，眼窩部痛，充血などが主で，眼精疲労や結膜炎との鑑別が難しいが，瞼裂開大や眼瞼後退は特徴的であり診断の手がかりになる．
> - ☑ 眼窩部CT，MRI冠状断において，外眼筋肥大があるか否かの目安として，筋の厚みと視神経の直径との比較が重要である．
> - ☑ 急性期の甲状腺眼症の治療は，ステロイドによる全身投与が主体となるが，ステロイド治療難治症例には，放射線療法が有効である．

I はじめに

1．病　態

　甲状腺眼症は眼窩後組織内で特異的に起こる自己免疫性炎症であり，その症状の1つである眼球突出は，バセドウ病の3徴として知られている．しかしながら，臨床的に甲状腺眼症と甲状腺の病状は時期的に必ずしも一致せず，眼症状が甲状腺の症状に先行するものから，後に起こってくるものまで様々である．また，甲状腺ホルモンがたとえ正常であっても眼症は生じるため，甲状腺眼症は甲状腺機能異常とは切り離した，独立した眼科の疾患として捉える必要がある．

　甲状腺眼症はこれまでの免疫学的研究によると，眼窩後組織内に存在する線維芽細胞(fibroblast)が眼窩内に浸潤したT cellの標的細胞であり，これらのリンパ球によって活性化された線維芽細胞はその産物として酸性ムコ多糖類の一種であるグルコサミノグリカンを蓄積する(図1)．これが眼球突出や外眼筋の線維化などの不可逆的変化をもたらすといわれている[1]．したがって，眼窩部炎症が鎮静化しても，多くの症例で眼球突出や外眼筋肥大は残存する．

II 私の診断法

1．甲状腺眼症と甲状腺関連自己抗体

　甲状腺関連自己抗体には，甲状腺刺激ホルモン(thyroid stimulating hormone；TSH)と競合して，TSH受容体に結合する異常免疫グロブリンthyroid stimulating antibody(TSAb)，甲状腺でのみ合成される糖蛋白質であるサイログロブリンに対する抗体(抗TG抗体)，サイログロブリンのチロシン残基のヨード化あるいはヨードチロシンのカップリングを触媒するkey enzymeであるペルオキシダーゼに対する抗体(抗TPO抗体)の3種があり，これらが眼窩後組織の自己免疫性炎症に関与しているといわれている．長内らによると，甲状腺眼症242例の甲状腺自己抗体を測定したところ，TSAbが基準値を超えていたものが55.7％，抗TG抗体においては42.2％，抗TPO抗体は63.1％であり，これらのいずれかが陽性であった症例は74.3％であったと報告している[2]．したがって，約7～8割の甲状腺眼症患者において，この3つの甲状腺関連自己抗体のいずれかが陽性であり，甲状腺眼症診断のうえでこれらの自己抗体測定は重要である．その反面，約2～3割

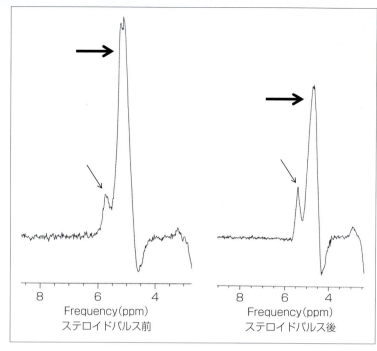

図1 甲状腺眼症例におけるMRスペクトロスコピーを用いた眼窩脂肪内代謝物質の測定

ステロイドパルス療法前にみられた眼窩脂肪内の水のピーク(太矢印)は，パルス療法後著明に低下しているが，グルコサミノグリカンのピーク(細矢印)はパルス後も変わらない．

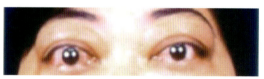

図2 甲状腺眼症急性期の症状
両眼の眼瞼腫脹および結膜充血がみられる．

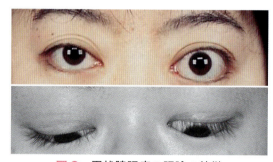

図3 甲状腺眼症の眼瞼の特徴
a：瞼裂開大(左眼)
b：眼瞼後退(左眼)

の甲状腺眼症患者では甲状腺関連自己抗体は陰性であることから，血液検査は必要だが十分な検査ではなく，血液検査において有意な所見がなかったとしても甲状腺眼症を否定することはできない．最終的にはあくまでも眼症状から診断する必要がある．

2. 診断のコツは眼瞼の症状にあり

甲状腺眼症の初期症状としては眼瞼腫脹，眼窩部の鈍痛，充血などであり，眼精疲労や結膜炎と誤って診断されることが少なくない(図2)．バセドウ病の特徴で知られる眼球突出は，甲状腺眼症がある程度進行してからの症状で初期にはあまりみられない．また瞼裂開大(ダルリンプル徴候)や眼瞼後退(グレーフェ徴候)は，交感神経の過興奮によるミュラー筋の過剰収縮が原因とされており，かなり特徴的な眼瞼症状であり診断の手がかりになる(図3)．年齢別では20〜30歳代の女性が眼瞼症状の訴えで来院するのに対し，中高年の男性は外眼筋の伸展障害による複視を訴えて来院する場合が多い．複視は上方視での上下ずれが圧倒的に多く，患者が自覚するまでには外眼筋の肥大がかなり進行していることが多い．また，両眼の下直筋あるいは上直筋の肥大が同程度であると，複視の自覚に乏しく見逃すことがあり注意が必要である．

3. 甲状腺眼症における外眼筋肥大の画像評価

筆者らは以前に，眼窩部CT冠状断を用いた甲状腺眼症の外眼筋計測結果を報告した[3]．これによると，甲状腺眼症における外眼筋平均肥厚度は上直筋が3.2 mm，内直筋が3.4 mm，下直筋が4.1 mmであるのに対し，正常コントロール群で

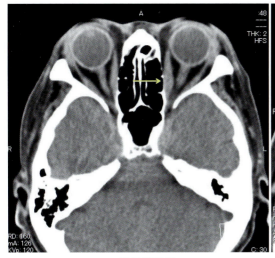
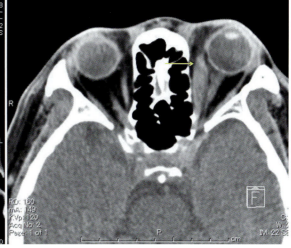

a. 甲状腺眼症　　　　　　　　　　　　　　　b. 眼窩筋炎

図4　甲状腺眼症と眼窩筋炎のCT所見の比較
a，bともに左内直筋の肥大がみられるが，aは筋腹の肥大に対し（矢印），bは筋付着部に近い位置から棒状に腫れている（矢印）．

は上直筋2.4 mm，内直筋2.6 mm，下直筋2.6 mmという結果であった．解剖学的に正常人の視神経の直径（視神経鞘を含めた直径）が3〜4 mmであることから考えると，外眼筋の厚みが視神経の直径と比較して大きければ外眼筋肥厚（異常）としてよい．甲状腺眼症における外眼筋の障害頻度は下直筋，内直筋，上直筋の順で高く，外直筋，上斜筋，下斜筋はほとんど障害されない．また甲状腺眼症では筋腹の肥厚が特徴的であるのに対し，特発性眼窩筋炎では筋付着部からの肥大が特徴的であり，さらに外直筋が障害されやすいことも甲状腺眼症との違いの1つとして挙げられる（図4）．

4．甲状腺眼症の活動性は画像にも反映する

甲状腺眼症における外眼筋の活動性の評価には，MRIのT2強調画像またはshort TI inversion recovery（STIR）法が有用である．Tachibanaら[4]は，肥大した外眼筋のT2緩和時間と，Mouritsら[5]が提唱する甲状腺眼症活動性評価スコア（clinical activity score）の関係を調べ，両者に正の相関があると報告し，甲状腺眼症の活動性を評価するうえでT2強調画像が有用であるとしている．一方，STIR法は脂肪抑制法の1つであり，静脈や髄液，さらには組織内浮腫のような遅い水の流れを高信号で描出する特徴を有する．そのため，

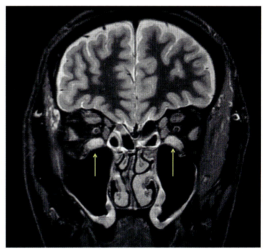

図5　眼窩部MRIにおける甲状腺眼症の活動性評価
STIR法における眼窩部冠状断では，両側の下直筋が肥大し高信号を示している（矢印）．これは炎症を示す所見であり甲状腺眼症の活動性が高いことを示唆している．

外眼筋の炎症では高信号を示し，外眼筋周囲の眼窩脂肪が抑制効果によって低信号を示すためコントラストの良好な明確な画像が得られる（図5）．またKirschら[6]の研究では，甲状腺眼症におけるSTIR法と造影T1強調画像の外眼筋信号強度を比較し，造影がSTIRの信号強度に比べて強い場合は炎症を，信号強度に差がない場合はうっ血を反映した高信号となると推察している．

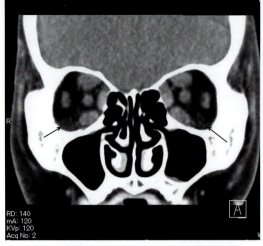

図6 眼窩部CTにおける甲状腺眼症の活動性評価

両側の上下直筋，内直筋の肥大がみられ，さらに両下直筋周囲脂肪の輝度が上昇している(矢印)．

MRIは眼窩内脂肪や外眼筋の炎症を評価する最も有用な検査法であるが，実際のところMRIの場合，眼科でオーダーしてもすぐに撮像検査はできず，場合によっては数週間待ちということもある．一方，単純CTは短時間で撮影できるため比較的素早く検査できる利点がある．甲状腺眼症の急性期に撮影した眼窩部単純CTでは，眼窩脂肪の低吸収域が高くなり，通常よりもざらざらしたような眼窩内画像を示す(図6)．これは眼窩内炎症や毛細血管の拡張を反映した所見であり，甲状腺眼症の活動性が高いことを示唆している．

III 私の治療法

1. 治療の第一歩は生活指導から

甲状腺眼症を増悪させる3大因子が，喫煙，ストレス，寝不足である．禁煙を続け，睡眠時間を増やしただけで眼瞼腫脹や眼窩部痛が改善した症例は数多くみられる．ストレスが眼症をどのように悪化させているかの機序は定かではないが，職場の異動や転居など生活環境の変化や，家庭，家族への悩みのために甲状腺眼症が増悪した症例はしばしばみかける．逆に退職後に眼症が軽快した症例もあり，日常生活の変化が甲状腺眼症にかなり影響していることがうかがわれる．また，眼瞼腫脹や眼窩部痛は起床時に多くみられ，眼症が軽度の場合は数時間で自然消退する．筆者らは毎日の心がけとして，上記に挙げた3大増悪因子を除去することを勧めているほかに，起床時に保冷剤や冷水で眼瞼を冷やすこと(cooling)や，就寝前の眼瞼マッサージ(リンパの流れをよくするために上眼瞼の内側から外側に向かって20回程度)，うっ血防止のために枕を少し高めにするなどの指導を行っている．

2. 甲状腺眼症の活動性に合った治療法

甲状腺眼症の急性期を捉えることは必ずしも容易ではない．1つには医師側が甲状腺眼症を疑って患者を診察しなければ，急性期の甲状腺眼症を見逃してしまいやすいということ，もう1つは，患者の多くは，ある程度時間が経ってから(慢性期)目の異常に気付き来院されることが多いからである．急性期の甲状腺眼症の治療は，ステロイドによる全身投与が主体となる．その目的は，眼窩部の炎症の鎮静化と甲状腺眼症の活動を抑え込むことにあるため，すでに慢性化した眼症にはあまり効果がない．投与法としては眼症の訴えが軽い場合はプレドニゾロン(プレドニン® 30 mg)からの漸減内服療法またはトリアムシノロンアセトニド20 mgのテノン嚢下への局所注射が有効である．症状の強い場合または内服での治療効果が乏しい場合にはステロイドパルス療法が望ましい(図7)．ステロイドパルス療法は，メチルプレドニゾロン1,000 mg/日を3日間で1クールとして症状によって計1〜3回行う．

また，ステロイド以外の治療として眼窩部への放射線療法がある．これは眼窩部に放射線を何回かに分けて(通常10回，計20 Gy)を照射し，直接リンパ球の浸潤を抑える．放射線療法はステロイド投与ほど速やかに効果が現れないが，全身への副作用がほとんどないため，高齢者やステロイド禁忌の患者には適した治療法である(図8)．最近では入院せずに外来通院で放射線治療を行っている施設も増えている．そのほか，甲状腺眼症の慢性期における眼球突出に対しては眼窩減圧術，日

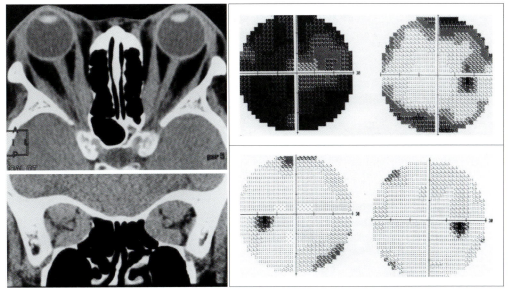

図7 ステロイドパルス療法が有効であった急性視力低下の圧迫性視神経症例
a：矯正視力が右0.8，左0.1でハンフリー視野では右傍中心暗点，左中心暗点を認めた．
b：眼窩部CTでは両側の上，下，内直筋の著明な肥大を認めた．
c：ステロイドパルス療法3クール後の視野．両眼ともに視野は著明な改善を認め，両眼ともに視力は1.2と改善した．

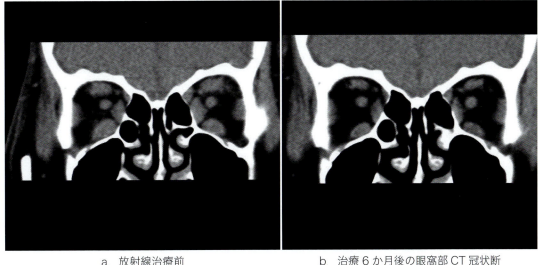

a．放射線治療前　　　　　　　　b．治療6か月後の眼窩部CT冠状断

図8 放射線療法前後のCT所見
治療後では明らかに外眼筋の肥大は減少している．

常生活に支障のある複視に対しては斜視手術などの外科的治療がある．

IV おわりに

甲状腺眼症における免疫学的な病態解明は未だ発展途上の段階である．今後さらに進んだ研究がなされ，甲状腺眼症のメカニズムがより明らかになるであろう．それは甲状腺眼症の早期発見，早期治療につながるものと確信している．

（橋本雅人）

文献

1) Ohtsuka K, Hashimoto M : H-magnetic resonance spectroscopy of retrobulbar tissue in Graves' ophthalmopathy. Am J Ophthalmol, 128 : 715-719, 1999.
2) 長内 一, 大塚賢二, 橋本雅人ほか：甲状腺眼症 242 例における臨床的血液学的検討. あたらしい眼科, 15 : 1043-1047, 1998.
3) 三浦道子, 大塚賢二, 橋本雅人：CT を用いたバセドウ病患者での外眼筋計測. 臨眼, 50 : 35-39, 1996.
4) Tachibana S, Murakami T, Noguchi H, et al : Orbital magnetic resonance imaging combined with clinical activity score can improve the sensitivity of detection of disease activity and prediction of response to immunosuppressive therapy for Graves' ophthalmopathy. Endcr J, 57 : 853-861, 2010.
5) Mourits MP, Koornneef L, Wiersinga WM, et al : Clinical criteria for the assessment of disease activity in Graves' ophthalmopathy : a novel approach. Br J Ophthalmol, 73 : 639-644, 1989.
6) Kirsch EC, Kaim AH, Oliveira MG, et al : Correlation of signal intensity ratio on orbital MRI-TIRM and clinical activity score as a possible predictor of therapy response in Graves' orbitopathy—a pilot study at 1.5 T. Neuroradiol, 52 : 91-97, 2010.

すぐに役立つ眼科日常診療のポイント—私はこうしている—

IV 誰もが手こずる眼疾患の治療

10 心因性視覚障害

日常診療でのポイント—私の工夫—
- ☑ 心因性視覚障害の診断は，眼内に異常がみられない視神経・網膜疾患や頭蓋内病変など器質的疾患を確実に除外することが必要
- ☑ 心因性視覚障害の特徴的な所見といわれている検査所見1つで診断せず，様々な検査所見から総合的に判断する(求心性視野障害を呈する視神経炎もあるため).
- ☑ 対光反射は片眼性の心因性視覚障害の診断に有用なことが多い.

I はじめに

心因性視覚障害とは，様々な検査を施行してもその視覚障害の原因が同定できず，現在の医学レベルでは器質的異常を検出できない"非器質的視覚障害"，もしくは"機能的視覚障害"のうち，精神的・心理的要因が発症メカニズムに関与することが推定されるものである．しかし，その原因が精神的・心理的要因であることを証明することは容易ではなく，診断するための確実な方法はない．さらに，詐病，詐盲とは厳に区別しなければならない．診断は，器質的疾患の除外のために検査を行いながら特徴的な検査所見を検出し，また患者自身の生活環境や背景を把握しながら診断していくことになる．

1．心因性視覚障害の発症メカニズム[1]

視覚機能は形態覚，動態覚，視野，明暗知覚，色覚，調節などの各機能について，左右別々の眼球からの情報が統合されたものである．この本来統合されている視覚機能が精神的・心理的要因によって様々な形で統合が崩れた状態が心因性視覚障害と考えられている．発症メカニズムとしては，「容認できない観念によって生じた心的興奮は防衛という機制を介して身体的症状に転換される」という転換説と，「人間は感覚・精神・運動・生物的な機能を統合させて機能しているが，この統合には心的エネルギーが必要であり，疲弊などで病的に心的エネルギーが低下すると統合が崩れて解離が起こる」とする解離説という概念で説明されている[2]．一方，小児の場合の発症メカニズムは大人の場合と異なり環境への適応能力が成長過程における未熟な状態であるために身体的乖離症状を呈しやすいと考えられている．また，小児では心理特性として自己抑制度(自分の気持ちを抑えて表現しない傾向)や対人依存度(他者へ察しを求めやすい傾向)が有意に高く，自己価値観(自分自身への満足度)や情緒的支援認知度(重要他者からの情緒的な支援感)が有意に低いという報告があり，感情的あるいは心理的なストレスを表現しやすい傾向が指摘されている[3]．

心因性視覚障害は，精神医学的には精神医学における代表的診断マニュアルであるDSM-V[4]では身体症状性障害と考えられる．

一方，^{15}O-水($H_2{}^{15}O$)を用いた局所脳血流測定では，正常者と心因性視覚障害者の比較では網膜から一次視覚野までの情報伝達は差がないものの，一次視覚野から視覚連合領への視覚情報の伝達に障害があるとされており，CTやMRIなどの

表1 心因性視覚障害の診断に有効な検査および検査所見

- 対光反射
    片眼性または両眼性でも左右の障害に差がある場合に相対的瞳孔求心路障害(RAPD)の有無を確認．心因性ではRAPD陰性となる．
- 矯正視力
    レンズ打ち消し法での視力測定，近方視力と遠方視力の乖離，視力検査結果の変動
- 調節機能検査
    調節痙攣，調節不全や輻湊障害の有無を鑑別．調節痙攣で矯正視力が低下することもある．
- 視野検査
    動的視野検査：らせん状視野，求心性視野狭窄
    静的視野検査：水玉状視野欠損，花環状視野
    対座法と動的/静的視野検査の乖離
- 電気生理学的検査
    網膜電図(ERG)や多局所ERGで網膜疾患の有無を鑑別，視覚誘発電位(VEP)で視神経や頭蓋内疾患の有無を鑑別，心因性視覚障害では電気生理学的検査は正常所見となる．
- 画像検査(眼窩MRI)
    視神経疾患や頭蓋内疾患の有無の鑑別
- 色覚検査
    非典型的な色覚検査結果
- 複視試験や両眼視機能検査
    片眼の重度の視力低下症例に対して，両眼視を利用して行う検査
    プリズムで上下斜視を作成した時に両眼性複視を自覚する場合や，チトマスフライ試験で立体視が確認できる場合は両眼視があるということで心因性視覚障害と考えられる．

形態画像検査では描出できない機能的変化が生じているとの考えもある[5]．

2. 心因性視覚障害の症状

小児および成人例を含めて女性が多い傾向にあり，小児の場合は学童期が好発年齢となる．心因性視覚障害の症状としては視力障害，視野障害が多いが，その他，色覚異常や眼振，斜視，輻湊や瞳孔異常，眼周囲の違和感や疼痛など様々な症状を訴える場合がある．その他，眼症状以外の頭痛，難聴や胸痛などの症状を合併することもある．

II 私の診断法

心因性視覚障害の診断は，心因性視覚障害に特徴的な検査所見と器質的な眼疾患を除外し，総合的に診断を行う必要がある．心因性視覚障害の診断に重要な検査を表1に示す．

1. 心因性視覚障害の診断に重要な検査

1) 対光反射

瞳孔運動は反射性に起こる運動であり，器質的疾患の存在の有無を確認するのに非常に重要な検査所見となる．片眼性(または両眼性でも左右の障害の程度に差がある場合)は相対的瞳孔求心路障害(relative afferent pupillary defect；RAPD)の有無を確認する．心因性ではRAPDは陰性となる．また，両眼性の重篤な視力障害でも対光反射が迅速十分であり，視運動性眼振が誘発されればある程度の視力があると推定され，心因性視覚障害の可能性が考えられる．

2) 矯正視力

一般的な視力検査では視力が出ないが，被検者の検査結果が動揺したり，検査中の反応が理不尽な印象があり心因性が示唆される場合にはレンズ打ち消し法を用いると視力が出る場合がある．最初に強めの凸レンズを入れて網膜像をぼやかしたあと，それと同一度数の凹レンズを入れて視力を測定する方法で，特に小児の心因性視覚障害の診断には有効である[6]．また，レンズ打ち消し法と通常の視力検査結果の乖離や，近方視力と遠方視力の検査結果の乖離も参考になる．

3) 調節機能検査

視力低下の原因に調節障害が関与している場合がある．原因不明の視力低下の場合はもう一度屈折を確認してみる．オートレフ値が検査日ごとに異なっていたり，以前から持っている眼鏡と屈折値が異なっている場合(近視化している場合)は調節麻痺剤を用いて正確な屈折値を確認すると調節痙攣の状態になっていることもある．

表2 心因性視覚障害と鑑別を有する視神経・網膜疾患

```
視神経疾患
    レーベル遺伝性視神経症
    優性遺伝性視神経症
    球後視神経炎
    後部虚血性視神経症

網膜疾患
    スターガルト病
    X染色体劣性網膜分離症
    線維性異形成
    急性帯状潜在性網膜外層症(acute zonal occult outer retinopathy；AZOOR)
    急性特発性盲点拡大症候群(acute idiopathic blind spot enlargement syndrome；AIBES)
    多発消失性白点症候群(multiple evanescent white dot syndrome；MEWDS)
    Occult macular dystrophy
    癌関連網膜症(cancer-associated retinopathy；CAR)
    悪性黒色腫関連網膜症(melanoma-associated retinopathy；MAR)
```

(文献1より引用)

また，頭頸部外傷後で調節の異常(調節障害や輻湊障害，偽近視)が出現しやすく遷延性であり，外傷直後より数か月経過してから悪化したり，矯正視力が変動したり低下してくることもしばしば経験する．調節に関して通常測定可能なのは調節力であるが，これは絶え間なく繊細に行われるはずの調節系のごく一部の視標にしか過ぎず，ダイナミックな調節機能の異常を検出できる検査方法はない．また，高次脳機能障害と考えられる様々な視覚異常症も経験する[7]．

4)視野検査

心因性視覚障害の約半数に視野異常がみられ，動的視野検査ではらせん状視野や求心性視野狭窄がみられることが多く，また，静的視野検査では水玉状視野欠損や花環状視野を呈することがある[8]．その他，視神経疾患でみられることの多い中心暗点や水平半盲を呈する場合や，片眼の垂直半盲など病変部位を推定できない視野を示すこともある．心因性を疑った場合には，対座法も参考になり，不意に視標を提示し色を答えさせたり，追視を促したりすると，視野検査結果では見えないはずの視標が確認できるなど視野検査結果と対座法での乖離が確認できる場合がある．その他，視野検査結果の再現性がない場合(変動する場合)や，動的視野と静的視野結果の乖離，静的視野検査の中心窩閾値と視力の乖離も心因性視覚障害を示唆する所見となる．

一方，求心性視野狭窄は心因性視覚障害の典型的な視野異常とされるが，視神経炎やほかの視神経疾患でも同様の視野異常を呈することもある．よって心因性の診断は検査結果1つで診断してはならず，必ず画像診断も含めてほかの疾患を除外していくことが必要である．

5)電気生理学的検査

網膜電図(electroretinogram；ERG)や視覚誘発電位(visual evoked potentials；VEP)は他覚的検査であり，検鏡的に眼内に異常がみられない視神経・網膜疾患や頭蓋内病変など器質的疾患の有無の鑑別には重要である．心因性視覚障害と鑑別が必要な視神経・網膜疾患を表2に示す．網膜疾患には眼底所見が正常で近年の多局所ERGや光干渉断層計(optical coherence tomography；OCT)の進歩により診断が確立された疾患もあり，ERG(局所および多局所ERG)の結果と視力・視野所見など自覚的検査結果から総合的に診断する．

6)画像検査

視神経疾患や頭蓋内病変の鑑別のために行う．CTでは視神経炎など炎症性疾患は検出できないのでMRIを行う必要がある．また，MRIの際のオーダー方法も重要であり，視神経疾患を鑑別するためには，眼窩内脂肪抑制をかけた撮像方法で冠状断スライスで診断する．単純に頭部MRIをオーダーするだけでは脳の水平断のみで視神経疾患を見逃す可能性があるので注意が必要である．

表3 頭頸部外傷でみられ得る眼所見

- 視神経損傷（視神経管，球後）
- 黄斑病変（出血，裂孔，瘢痕）
- 動眼，外転，滑車神経麻痺
- 外傷性頸動脈海綿静脈洞瘻
- 調節障害
- 偽近視
- 輻湊障害（不全，痙攣）
- 滑動性追従運動障害
- 水平性注視麻痺
- 両眼視障害
- 眼振

（文献11より引用）

表4 中枢神経作動薬で生じる眼症状

1. 抗コリン作用（抗うつ薬，抗精神薬）
   調節障害，かすみ目，霧視，眼圧上昇，緑内障発作
2. 抗ドーパミン作用（抗精神薬）
   急性・可逆性錐体外路症状：急性ジストニア
   遅発性・難治性錐体路症状：Meige症候群
3. その他
   知覚変容発作，水晶体混濁，角膜混濁
   網膜色素変性症

（文献13より引用）

7）色覚検査

色覚異常を主訴に受診することは稀であるが，心因性が疑われる症例の約半数以上で何らかの色覚異常を呈し，通常の色覚異常では分類できないような非典型的結果を示す[9]．

8）複視試験や両眼視機能検査

片眼の重度の視力低下の症例に対して，両眼視を利用して行う検査である．複視試験は健眼に4Δのプリズムを基底上方または下方に挿入して上下斜視を作成し，視標にずれて見えるか尋ねる．ずれを認識していれば，患眼も視標が見えていることになる．またチトマスフライ試験も有効で，立体的に見えれば両眼視しているということで，患眼も見えているということになり，心因性視覚障害の裏付けとなる所見となる．

2. 心因性視覚障害に類似する症状を呈する疾患

1）頭頸部打撲を伴う外傷後（交通外傷を含む）の視機能障害

頭頸部外傷では，その程度が軽微なものであっても両眼視，眼球運動，調節，視野に影響し得る可能性がある[10)11]．頭頸部外傷でみられる眼所見について表3に示す．頭頸部外傷が脳幹や自律神経系にどの程度影響するのかは，その障害部位について機能画像を利用して特定する試みもあるが，まだコンセンサスが得られるところには至っていない．さらにこうした障害の種類や程度判定について適切な基準が作られていないのが現状である．

その他，脳脊髄圧減少症の症例では，その程度が軽微なものでもしばしば目の症状を合併する．最も多いのは調節の異常であるが，求心性視野欠損を呈する場合もあり脳脊髄圧減少症に対する治療（blood patchや補液療法）で視覚的な異常が改善する症例も経験する[12]．外傷後の後遺症障害として後遺症診断に記載され，後遺症の判定基準となっている項目は矯正視力，調節力，眼位，眼球運動，視野，瞼の欠損であるが，既知の疾患定義に入らないからといって心因性や詐病と安易に診断せずに，患者の愁訴に向き合っていく姿勢が必要であると考える．

2）薬物副作用による眼症状

日本においては，精神科領域のみならず，臨床各科で抗不安薬や睡眠導入剤が安易に処方される傾向があるが，中枢性作動薬は中枢神経系の一部をなす視覚系にも影響を与え，視覚に関する種々の愁訴を生み出す．中枢神経系作動薬で生じ得る眼症状について表4に示す[13]．臨床の現場では調節の問題に関わると推定される副作用と眼位・眼球運動系に関する副作用や薬剤性眼瞼痙攣が多い[14]．調節に関連した障害では目のかすみ，視力低下，眼精疲労を自覚して受診することが多いが，その自覚症状の特徴としては初期では時々かすみを自覚する様子で常時ではなく，また投与薬物を変更したときに多く，自覚症状に日内変動や日差があるのが特徴で薬物の血中濃度が関連していると考えられる．

多くの副作用は，薬物の減量や変更で改善するので，他科と連携しながら薬物の調整を行う必要がある．向精神薬や抗不安薬では急に中止すると離脱症候群を引き起こす場合もあるので，処方医に減量可能か問い合わせるのがよい．患者が精神

科受診歴や服薬歴を告げず眼科に眼症状を主訴として受診する場合も多く，また我々眼科医も薬物服用歴に関心がない場合も多いが，眼科関連愁訴の一要因として関心を高める必要がある．

III　私の治療法[1)]

はじめにも述べたように，心因性視覚障害とは様々な検査を施行してもその視覚障害の原因が同定できず，現在の医学レベルでは器質的異常を検出できない"非器質的視覚障害"の一部である．その原因となる精神的・心理的要因は背景を問診しても患者自身もわからない場合も多いため，私自身は心因性視覚障害という言葉はあまり用いることはなく，非器質的視覚障害と説明している．心因性視覚障害が疑われる場合でも最初から心因性と断定することはせず，様々な検査を行い除外診断しながら丁寧な説明をすることで，患者本人および家族との信頼関係を築くことがその後の治療にとても重要であると考えている．

1．小児の場合

小児の心因性視覚障害の多くは自然軽快する．治癒までの期間は様々であるが，本症の発症要因として，環境への適応能力の未熟さから直面した問題に統合された行動で対処できず，身体的乖離症状を呈すると考えられるため，心身の成長とともに治癒すると考えられる．よって医師側としては，視機能の変化を経過観察しながら，発症要因をみつけ出し対処法や改善法を検討していく．

まず，保護者のみと面接し，検査結果より心因性視覚障害が考えられることを説明し，患児の日常の様子，学校での様子，性格や家庭環境に本症の要因となる心当たりがないか丁寧に聴取する．その後，患児のみもしくは保護者と一緒に面接し，見えにくくて困っていることはないか，どのようなときに不自由に感じているかを聞くとともに家庭での生活の様子，学校の様子などを患児から聞きながら，問題点を考え環境改善のための対処法や改善法を検討していく．診察時にその要因がみつからなくても，保護者が心因性反応について理解を示し，問題点や環境改善について考えるきっかけを作っていくようにする．

また，眼鏡願望がある患児では眼鏡の処方や，生理食塩水やビタミン剤点眼などのプラセボ点眼の処方などを併用する．母親と患児のコミュニケーションを利用した方法としてだっこ点眼法も併用するとよいとされる．この方法は，毎晩母親が患児に点眼し，親子のスキンシップと会話の時間を持つことで，プラセボ効果と親子のコミュニケーションを良好にする目的がある．3か月で約1/3の症例が軽快すると報告されている[15)]．

2．成人例

成人例での転換型視覚障害でも，単発的な心的外傷が関与している場合は自然軽快傾向を示す．しかし，解決不能な問題や対人関係上の困難が持続している場合は慢性化しやすく，発症から年数が長くなるほど回復しづらくなる傾向がある[2)]．小児例とは異なり，眼鏡やプラセボ点眼などの暗示的治療は無効であり，治療の主体はカウンセリングによる傾聴と共感，認知療法や森田療法などを試みる[16)]．カウンセリングというと眼科医には難しい印象を持つが，実際の外来では眼疾患で通院する患者にも無意識に行っていることである．現状を解決する手段はないが，検査結果など医学的な情報提供を行い，また患者の現状や不安を傾聴・共感しながら，患者自身の問題解決能力を引き出すように導くことである．

検査結果から心因性視覚障害と考えられるので，眼科の病気ではない，これ以上治療はないと突き放すのではなく，患者の現状を理解し，共感しながら，患者との信頼関係を築くようにする．

認知療法は誤った認識の修正を行う方法で，患者との信頼関係が築けたら，眼症状に対する非現実的な思い込みを修正するようにアプローチする．森田療法は，眼症状を解決することに集中せずに，現状の眼症状をあるがままに受け止めながら，できることややりたいことへの行動に主眼を置くという考えである．眼症状はとりあえず現状

維持だが,検査をしても重大な眼疾患がある状態ではないので,読書ができた,外出できたなど行動を記載するように指導し,「健康人らしく行動すれば,健康になれる」と指導していく方法である.

3. 難治例での治療

小児の心因性視力障害は一般的に予後良好とされるが,眼科治療が長期に奏効しない場合や,頭痛,腹痛,めまいなどその他の心身症状を合併している場合は,さらに専門的な治療のために小児科や児童精神科での原因検索や治療を依頼していく.また,成人例で心因性視覚障害以外の不眠,食欲不振などの合併や精神症状がみられる場合は,精神科にも診断や治療を依頼するが,必ず眼科的にも継続的な視機能の評価をして経過観察を行い,精神科医と密に連携していくべきである.

（山上明子）

文献

1) 山上明子:心因性視覚障害.眼科,56:851-855,2014.
2) 気賀沢一輝:心因性視覚障害を解離,転換の観点から考える.神経眼科,29:147-156,2012.
3) 樋口倫子:心因性視覚障害.日本の眼科,77:665-666,2006.
4) Desk Reference to the diagnostic criteria from DMS-V. American Psychiatric Association. Washington D. C., London, 2000. DSM-V精神疾患の分類と診断の手引き(高橋三郎,大野 裕監),医学書院,pp.155-160,2018.
5) 澤口正一,清澤源弘:眼科からみた心因性視力障害.解決!目と視覚の不定愁訴・不明愁訴(若倉雅登ほか編),金原出版,pp.152-154,2006.
6) 内海 隆:小児の心因性視覚障害.眼科,53:305-311,2011.
7) 南雲はるか,若倉雅登,石井賢二:外傷性高次脳機能障害が示唆される視覚異常症例.神経眼科,30:284-288,2013.
8) 設楽恭子,若倉雅登:心因性視覚障害の診断.眼科,53:295-299,2011.
9) 山出新一,黄野桃世,深見嘉一郎:心因性視覚障害と色覚.眼紀,40:1674-1680,1989.
10) Mosimann UP, Muri RM, Felblinger J, et al : Saccadic eye movement disturbances in Whiplash patients with persistent complaints. Brain, 123:828-835, 2000.
11) 若倉雅登:頭頸部外傷後遺症と中毒性疾患.解決!目と視覚の不定愁訴・不明愁訴(若倉雅登ほか編),金原出版,pp.121-123,2006.
12) 高橋浩一,山上明子,石川 均ほか:脳脊髄液減少症と視機能.神経眼科,33:283-286,2016.
13) 石郷岡 純:中枢神経系作動薬と目の異常.解決!目と視覚の不定愁訴・不明愁訴(若倉雅登ほか編),金原出版,pp.187-189,2006.
14) 若倉雅登:抗精神薬,抗不安薬の眼科副作用.あたらしい眼科,25:461-464,2008.
15) 早川真人:だっこ点眼.心因性視覚障害(八子恵子,山出新一ほか編),pp.146-150,中山書店,1998.
16) 気賀沢一輝:眼科医ができる非薬物的療法.実践!心療眼科(若倉雅登編),銀海社,pp.37-46,2011.

すぐに役立つ 眼科日常診療のポイント
―私はこうしている―

V　眼科外来で必要なインフォームドコンセント

V 眼科外来で必要なインフォームドコンセント

1 感染性結膜炎

🔍 日常診療でのポイント―私の工夫―

- ☑ 結膜炎の原因を知るために検査が必要であることを説明する．できるだけ外来での迅速診断に努める．
- ☑ 原因が確定，あるいは可能性の高いものが絞れたら，その旨を説明して治療薬を選択する．
- ☑ 予想される経過，合併症の可能性，生活上の注意などを説明しておく．

I はじめに

　感染性結膜炎の診療において最も大切なことは，その結膜炎の原因をできるだけ明らかにし，適切な治療薬を用いて治療を開始することにある．そのためには臨床診断の後に原因検索のための検査をする．したがって，結膜炎という診断がついた場合，患者にはまず結膜炎の原因には様々なものがあり，その原因によって治療法が異なることを説明し，原因を突き止めるための検査が必要であることを説明する必要がある．

II インフォームドコンセントの実際

1．検査を行うためのインフォームドコンセント

　結膜炎の病因診断にはいくつかの方法があるが，臨床の現場で最も迅速に鑑別に関する情報が得られるのは塗抹検鏡である．筆者は結膜炎の診療では必ず眼脂の塗抹検鏡を行っている．感染性結膜炎とアレルギー性結膜炎の鑑別，あるいは細菌性結膜炎かウイルス性結膜炎かの鑑別は，多くの場合，眼脂の塗抹検鏡で用が足りる．

〈説明のポイント〉

　「○○さんは結膜炎を起こしているようです．結膜炎には様々な原因がありますが，目やにを顕微鏡で調べることで何が原因で起きているかをある程度突き止めることができるので，これから検査をします．検査には特に痛みはありません．5分ほどで結果が出ますので少し待合室でお待ちください」

2．塗抹検査結果の説明，特異的検査の実施
（表1）

1）細菌性が疑われる場合

　塗抹検鏡の結果，細菌感染が疑われた場合にはその旨を説明し，必要に応じて細菌の分離培養をオーダーする．多数の多核白血球と菌が確認され，培養を行わなくても菌種が推定できる場合，あるいは患者がさらなる検査を希望しない場合には，培養検査を行わなくともよい．

　淋菌性結膜炎が疑われる場合には，性感染症との関連に触れなくてはならないので，細心の注意を払っての説明が必要である．大量の膿性眼脂がみられ（図1），塗抹検鏡でグラム陰性の双球菌がみられれば（図2）淋菌の可能性が高い．しかし同様の形態を示す菌種には他に髄膜炎菌やモラクセラ菌などがあり，塗抹所見だけでは淋菌とは断定できない．一方で，淋菌性結膜炎は数日で角膜潰瘍や角膜穿孔といった重症の角膜合併症を起こすため，治療はできるだけ早く開始したい．した

表1 感染性結膜炎の鑑別診断

臨床病型	眼脂の性状	塗抹所見	必要な検査	原因
カタル性	粘液膿性	多核白血球 細菌	細菌培養	細菌
化膿性	膿性	多核白血球 細菌（グラム陰性双球菌）	細菌培養 PCR	淋菌
濾胞性	漿液性	単核球優位	AdV抗原検出 PCR	AdV
	粘液(膿)性	単核球/多核白血球	HSV抗原検出 PCR	HSV
	粘液膿性	多核白血球優位	クラミジア抗原検出 PCR	クラミジア

AdV：アデノウイルス　　HSV：単純ヘルペスウイルス
PCR：polymerase chain reaction

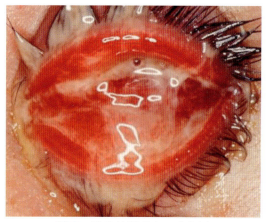

図1　淋菌性結膜炎の成人例
多量の黄色膿性眼脂が瞼裂から溢れるように出ている．充血，浮腫も著明である．

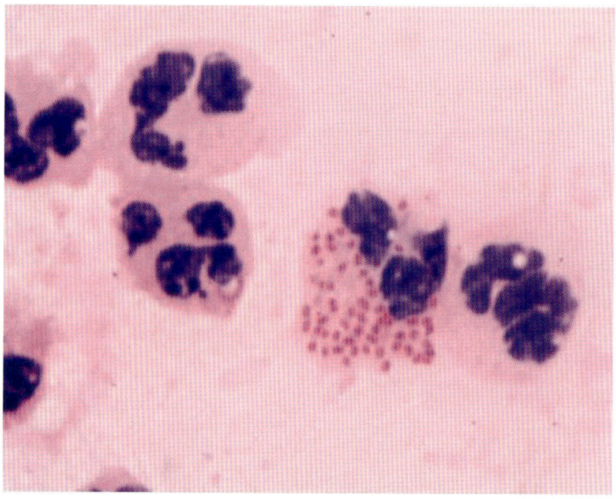

図2　図1の症例の眼脂のグラム染色
多核白血球に貪食されたグラム陰性双球菌が認められる．淋菌の可能性が高いと判断できるが，厳密にはモラクセラ菌や髄膜炎菌と区別がつかない．臨床像と併せて最終的に診断する．

がって化膿性結膜炎で問診上淋菌感染症の可能性が高いと判断される場合には，その旨を説明しすぐに治療を開始するほうがよい．診断確定のために細菌培養やpolymerase chain reaction（PCR）などの検査をオーダーしておく．近年，淋菌性結膜炎の小児例の報告が散見されるので，新生児と成人に限った疾患ではないことを忘れてはならない．

2）ウイルス性が疑われる場合

濾胞性結膜炎で，塗抹検査の結果，単核球優位でアデノウイルス結膜炎が疑われる場合には（図3，4），診断確定のためにさらにウイルス抗原検出の検査を行う旨を説明する．患者が児童あるいは学生の場合には登校禁止にするべきか否かの判断をしなければならないので，病因診断は必須である．しかし一方で，免疫クロマトグラフィーの抗原検出キットの感度はやや低いため，ウイルス検査が陰性の場合でも，臨床所見や塗抹所見からアデノウイルス結膜炎と診断できない場合には，アデノウイルス結膜炎として対応しておくべきことを説明する．

濾胞性結膜炎でアデノウイルスを疑った場合，鑑別疾患として念頭に置くべきものに単純ヘルペスとクラミジアがある．発病初期には臨床的に区別が難しいことも多いが，眼脂の塗抹所見である程度鑑別できる（表1）．アデノウイルス抗原検査が陰性の場合には，これらの疾患の可能性も考えておき，経過観察して必要があれば単純ヘルペスやクラミジアの検査をオーダーする．

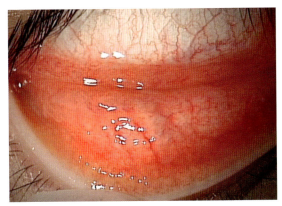

図3 急性濾胞性結膜炎
濾胞形成は中等度で，漿液性眼脂があり耳前リンパ節腫脹を伴っていた．アデノウイルス結膜炎が疑われる所見である．

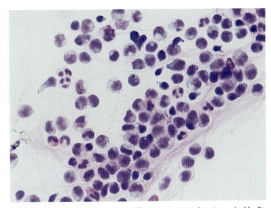

図4 図3の症例の眼脂のディフクイック染色（ギムザ染色）
単核球優位である．アデノウイルスが最も疑わしい．アデノウイルス抗原検出は陰性であったが，塗抹所見からアデノウイルス結膜炎と診断して，説明や生活指導を行った．PCRでアデノウイルスが陽性であった．

3．病因確定後の疾患，治療の説明

1）細菌性（淋菌を除く）結膜炎

抗菌薬の点眼で，数日で治癒することを話しておく．数日経っても眼脂や充血に改善がみられないときは必ず再診するように指示する．例えば，抗菌点眼の使用歴がある場合，耐性菌になっていて通常の治療に反応しない場合がある（高齢者のコリネバクテリウム結膜炎など）．その際には耐性菌の可能性を説明して，細菌培養と薬剤感受性検査をオーダーする．

2）淋菌性結膜炎

耐性菌が多く限られた薬しか効かないこと，治療が後手に回ると角膜穿孔などの重篤な合併症を起こすことを説明して，きちんと治療を完遂できるよう心がける．患者は，大量の眼脂と強い炎症で心配していることが多いが，通常は全身投与1回と局所の頻回点眼で1週間程度で治癒することも説明しておく．

感染源は淋菌性尿道炎であることを説明し，泌尿器科や婦人科の受診を促すことも大切である．患者は眼科を受診して性感染症の話をされるとは予想していないため，気持ちの動揺が大きいことが多い．プライバシーに十分注意して，説明をするよう気を付ける．また，パートナーの治療の必要性についても簡単に説明しておく．あまり深入りせず，性感染症に関しては当該科の担当医に任せるほうが無難である．患者が小児の場合，家族内感染の可能性が高いとされており，両親に感染経路についての問診をすることになるが，夫婦間での問題に発展することも懸念されるため，慎重に行う必要がある[1]．

3）アデノウイルス結膜炎

アデノウイルス結膜炎と診断がついた場合には，伝染力が強く感染予防に十分注意する必要があることを説明する．手洗いの励行，タオルの共用を避けるなどの日常生活の注意を説明し，児童・学生の場合には登校禁止の指示をする．「はやり目のときの日常生活の注意事項」といった内容の説明パンフレットなどを渡せればなおよいと思う．

予想される経過について説明することも重要である．抗菌薬や消炎剤の点眼をしてもすぐにはよくならないこと，発症後1週間前後が炎症のピークであること，偽膜が形成されて1週間以降も症状がよくならない場合もあることを伝える．さらに，多発性角膜上皮下浸潤（MSI）が発病1週間後ごろから起こり，異物感が強くなったり，霞んで見にくくなったりすることがあることを説明しておく．アデノウイルス結膜炎でセカンドオピニオンを求めてほかの眼科を受診する患者の訴えは，「点眼してもよくならない」と「ゴロゴロして見にくくなってきた」の2つにほぼ集約される．事前に説明しておけば患者の不安はなくなる．

4) 単純ヘルペス結膜炎

　急性濾胞性結膜炎で眼瞼に皮疹を伴っていれば，比較的容易に単純ヘルペス結膜炎と臨床診断できる．皮疹や角結膜上皮病変がないと，アデノウイルス結膜炎と区別しにくいので，眼脂の塗抹所見，片眼性の結膜炎の既往などから推察する．大事なことは，少しでもヘルペス性の可能性があるときは安易にステロイド点眼を出さないことである．ステロイド点眼で樹枝状角膜炎が誘発されることをしばしば経験する．

　単純ヘルペス結膜炎単独，あるいは軽度の眼瞼ヘルペスを合併している程度であれば，局所のアシクロビル眼軟膏で治療する．皮疹が多い場合や発熱などを伴うときは，内服の併用を勧める．順調にいっても治癒には10日〜2週間程度かかることを説明する．また経過中に角膜病変が出現することもあるのでその点も事前に説明し，必ず完治するまで通院するように伝える．

5) クラミジア結膜炎

　クラミジア結膜炎の場合は，淋菌性結膜炎のときと同様に性感染症由来であることをまず説明しなくてはならない．性器クラミジア感染症に関する検査は当該科を受診するように指導するのが正道であるが，自覚症状が乏しく実際に泌尿器科や婦人科を受診する患者は半数程度である．結膜炎は局所点眼で治療できても，性器や咽頭のクラミジア感染症がそのまま放置されかねない．そこで筆者は，結膜炎と同時にほかのクラミジア感染症を治療できる方法として，アジスロマイシンの1回内服の治療を勧めている[2]．局所の点眼治療は行わない．長期頻回点眼の必要がなく，1回の内服で治療が終了するため服薬コンプライアンスの問題もなく，全身のクラミジア感染症を一度に治療できる方法として有用と考えられる．

〔中川　尚〕

文献

1) 田辺芳樹, 成味知子, 高良由紀子ほか：対応に苦慮した生後4か月の乳児に発症した淋菌性結膜炎の1例. 臨眼, 70：1619-1623, 2016.
2) 中川　尚, 中川裕子：アジスロマイシン内服単回投与による成人クラミジア結膜炎の治療. あたらしい眼科, 31：1509-1512, 2014.

すぐに役立つ眼科日常診療のポイントー私はこうしているー

V 眼科外来で必要なインフォームドコンセント

2 蛍光眼底撮影
―FA，IA，OCT angiography

🔍 日常診療でのポイント―私の工夫―
- ☑ 蛍光眼底造影は，メリットが副作用によるデメリットを上回ることを患者およびその家族などにしっかり説明し，理解してもらう．
- ☑ 蛍光眼底造影の有用性や副作用の説明だけでなく実際の検査の流れについても説明したほうがよい．
- ☑ OCT angiography は非侵襲的な新しい検査法であり有用だが，蛍光眼底造影に完全に置き換わったわけではないので造影検査の追加が必要な場合がある．

I はじめに

　フルオレセイン蛍光眼底造影(fluorescein angiography；FA)およびインドシアニングリーン蛍光眼底造影(indocyanine green angiography；IA)は網膜・脈絡膜病変の診断・評価に有用である．しかし，侵襲的な検査であり，低頻度とはいえ重篤な副作用が生じる可能性もあることから敬遠する傾向にある．実際，FA/IA は，より簡便で非侵襲的な光干渉断層計(optical coherence tomography；OCT)の登場により，その検査機会が減少している．ただし，現時点でも FA/IA はほかでは得られない所見があるため，病態把握のために大きな役割を担っている．実施に際しては日本眼科学会の眼底血管造影実施基準[1]に準拠する必要がある．また FA/IA 検査とも検査自体のメリットが副作用によるデメリットを上回ることを患者およびその家族などに理解してもらう必要がある．

　一方，近年 OCT を応用し，開発された光干渉断層血管撮影(OCT angiography)は非侵襲的に網脈絡膜血流を評価可能である．OCT angiography は連続的に網脈絡膜の OCT 撮影を繰り返すことで得られる複数枚の画像間にあるシグナル変化(位相変化または信号強度変化，もしくはその両者)を血流情報として抽出することで血管像を構築し，FA や IA 画像のように表示させる技術である．得られた画像は当然造影検査で得られる画像とは原理的に異なるものの，無灌流領域や脈絡膜新生血管などの病変検出率は同等であるとされ，非侵襲的で検査時間が短く副作用がない利点も報告されている[2]．ただし，撮影範囲が狭いこと，特有のアーチファクトが存在することや脈絡膜血流描出が不十分なことなどの問題点もあり，FA/IA とは異なる検査であることを理解したうえで実施する必要がある．

　本稿では各検査前の患者への説明を実際のケース別(FA のみ，FA/IA，OCT angiography→FA/IA)にまとめた．

II インフォームドコンセントの実際

1．検査の説明
1)蛍光眼底造影検査
(1)造影検査の概要

　造影検査においては，造影剤の種類や副作用についてばかり説明してしまいがちだが，初めて検

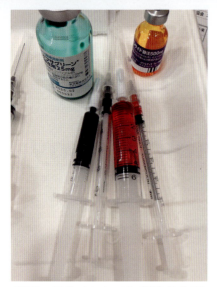

図1 フルオレセイン（赤）およびインドシアニングリーン（緑）造影検査用薬剤

それぞれ，静注用（フルオレサイト®：右5 mL，オフサグリーン®：左2.5 mL）および皮内注射用（1 mL）

査を受ける患者にとってはそれ以外の実際の検査の流れについても説明したほうが，納得を得やすい．

「点滴をして，そこからお薬を入れて，そのお薬が目に到達したところを撮影します．撮影は眩しい場合があり，多いと100枚くらい撮影します．目を上下左右に動かしてもらうかもしれません．造影検査には必要に応じて2種類の薬を使います．赤色のフルオレセインと濃い緑色のインドシアニングリーンです（図1）．検査時間はフルオレセイン蛍光眼底造影が約10分程度，フルオレセインとインドシアニングリーン蛍光眼底造影の両方の場合が30分程度です」

検査の流れを理解してもらったうえで，下記のように造影剤の種類についても詳細に説明する．
「フルオレセインは網膜血管の異常，インドシアニングリーンは網膜の後ろの脈絡膜血流の異常についての検査です．このお薬の流れによって，血流の有無や異常部位の評価が可能です．通常は血管外にお薬が出てくることはないのですが，血管に異常があると血管外に漏れ出ることがあり，そのような場合には滲出所見として評価できます」

(2) FA検査のみ実施する場合

〈糖尿病網膜症患者への説明の例〉

「糖尿病網膜症は網膜毛細血管の循環障害が生じる疾患で，フルオレセイン蛍光眼底造影は網膜循環の障害程度を評価することが可能です．網膜毛細血管の無灌流領域の範囲を正確に評価できます．加えて網膜毛細血管または網膜毛細血管瘤からの蛍光漏出をみることで，網膜の浮腫を評価することができます．またフルオレセイン蛍光眼底造影は糖尿病網膜症の最重症の指標である網膜新生血管の有無を評価するためには必須の検査です．実際の検査に際しては眼底後極だけでなく周辺部も調べる必要があり，検査中患者さん本人に上下左右などを見てもらうこともあります」

〈網膜静脈分枝閉塞症患者への説明の例〉

「網膜静脈分枝閉塞症は網膜静脈の閉塞によって網膜出血や網膜浮腫を生じる疾患で，網膜動静脈交叉部で閉塞することが多いとされています．フルオレセイン蛍光眼底造影は閉塞部位の循環状態，静脈拡張，蛍光漏出を評価する検査で，無灌流の有無の評価は虚血型・非虚血型の判定に有用です．発症直後で出血が多く評価困難な場合は出血が吸収されたあとに再評価する必要があります．また，最重症の指標である網膜新生血管の有無を評価するには必須の検査です」

網膜血管異常をきたす疾患では，フルオレセインの網膜血管からの漏出が著明であり，初期像でのみ網膜血管形態を正確に評価することが困難な場合がある．特に高血圧網膜症，腎性網膜症，黄斑部毛細血管拡張症などとの鑑別には初期像が重要である．ただし，必要以上に初期像の大事さを強調してしまうと，後に述べる副作用を我慢させることにつながる恐れがある．そのため実際の説明時には初期には多くの写真を撮影し，非常に眩しい思いをすることを予め理解してもらっておいたほうがよい．

〈説明のポイント〉

「造影検査ではお薬が入った最初が大事なことが多いので，最初は何枚も連続的に撮影して眩しい

と思います．ただ，体調が悪くなったら無理に我慢しないでください」

(3) FAとIA検査を両方行う場合

〈加齢黄斑変性患者への説明の例〉

「加齢黄斑変性は黄斑部に脈絡膜新生血管が生じ，その滲出や出血によって視機能障害をきたす疾患です．その脈絡膜新生血管の網膜への影響を評価するためにフルオレセイン蛍光眼底造影が必要です．また脈絡膜新生血管は脈絡膜を起源とした血管で，脈絡膜血流の検査であるインドシアニングリーン蛍光眼底造影が必要です．インドシアニングリーン蛍光眼底造影によって脈絡膜新生血管の形態やサイズを評価することが可能です」

〈中心性漿液性脈絡網膜症患者への説明の例〉

「中心性漿液性脈絡網膜症は黄斑部に漿液性網膜剥離が生じる疾患です．病気の本態は脈絡膜血流障害による脈絡膜への漿液の異常貯留であるとされています．フルオレセイン蛍光眼底造影によって脈絡膜に貯留した漿液が網膜下に漏出する正確な部位を描出することが可能です．またインドシアニングリーン蛍光眼底造影は脈絡膜血流障害そのものの程度や範囲を評価することが可能です」

〈フォークト・小柳・原田病患者への説明の例〉

「フォークト・小柳・原田病は脈絡膜のメラノサイトに対する自己免疫疾患であると考えられており，脈絡膜間質への著しいリンパ球浸潤による脈絡膜肥厚が生じ，2次的に滲出性網膜剥離をきたします．フルオレセインとインドシアニングリーン蛍光眼底造影によって，網脈絡膜の異常がそれぞれ評価可能です」

　IAは脈絡膜評価のための検査といっても患者やその家族が完全に理解することは難しい．その場合には眼球模型や実際のOCTの水平断を見せて，網膜と脈絡膜の関係をわかってもらい，知識を共有してもらうようにする必要がある．

〈説明のポイント〉

「脈絡膜は眼血流の8割を占めるとされ，視機能を司る網膜の後ろを覆うように存在し，網膜を栄養しています．インドシアニングリーン蛍光眼底

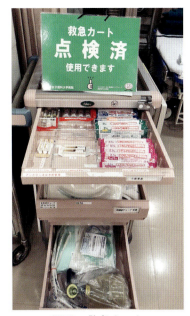

図2　救急カート
救急用薬剤(上段)および換気用マスクやチューブ(下段)などを準備する．毎日点検することも重要

造影は，その脈絡膜の異常を評価できます」

(4) 副作用について

　最も注意しなければならないのは，アレルギーによるショックであることはいうまでもないが，特にFAでは嘔気や嘔吐がアレルギーとは無関係に起こりやすいことを説明しておく必要がある．そうすることで，患者が必要以上に心配することを防ぐことができる．一方で，ショックになった際の対応として器具や薬剤などを常備していることなどを説明しておく必要がある(図2)．また，フルオレセインを使用した際には顔色が黄色っぽくなることや尿が通常よりも黄色になることも説明しておいたほうが患者の不安を取り除くことになる．

　以上のこととは別に，蛍光眼底造影を行う患者は糖尿病や高血圧などの全身的な合併症を有している場合が多いことから，全身状態についても頭に入れておく必要がある．フルオレセインは基本的に肝臓で代謝されることから腎機能が低下していても実施可能と考えられているが，肝機能が低下している場合には原則実施しない．いずれにし

ても全身疾患がある場合にはかかりつけ医に問い合わせるか，内科紹介を考慮する．

〈説明の例〉
「一番怖い副作用は薬に対するアレルギー反応です（検査前に皮内テストを行って確認しておりますが，皮内テストが陰性でも実際にはアレルギー反応が起こることもあります→施設によっては行っていません）．頻度が高いのは嘔気（約6％）や嘔吐（約1％）であり，以下，頻度1％未満のものに皮膚のかゆみ，発疹，くしゃみ，頭痛などがあります．一番怖いのはショック症状で，これは0.5～1％程度とされています．ただ基本的には病院ですので，何かあっても対応は可能です．もし気分不快や吐き気，かゆみなどがあれば我慢せずにすぐに言ってください．また副作用ではないですが，フルオレセインの検査後は尿が通常より黄色になります．翌日には元に戻りますが，水を多めに飲んだほうがよいです．同様の機序ですが，検査後しばらくは顔色も多少黄色っぽくなりますので注意してください」

眼科での検査は暗い部屋での検査であることから医師または看護師からすべての症状が観察できるわけではない．患者が過度に我慢したりしないように説明する必要がある．

〈説明のポイント〉
「基本的にはアレルギー反応が生じても，早急に対応すれば問題ない場合が多いです．我々も注意して検査を進めますが，検査は暗い場所で行われるため何か気になることがあれば我慢せずに教えてください」

2）OCT angiography

造影検査は造影剤を用いる侵襲的な検査であるのに対して，OCT angiographyは造影剤を用いずに網膜の血流を非侵襲的に描出できる．造影剤に起因するような副作用は一切ないが，その代わり，一定期間（数秒間）は視点をずらさず固視灯を見てもらうことを説明する必要がある．

また，疾患によって何がわかるか，何を目的に検査するかを下記の内容を踏まえて説明する必要がある．

〈OCT angiographyの利点〉
- 脈絡膜新生血管の有無
- 糖尿病網膜症や網膜静脈分枝閉塞症の無灌流領域
- 増殖糖尿病網膜症の網膜新生血管の有無

加えて，下記の通りOCT angiographyには限界があり，結果を見たうえで蛍光眼底造影検査が必要になる症例もあることを説明しておく必要がある．ただ異常所見を検出できれば造影検査は必ずしも必要でなくなるので最初に受ける検査としては第一選択になっている．

〈OCT angiographyの限界〉
- 脈絡膜新生血管の検出率は8割程度とされ，新生血管が映らなくても新生血管が存在しないとはいえない．
- 無灌流領域の検出は造影検査と同等だが，撮影できる範囲が狭いため周辺までの評価はできない．
- 増殖糖尿病網膜症などにおける網膜新生血管も検出可能だが，新生血管が眼底周辺部に存在している場合には撮影不可能な場合がある．

〈説明の例〉
「光干渉断層血管撮影（OCT angiography）は，最新の技術で造影剤を使用することなく血流を描出できます．そのため造影剤を使用した場合のような副作用がないため，網膜の血流障害が疑われれば真っ先に行われる検査です．ただし，網膜血管の微細な動きを捉えるために数秒間は動かないで指標を凝視する必要があります」

上記にも述べたが，異常所見が検出されなかったとしても異常がないとは言い切れないため，最終的に造影検査を追加で行う場合もあることは説明しておく必要がある．実際にはOCT angiographyは多くのアーチファクトがあり，その読影には注意を要する．ただし，患者への説明時にはアーチファクトについてはかなり理解が難しい面があるため，筆者は新しい検査であり完全ではないと説明している．

〈説明のポイント〉

「この検査は最近導入された新しい検査であるため，異常がないからといって正常とは言い切れません．造影検査も追加で必要になる場合があります」

Ⅲ おわりに

　蛍光眼底造影検査は副作用の点から大病院以外では徐々に実施されないようになってきているが，OCT angiographyの登場によってさらにその機会は減っていくことが予想される．ただ，OCT angiographyは蛍光眼底造影検査にすべて置き換えられるわけではなく，現時点では別の情報を与えてくれる別の診断機器といえる．蛍光眼底造影検査はまだまだ必要な検査であり，その危険性も理解し，インフォームドコンセントが実施できるようにしておく必要がある．

（丸子一朗）

文献

1) 眼底血管造影実施基準委員会：眼底血管造影実施基準(改訂版). 日眼会誌, 115：67-75, 2011.
2) 野崎実穂, 園田祥三, 丸子一朗ほか：網脈絡膜疾患における光干渉断層血管撮影と蛍光眼底造影との有用性の比較. 臨眼, 71(5)：651-659, 2017.

V 眼科外来で必要なインフォームドコンセント

3 外来小手術
― 霰粒腫・麦粒腫切開，翼状片

> 🔍 **日常診療でのポイント―私の工夫―**
> ☑ 霰粒腫・麦粒腫，翼状片は日常診療で頻繁に遭遇する疾患だが，だからといって軽く扱ってはならない．
> ☑ 中高年層の霰粒腫・麦粒腫では悪性腫瘍も念頭に置く．
> ☑ 若年層の翼状片手術の適応は慎重に行う．

I はじめに

霰粒腫や麦粒腫そして翼状片は日常診療を行ううえで頻繁に遭遇する疾患である．頻繁に遭遇するが故，我々眼科医側からすれば，ついつい軽く扱いがちになってしまう疾患であるが，罹患している患者側は，違和感や疼痛，充血などの不快感を自覚していることを忘れてはならない．

本稿では霰粒腫・麦粒腫，翼状片について疾患の概説，手術についてのインフォームドコンセントのポイントについて述べる．

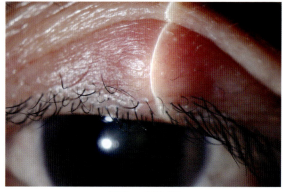

図1 霰粒腫
マイボーム腺への非感染性の慢性肉芽腫性炎症である．違和感を訴えることが多い．

II 疾患の概説

1. 霰粒腫・麦粒腫

霰粒腫は，マイボーム腺に生じる被膜のない非感染性の慢性肉芽腫性炎症である．自覚症状は，まぶたに硬いものが触れる，ゴロゴロするなどの違和感を訴えることが多い（図1）．霰粒腫の分類は，病巣の拡がりから，眼瞼後葉に限局する限局型と，肉芽腫が眼瞼前葉まで及びまん型の2病型が提唱されている．

麦粒腫は眼瞼の汗腺であるモル腺や皮脂腺のツァイス腺，マイボーム腺など付属腺組織の急性化膿性の細菌感染症であり，自覚症状としてはまぶたの硬結や疼痛を訴えることが多い（図2）．麦粒腫の病型は，外麦粒腫と内麦粒腫に大別される．外麦粒腫はモル腺やツァイス腺への感染であり，一方，内麦粒腫はマイボーム腺への感染で，いずれも若年者に多いことが特徴として挙げられる．

霰粒腫・麦粒腫ともに眼瞼に硬結を認めるため，両疾患の鑑別は容易ではない場合もある．特に霰粒腫に感染を伴った化膿性霰粒腫では疼痛を訴えることもあり，このような場合では麦粒腫との鑑別はさらに難しくなる．

霰粒腫・麦粒腫の両疾患と鑑別すべき疾患とし

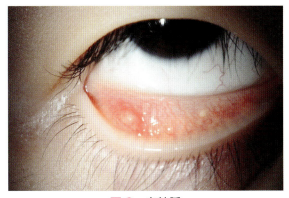

図2 麦粒腫
内麦粒腫（瞼結膜型）の症例．マイボーム腺への細菌感染である．疼痛が主訴となることが多い．

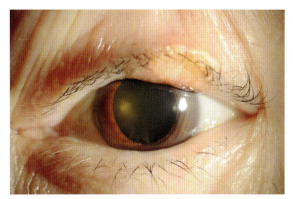

図3 脂腺癌
65歳，男性．前医で麦粒腫と診断され抗菌点眼薬を処方されていた．遠隔転移のリスクがあるため霰粒腫・麦粒腫との鑑別が重要となる．

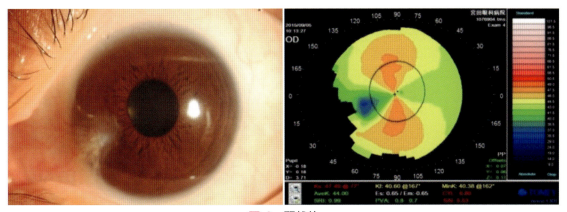

図4 翼状片
鼻側から侵入した翼状片．病変に一致した不正乱視を認める．

て，基底細胞癌や扁平上皮癌，脂腺癌などの眼瞼の悪性腫瘍がある（図3）．悪性腫瘍は中高年層に多いこと，また疼痛などの自覚症状を認めないことなどが鑑別点として重要である．脂腺癌では遠隔転移する症例もあるため，中高年層での眼瞼の腫瘍性病変を認めた際には，悪性疾患も念頭に置き治療に臨むことが必要となる．またマイボーム腺に生じる非炎症性囊胞を生じる瞼板内角質囊胞も鑑別すべき疾患である．

2．翼状片

翼状片は血管が豊富な結膜増殖組織が角膜に侵入する疾患であり，その原因には紫外線や加齢，ウイルスなど様々な因子が関連していると考えられている．主に鼻側に発症するが，耳側にできる場合，また両側に発症する場合もある．翼状片が小さい間は視機能に影響を与えることはないが，進行すると不正乱視をきたし，視機能障害を起こす場合がある（図4）．

鑑別疾患としては，眼表面の慢性炎症や複数回の手術後に生じる偽翼状片やocular surface squamous neoplasiaと呼ばれる結膜上皮系腫瘍などが挙げられる．

III インフォームドコンセントのポイント

霰粒腫・麦粒腫切開術および翼状片手術の詳細については成書に譲り，ここではインフォームドコンセントのポイントについて述べる．

1．霰粒腫・麦粒腫

霰粒腫切開を希望する患者の多くは腫瘍を気にしていることが多い．しかしながら切開を行って

表1 霰粒腫切開時のインフォームドコンセントのポイント

- 腫瘤の残存
- 再発のリスク
- 皮膚に切開創が残る
- 全身麻酔のリスク
- 悪性腫瘍の可能性

表2 翼状片手術時のインフォームドコンセントのポイント

- 再発(若年者で高リスク)
- 術後の疼痛
- 裸眼視力の低下
- 充血や角膜混濁の残存
- 感染のリスク

も腫瘤を完全に除去できない場合もあるため,腫瘤が残存してしまう可能性があることを術前に十分に理解してもらう必要がある.特に瞼板内角質囊胞を霰粒腫と誤って診断し囊胞を除去しなかった場合には,再発する可能性が高いため注意が必要である.また皮膚側から切開した場合には切開創が残ることもあり,このこともしっかりと説明しておく.小児の場合は,年齢によっては全身麻酔での手術となることもあるが,その際のリスクについても事前に説明が必要である.先に述べたように患者が中高年層の場合は,悪性腫瘍の可能性があること,必要であれば病理に提出することを説明する(表1).

麦粒腫では難治症例となる場合は少なく,膿点を穿刺,切開し,排膿させることで症状が軽快することが多い.しかし稀ではあるが,炎症が周囲の軟部組織に波及し,蜂窩織炎を発症することがあるため,そのリスクについて説明を行っておく必要がある.

2. 翼状片

翼状片手術時のインフォームドコンセントで最も重要なポイントは,再発のリスクについてである.翼状片手術後の多数例の解析を行った報告では,再発のリスクは約4%程度とされている.しかしながら10〜30歳代の若年層での再発率は11%と有意に高いとされている.翼状片が再発した場合は症例によっては瞼球癒着などから複視をきたす場合もあるため,若年層に対し手術を行う際は十分な説明が必要となる.再発以外にも,術後の疼痛や裸眼視力が低下する可能性があること,充血や角膜の混濁が残存する可能性があること,また稀ではあるが感染のリスクがあることも併せて説明する(表2).

(子島良平)

文献

1) 小幡博人:マイボーム腺を場とする腫瘍性疾患.あたらしい眼科,28:1107-1113,2011.
2) Jakobiec FA, Mehta M, Iwamoto M, et al : Intratarsal keratinous cysts of the Meibomian gland : distinctive clinicopathologic and immunohistochemical features in 6 cases. Am J Ophthalmol, 149 : 82-94, 2010.
3) Shiroma H, Higa A, Sawaguchi S, et al : Prevalence and risk factors of pterygium in a southwestern island of Japan : the Kumejima Study. Am J Ophthalmol, 148 : 766-771, 2009.
4) 増田綾美,高橋幸輝,子島良平ほか:初発翼状片1,832眼に対する術中マイトマイシンCを併用した有茎結膜弁移植術の検討.日眼会誌,117:743-748,2013.
5) 子島良平:【眼感染症の傾向と対策―完全マニュアル】 Ⅲ疾患別:診断・治療の進め方と処方例 1.眼瞼疾患 麦粒腫.臨眼,70:98-102,2016.

すぐに役立つ眼科日常診療のポイント―私はこうしている―

V 眼科外来で必要なインフォームドコンセント

4 小児眼科
―先天鼻涙管閉塞，弱視治療について

> **日常診療でのポイント―私の工夫―**
> ☑ 小児の流涙症は先天鼻涙管閉塞が多いが，先天緑内障などの鑑別が必須である．
> ☑ プロービングの時期や方法は，家族に十分説明したうえで決定する．
> ☑ 視機能発達の感受性期間内に治療を行う必要があることを理解してもらう．
> ☑ 眼鏡装用が治療の基本となる．
> ☑ 健眼遮閉の必要性について理解してもらい治療のアドヒアランス向上を図る．

I はじめに

先天鼻涙管閉塞は，新生児の6〜20％に認められる比較的頻度の高い疾患である[1]．生後早期に流涙，眼脂症状を呈し，小児科で抗菌薬点眼加療されていることが多い．多くの症例は経過観察により自然治癒するが，自然治癒が得られない症例に関してはプロービングにより高率に治癒する．一方，小児弱視患者において眼科受診をするきっかけには様々なものがあり，テレビを近くで見ようとするので心配であるとか，目線がおかしい気がするなど保護者が子どもの視機能について不安になって受診する場合もあれば，本人は特に困っている様子はないが健診で弱視を疑われ受診したり，充血や眼瞼発赤などが主訴で受診してたまたま弱視が見つかることも多い．それゆえ弱視と診断されたとき，保護者や本人の弱視治療に対する考え方やモチベーションも様々である．

II 診 断

1．先天鼻涙管閉塞

小児に流涙をきたす疾患は，涙道の通過障害による導涙性流涙と，外的な刺激による分泌性流涙に分類される．導涙性流涙の原因は，小児の場合ほとんどが涙器疾患であり，そのなかで先天鼻涙管閉塞が最も多い．その他にも先天涙点閉塞，先天涙嚢皮膚瘻，先天涙嚢ヘルニア，小児後天涙道閉塞などが挙げられる．一方，分泌性流涙は，睫毛内反症，結膜炎，角膜炎，緑内障，ぶどう膜炎などで起こる．先天緑内障などの見落としてはならない疾患も含まれているため，必ずこれらの疾患を鑑別するための詳細な診察が必要となる．ただし，小児の場合診察に非協力的であり，詳細な診察が難しい場合が多い．無理に診察すると啼泣してしまい，安静時の涙液メニスカス高の評価が不可能となるため，検査の順番を工夫する必要がある．

1）問 診

最初に家族に問診をしながら患児の年齢や発達状態，機嫌を確認しておく．診察室入室を嫌がる場合や，両親の後ろに隠れてしまう場合は，近づくまたは光をあてるだけでも泣き出す場合が多いので，無理な診察は控えるように心がける．問診事項は主訴や発症時期，程度，経過である．先天鼻涙管閉塞では生後1か月以内に流涙や眼脂を発症するため，生後数か月以降に流涙，眼脂症状が出現している場合，小児後天涙道閉塞の可能性が

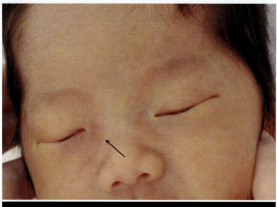
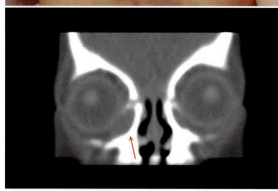
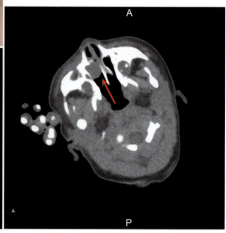

図1
右先天涙嚢ヘルニア
a：右眼が外上方に偏位している．暗青色の腫瘤を認める（矢印）．
b：右涙嚢の腫大を認める（矢印）．涙嚢内腔は均一
c：鼻腔内の囊胞と連続している．

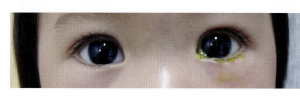

図2
蛍光色素消失試験
涙液をフルオレセイン染色した5分後の状態．先天鼻涙管閉塞のある左側は色素の残留がみられる．右側は正常

高く，アデノウイルス結膜炎や眼付属器の感染の既往について問診する．生後より流涙，眼脂が改善傾向の場合は自然治癒の途中であることが多いので，経過観察の根拠となる．また小児科通院歴や先天疾患，心疾患の有無，予防接種の時期を確認する．小児科で加療中の先天疾患や心疾患があると，プロービング後の全身感染症や感染性心内膜炎を起こすリスクがあるため，手術に際しては小児科医との連携が必須となる．

2）明室診察

まず視診で眼瞼周囲に付着している涙液や眼脂，眼瞼炎の有無を確認する．また内眼角周囲の皮膚の発赤や腫脹，暗青色の腫瘤の有無を確認する．発赤や腫脹があれば急性涙嚢炎を合併している．暗青色の腫瘤は先天涙嚢ヘルニアであり（図1），問診と視診で診断可能であるが，確定診断のためにはCT，MRI，鼻内視鏡検査を行う．同時に先天奇形や顔面形成異常の有無を確認する．

3）蛍光色素消失試験

診察に協力的であればここで細隙灯顕微鏡検査を行うが，ほとんどの場合は後回しになる．ここで涙液をフルオレセイン染色する．安静を保てる場合は，細隙灯顕微鏡で涙液メニスカスや角結膜上皮障害の有無を観察する．多くの患児は安静を保てないので，体動を抑制したうえで染色する．フルオレセイン試験紙を生理食塩水で濡らしてから下眼瞼結膜に接触させる．体動抑制時間が延長すると涙液の状態が変化するため，短時間での染色を心がける．5分以上経過後，蛍光色素の残留の状態を観察する．この蛍光色素消失試験（図2）は導涙機能を評価する検査であり，非侵襲的に導涙障害の有無を確認可能で，小児の場合感度

表1 American Academy of Ophthalmology による年齢別の眼鏡処方基準

		0〜1歳	1〜2歳	2〜3歳
両眼性	近視	≧−5.00 D	≧−4.00 D	≧−3.00 D
	遠視（斜視なし）	≧+6.00 D	≧+5.00 D	≧+4.50 D
	遠視（斜視あり）	≧+3.00 D	≧+2.00 D	≧+1.50 D
	乱視	≧3.00 D	≧2.50 D	≧2.00 D
不同視	近視	≧−2.50 D	≧−2.50 D	≧−2.00 D
	遠視	≧+2.50 D	≧+2.00 D	≧+1.50 D
	乱視	2.50 D	2.00 D	2.00 D

（文献4より）

90％，特異度100％と報告されている[2]．

4）細隙灯顕微鏡検査

次に細隙灯顕微鏡検査で分泌性流涙の原因疾患がないか，眼瞼，角結膜，前房，虹彩，水晶体を詳細に観察する．安静を保てない場合はここで体動抑制を行い，十分な診察を行う．同時に涙点閉塞や涙嚢皮膚瘻の有無を確認する．

上記4項目の検査で先天鼻涙管閉塞はほとんど診断可能であるが，診断が難しい場合は涙管通水検査を行う．ただし，小児の場合は体動抑制が必要なこと，涙道損傷の危険性があることを家族に十分に説明する必要がある．先天奇形や顔面形成異常がある場合はCTやMRIで涙道の骨性閉塞を確認する必要がある．

2. 弱視

弱視は形態覚遮断弱視，斜視弱視，屈折異常弱視，不同視弱視の4つに分類される．

形態覚遮断弱視は，まず原疾患の治療が必要になるため，弱視治療の説明というよりは，先天白内障，角膜混濁，眼瞼下垂など原疾患，治療内容，予測予後などについて個々の患者の状態に合わせて説明を行う．

視覚の感受性は生後1〜18か月ごろが最も高く，その後徐々に低下し8歳ごろまで続くといわれている[3]．斜視弱視，屈折異常弱視，不同視弱視の治療においては視機能発達のために，視覚の感受性期間内に屈折矯正を行い（表1），網膜中心窩に鮮明な像を結ぶことが重要であること，検査で調節麻痺薬を使用すること，眼鏡（あるいはコンタクトレンズ）を装用すること，健眼遮閉やアトロピンペナリゼーションを必要とする場合があることなどを保護者に理解してもらわなければならない．

患者がどのタイプの弱視で，今後どのような検査，治療を行っていくかを保護者に口頭でも説明するが，診察室で一度にそれらの情報を短時間で理解してもらうのは困難である場合も少なくない．病名や病態については，日本眼科学会や日本弱視斜視学会のホームページの一般向けの病気の説明が載っているページを紹介して見てもらったり，あらかじめ簡易な言葉でまとめたフォーマットを作成して書面を保護者に渡すと説明の時間も短縮でき，あとで見返して内容の整理もできる．眼鏡装用をしていなくても日常生活に不自由のない弱視患者は多く，眼鏡を装用する理由を知らないと治療を自己中断する保護者もいる．調節麻痺薬（特にアトロピン）に関しては，その使用方法や顔面紅潮，発熱などの副作用[5]について口頭でも説明するが書面にしておくとよい．また手術加療が必要なのか気にしている保護者も多いので，そこについても言及するようにしている．

III　インフォームドコンセントの実際

1. 先天鼻涙管閉塞の場合

先天鼻涙管閉塞の治療はプロービングである．1歳までに90〜96％が自然治癒するため[6]，手術時期については一致した見解がない．近年，先天鼻涙管閉塞の2つのrandomized controlled study

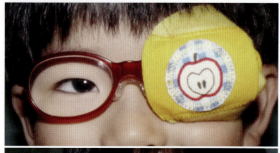
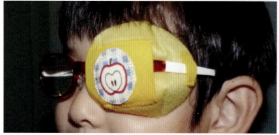

図3 布パッチを眼鏡に装着している様子

についてのmeta-analysisが報告されたが[7]，生後6～10か月の鼻涙管閉塞を早期治療した群と6か月以上経過観察後に治療した晩期治療群では治療成績に差がないことが示された．そのため，1歳までの自然治癒率，1歳以降も自然治癒する可能性があること，経過観察中のリスクとして急性涙囊炎があること，抗菌薬の長期投与は耐性菌を誘発すること，局所麻酔でのプロービングは体動に伴う涙道損傷や，盲目操作による医原性裂孔を形成するリスクがあること，全身麻酔での涙道内視鏡を使用したプロービングは医原性裂孔の形成リスクは低いが，全身麻酔が必要であることを説明し，理解が得られたうえで治療時期，方法を決める．初回来院時に目的を持って来院されている場合は，説明後すぐに治療方針が決定することもあるが，多くの場合は治療方針を悩まれ，すぐに判断できないことが多い．そのため，「ご自宅に帰られて，落ち着いてからご家族でよく相談してください」とその場で決めないよう促している．また治療に正解がないため，「ご家族が真剣に相談されて決めた治療方法が正解です」と話し，家族の治療方針を支持することが重要である．

2．屈折異常弱視の場合

弱視患者の多くは屈折矯正を必要とする．保護者が眼鏡装用に対して抵抗があったり，患者自身が眼鏡をすぐに外してしまってなかなか良好なアドヒアランスを得られないことは多い．「まだ小さい子どもなのに眼鏡をかけないといけないなんてかわいそうです」，「眼鏡をかけていなくても見えているようです」というような発言をする保護者にしばしば遭遇するが，そういう場合には弱視の病状のことや眼鏡の必要性について再度説明を行い，「眼鏡は悪いものではありません」，「眼鏡をかけさせないことがかわいそうなことです」という言葉を加えている．どうしても患者が眼鏡を外そうとする場合には，短時間からでもよいので少しずつ装用に慣れてもらうようにする．

3．不同視弱視の場合

屈折や視力に左右差がある場合はアイパッチなどを用いた健眼遮閉やアトロピンペナリゼーションを検討していく必要がある．

アイパッチの使用は，眼鏡使用のみの患者に比べて手間や外観の点からも，本人や家族の負担やストレスも大きなものになることが予測される．しかし，いかに良好なアドヒアランスを得られるかが重要な疾患でもあるため，視覚感受性期の観点から「今(子どものうち)しかできない治療です」ということを説明し「アイパッチは恥ずかしいものではありません」，「アイパッチをしないのはもったいないです」ということも話しておく．遮閉時間を設定し，できる限り遵守するよう頑張ってもらうように説明する．

実際にどれくらい実施できたか，アイパッチの使用状況，時間を記録してもらうとよい(アイパッチ日記)．実際には指定した時間より少ない場合が多く，その原因について保護者や本人と相談，検討し，解決策があるようであればそれを実践するようにしてもらう．アイパッチがあまりできていなくても責めるようなことはしない．

アイパッチを貼ることを嫌がったり，皮膚がかぶれてしまうような患者には眼鏡にかぶせる布パッチ(図3)やアトロピンペナリゼーションを検討する必要がある．

Ⅳ おわりに

　先天鼻涙管閉塞の正確な診察は意外に難しい．患児の年齢や発達状態を加味して検査手順を構築する．プロービングについては家族に十分に説明したうえで，時期や方法を決定する．小児弱視治療は患者自身にも頑張ってもらう必要はあるが，保護者などその周囲の人々の理解や協力が重要な分野である．個々の患者，環境に応じた治療方針を立てることが良好な治療結果につながると考えられる．

　　　　　　　　　　　（鎌尾知行，飯森宏仁）

文献

1) Young JD, MacEwen CJ：Managing congenital lacrimal obstruction in general practice. BMJ, 315：293-296, 1997.
2) MacEwen CJ, Young JD：The fluorescein disappearance test (FDT)：an evaluation of its use in infants. J Pediatr Ophthalmol Strabismus, 28：302-305, 1991.
3) 粟屋　忍：形態覚遮断弱視．日眼会誌，91：519-544, 1987.
4) American Academy of Ophthalmology Pediatric Ophthalmology and Preferred Practice Pattern：Amblyopia. American Academy of Ophthalmology, San Francisco, 2012.
5) 若山曉美，仁科幸子，三木敦司ほか：調節麻痺薬の使用に関する施設基準および副作用に関する調査：多施設共同研究．日眼会誌，121(7)：529-534, 2017.
6) Kapadia MK, Freitag SK, Woog JJ：Evaluation and management of congenital nasolacrimal duct obstruction. Otolaryngol Clin North Am, 39：959-977, 2006.
7) Lin AE, Chang YC, Lin MY, et al：Comparison of treatment for congenital nasolacrimal duct obstruction：a systematic review and meta-analysis. Can J Ophthalmol, 51：34-40, 2016.

V 眼科外来で必要なインフォームドコンセント

5 日帰り白内障手術

🔍 日常診療でのポイント―私の工夫―
- ☑ 日帰り手術の注意点を患者に繰り返しわかりやすく説明し，患者自身が術前後の管理をきちんと行えるようにする．
- ☑ 日帰り白内障手術の説明は，手術予約時，術前説明会，手術当日の来院ごとに行う．
- ☑ 緊急時に対応するため，常に患者からの連絡が容易にできるような体制を整える．

I はじめに

　当院では，1999年の開院時より日帰り白内障手術を主体に診療を行っている．現在，年間2,500件程度の白内障手術を行っているが，患者も日帰り手術を望んで来られる方が多い．中には，日帰り白内障手術のことを知らずに来院される方でも，入院せずに手術ができることに安堵される方もいる．高齢者では，入院したほうが全身的な管理もできてよいとする考え方もある．しかし，本人も家族も短時間で終わる手術で入院するよりは，翌日来院は必要であるが，日帰りで手術をするほうが金銭的・体力的負担が少なく好まれるようである．患者が遠方のため翌日診察が難しい場合は，近くのホテルを紹介し通院をしてもらっている．

　患者は，手術を決める術前予約日，術前検査日，手術1週間前の術前説明会，手術当日，手術翌日，術後1週間，術後1か月，術後3か月に来院されているが，これらの来院日に行っていることを順に解説する．

II インフォームドコンセントの実際

1．術前予約日

　視力，眼圧，眼底写真，網膜神経節細胞複合体（ganglion cell complex；GCC），前眼部optical coherence tomography（OCT），眼底OCT，波面収差などの結果を見ながら白内障手術をするかどうかを決定する．白内障が原因で日常生活に支障をきたしている場合に白内障手術を勧めている．患者には白内障手術で生活が改善すること，手術は日帰りで行っていることを説明する．

　患者の年齢，職業，生活スタイル，家族構成，住所などを確認し，手術が日帰りで可能かどうかを判断する．両眼手術の場合には，基本的にその間隔は1週間あけている．しかし，通院回数を少なくしたい遠方からの方，車椅子の方，付き添い家族の手間を少なくしたい方などには両眼同時の白内障手術を提案することもある．モノビジョンを希望される方，術後予測値がずれそうな方，多焦点眼内レンズを希望される方は片眼手術が原則である．

　例えば高齢で付き添いの方と一緒に車椅子で遠方から来られている両眼白内障手術の方には，「両眼白内障なので手術をすればよくなると思うので手術をお勧めします．当院には入院室はないので，日帰りで白内障手術を行っています．次回は術前検査日に来院していただき検査を行います．手術の1週間前には，術前説明会で詳しく手術のことを説明させていただきます．手術当日

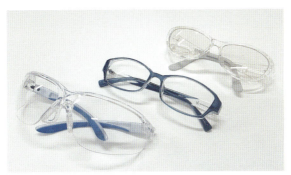

図1 白内障術後の保護用眼鏡

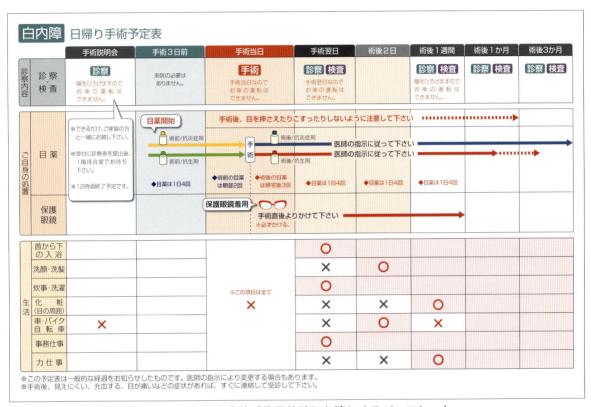

図2 日帰り白内障手術予約時にお渡しするパンフレット

は，手術の1時間半前に来院をしていただき，目薬で瞳を拡げて手術を行います．手術時間は10分程度です．手術後はリカバリー室で少し休んでいただいてから帰っていただきます．当院では，術後の眼帯はせずに保護用の眼鏡（図1）をかけて帰ってもらいます．手術が終わってからも普段の日常生活は可能です．手術は見えにくいほうの目から行い，その1週間後にもう片方の目の手術を行います．ただし，あなたの場合は車椅子で，付き添いの方と一緒に遠方から来られていますので，通院回数を少なくしたいのであれば両眼同時に手術もできます．手術を受けられるのであれば，付き添いの方ともよく相談をして手術の日程と次回の術前検査日を看護師と相談して決めてください」と説明している．

その後，看護師は都合のよい日程を確認し，今後の予定と注意事項につきパンフレット（図2）を用いて説明を行う．

2. 術前検査日

眼軸長測定，眼内レンズ度数計算，採血，培養

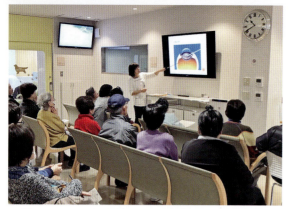

図3　スライドを使用した看護師からの説明会

検査を行う．患者から眼鏡の使用状況，手術後は眼鏡を掛けたくないかどうかをお聞きして，単焦点レンズか多焦点レンズかを選択する．多焦点眼内レンズを希望しても，他に眼疾患がある場合は適応とはならない．多焦点眼内レンズを希望される方は遠見，中間，近見視力を測定しておく．不正乱視がなく角膜乱視の強い方はトーリックレンズの適応とする．

3. 術前説明会

手術の1週間前に，患者と付き添いの方を集めて集団で術前説明会を行う(図3)．看護師はスライドを使用し眼球の構造，白内障の手術方法，合併症，眼内レンズの種類，手術前の点眼方法，術前術後の生活注意点などを40分程度かけて説明する．患者は，白内障手術について理解をした後，実際の手術の流れをリカバリー室，手術室を見学して確認する．その後，医師は散瞳した患者を順番に診察し最終チェックを行う．

説明会で基本的な手術の知識は得られているため，診察時には患者に使用する眼内レンズの種類と術後視力の予測，術後の眼鏡が必要かどうかを中心に説明する．チン小帯脆弱，小瞳孔などの難症例の方には，その対処法とともに手術に時間がかかることを伝えておく．

日帰り白内障手術については，「手術は日帰りで行っています．指示された手術前の点眼薬を必ず点眼して手術日にお越しください．手術が始まる1時間半前から点眼をして手術を行います．手術後はしばらく休んで帰っていただきます．手術当日，何かあれば必ず担当医師の携帯電話に連絡をください．翌日は，午前8時半にお越しください」と説明している．その後，数種類ある保護用眼鏡のうち好みのものを選んで購入し，手術当日に持参してもらっている．

4. 手術当日

患者が手術待合室で待っている間に，看護師は，白内障手術の直前と手術中の注意点，手術後の点眼方法，緊急時連絡先，手術後の生活についてスライドで説明を行う．患者は，その後，リカバリー室に移動し手術を受ける．手術が終了すると抗生剤とステロイド剤の点眼を行い，持参してもらった保護用眼鏡を掛けて15分程度休んで帰宅する．保護用眼鏡は，両眼同日に手術を受けられる方にも便利で，術当日より通常生活が可能である．翌日は，午前8時半に来院していただく．

5. 手術翌日

視力，眼圧を測定し診察する．多焦点眼内レンズでは，遠見，近見視力を確認する．トーリック眼内レンズで視力が出にくい方は散瞳してトーリック軸の確認を行う．術後，特に炎症も少なく問題がなければ，次は1週間後の検診となる．

説明は，「よく見えるようになってよかったですね．次回は1週間後の診察になります．この後，看護師より手術後の生活と注意点，点眼の仕方について説明します．次回までに見えにくい，目が痛いなどの症状があれば，遠慮なく必ず連絡をしてください」と，している．

医師の診察後，看護師はパンフレット(図4)を使用しながら，手術後の点眼，術後の注意点，術後の予定を説明する．

6. 術後1週間

視力，眼圧を測定し，散瞳眼底検査で眼底周辺部に異常がないかどうかを確認する．広角眼底写真撮影も行っておく．GCCで緑内障による変化がないかどうかも検査する．術後眼内炎は術後2週間以内に起こることが多いので，抗生剤点眼薬は術後に投与した1本の点眼瓶がなくなるまで継続する．NSAIDs点眼薬は，次回診察を行う術後

手術を受けられて…

手術後1週間は大切な時期…目を押さえないでください

手術のあと1週間は、傷口が完全にふさがっておらず、
目の中にばい菌が入りやすい状態です。
目をこすったり押さえたりしないでください。

目薬を正しく入れることが大切です

手術した目が回復するには2～3か月かかります。
それまでは目薬を正しく入れることが大切です。

クラビット点眼液
1日4回（朝・昼・夕・寝る前）

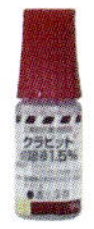

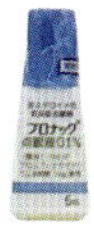

ブロナック点眼液
1日2回（朝・夕）

指示された目薬を入れてください。
目薬を入れる前は石鹸で手をよく洗いましょう。
上まぶたにはさわらないように、下まぶたを軽く引っぱって1～2滴さしてください。
目薬は自分の判断でやめないように、医師の指示にしたがって入れてください。

次回来院日は　　　月　　　日です
ただし異常があればすぐ来院してください

見えにくい、目が痛い、充血するなどの異常があれば
すぐに診察にお越しください。

これからの生活は…

手術翌日
今日からお風呂に入ってもかまいません。ただし顔は洗わずに拭く程度にしてください。目は絶対に押さえないように注意してください。
歯磨き、ひげそりはかまいません。
食事、たばこ、お酒についても特に制限はありません。
また、テレビや読書も疲れない程度ならかまいません。

手術2日目から（　　月　　日から）
顔や髪を洗ってもかまいません。ただし、目を押さえたり、シャンプーが目に入らないように気をつけてください。

術後1週間　診察にお越しください。
視力検査のあと、瞳をひろげて診察いたします。
お車、バイク、自転車の運転での来院は御遠慮ください。

術後1か月　診察にお越しください。
手術して1か月位すると傷もほぼ治り、旅行やスポーツも可能です。
しかし、目薬はまだ必要ですので医師の指示に従って続けて入れてください。
視力が安定してきますので、眼鏡が必要な方は眼鏡を作ることができます。
眼鏡合わせの検査をいたしますのでおっしゃってください。

術後3か月　診察にお越しください。
ふつうの生活に戻れます。
一般的には目薬もいらなくなりますが、いつやめるかは医師の指示に従ってください。
また、わからないことがありましたら、医師またはスタッフに遠慮なくお尋ねください。

図4　手術翌日に使用するパンフレット

1か月まで点眼している．眼鏡は術後1か月で処方することが多い．その後，術後1か月，3か月の定期検診を行う．

III　日帰り白内障手術

日帰り白内障手術は，手術器械や手術器具，手術手技，周術期管理の進歩とともに，術後合併症がほとんどなく安全・安心な手術となった．患者からも日帰り手術は広く受け入れられており，入院せずに短時間でよい結果が得られると考えて眼科を訪れる方は多い．しかし，白内障手術は合併症が起こると失明という取り返しのつかない結果を招くことがある．日帰りで100％安全にできる手術ではないことを肝に銘じ，治療に専念する必要がある．

日帰り白内障手術のポイントは，患者が自己責任で術前後の管理が行えるよう，繰り返し説明を行うことである．基本的な説明は医師が行うが，コメディカルも患者の情報を共有し患者にわかりやすい説明を心がける．患者の白内障手術に対する期待度は高いため，医療提供者側は白内障手術全般への知識を深め，医療技術を磨くことに努める必要がある．

入院であれば患者を管理下におくことができるが，日帰り手術では，何かあれば患者に来ていただいて診察となる．そのため，患者から容易に常に連絡できるような体制を作っておく必要がある．もし，急激に進行する術後眼内炎などに遭遇した場合は，硝子体手術のできる施設へのアクセスを確保しておくことも大切である．

（藤田善史）

文献

1) 眼科勤務医の勤務環境検討小委員会：白内障手術に関する調査結果．日本の眼科，88(8)：1091-1098，2017．
2) 佐藤正樹，林　研，根岸一乃ほか：2016年度JSCRS会員アンケート．IOL & RS, 31：411-427, 2017.

V 眼科外来で必要なインフォームドコンセント

6 眼内レンズ選択（度数・多焦点など）

> 🔍 **日常診療でのポイント―私の工夫―**
> ☑ まずは屈折度数をチェック，患者のライフスタイルを聞き，希望を把握する．
> ☑ 角膜疾患，眼底疾患などを精査し，それぞれの眼内レンズの特性を活かすことができる状態の目であるかを確認する．
> ☑ 多焦点眼内レンズの適応がある場合は，先進医療保険の加入や性格を把握する．

I はじめに

現在，白内障手術は屈折矯正手術の意味合いを持ち，その際に使用される眼内レンズ（intraocular lens；IOL）も多くの種類が存在する（表1）．よってIOLの選択は，術後の患者のライフスタイルに大きく影響するために，慎重にならなければならない．IOLは通常の保険診療内で使用できる単焦点IOLと自由診療・先進医療で用いる多焦点IOLに大きく分けることができる．単焦点IOLのなかでも，自然な色感覚の提供やブルーライトハザードに対する防御のための着色IOL，そして夜間視力を向上させるといわれている非球面IOLに関しては，ほぼ標準化されているのが現状である．また，角膜乱視を矯正する場合のトーリックIOLは保険診療内で行うことができるが，精密な検査と準備が必要となる．一方，多焦点IOLは2焦点，3焦点，焦点深度拡張型（extended depth of focus；EDOF）などの様々なタイプが存在し，これらの多焦点IOLの選択は患者の性格やライフスタイル，経済状況にも関わってくるため，詳細なインフォームドコンセントが必要となってくる．しかし，一般外来において，1人の患者を診察する時間は非常に短く，インフォームドコンセントに長い時間を費やすことができない場合が多

表1 IOLの種類

単焦点IOL
無色・着色
球面・非球面
トーリック
多焦点IOL
2焦点（回折型・屈折型）
3焦点
焦点深度拡張型（EDOF）

い．よって，より短時間で医師が現状を把握し，患者にIOLの特性を理解してもらうことが重要となってくる．そこで本稿では，普段筆者が行っているIOL選択の指針と患者に対するインフォームドコンセントの実際をお示しする．

II インフォームドコンセントの実際

1．単焦点IOLの場合

まずは，単焦点IOLか多焦点IOLかの選択をしなければならないため，最初に患者の希望を聞き，多焦点IOLに興味がない場合は，多焦点IOLに対しての詳細な説明はしない．単焦点IOLと決まった場合で一番重要なのが目標屈折度数である．筆者は主に手元（－3），中間（－1），遠方（0）の3つのなかから選択してもらうことを基本とし

ている．そこでまず，「外に出ることが多いですか？　それとも家のなかで過ごすことが多いですか？」と質問する．外に出ることが多いと答えた場合は，遠方をお勧めして，その際には手元は老眼鏡が必要となることを説明する．一方，家のなかで過ごすことが多いと答えた場合は，次に「テレビを見るのが好きですか？　それとも新聞を読んだり本を読んだりするのが好きですか？」と聞き，テレビの場合は中間を，新聞・本と答えた場合は手元に合わせることとなる．ここで，「近くに合わせますか？　遠くに合わせますか？」などの曖昧な問いかけでは認識に差が生じてしまうことがあるため，できるだけ生活のなかで具体的な表現をしてお話をすることが大切である．近くを見たいといっても1m程度を近くと認識している患者もいるからである．ある程度の理解が得られた時点で，家のなかでテレビとソファーの距離やパソコンを用いている場合の距離など具体的な数値を示してもらうとよい．また，逆に患者とうまくコミュニケーションが取れない場合は，元々の屈折に合わせるほうが無難である．ただし，この場合は，その屈折が白内障によって大きく変化する前の状態のものとし，眼軸に左右差がないかどうかをチェックし，度数を決定する．なぜなら眼軸に左右差がある場合には，モノビジョンを体得し眼鏡を使っていない場合もあるからである．また，もともと遠視性乱視の患者で片方のみが核白内障により近視化し，白内障を患っている期間が長い場合にも自然とモノビジョンを体得し，眼鏡を必要としない生活を送っていることもあるため，患者に現在の眼鏡使用を詳細に聞く必要がある．この場合には，「片方の目で遠く，もう片方の眼で近くを見ている感覚はありますか？　眼鏡は使っていますか？」と問うことによって把握できる．ここで話を聞かずに，遠方に目標度数を合わせると，手元を見るときに眼鏡が必要となり，不満症例となり得る．

次に角膜乱視が強く，トーリックIOLを使用する患者に対しては，通常はあまり詳細にはお話はしないようにしている．角膜乱視という状態を一般の患者が理解することは非常に難しく，また保険診療の範囲で使用できるIOLであるために患者負担も増えることはない．また，もし詳細に説明しても期待値が上がってしまい，思うような結果が出ない場合にむしろ落胆させてしまう結果となり得るからである．通常は「目にはレンズ効果を持ったものが2つあり，今回は目のなかのレンズを手術しますが，その際にもう1つのレンズ効果を持った角膜いわゆる"黒目"の部分の歪みを補正するための眼内レンズを入れますよ」とお話をしている．もちろん，術後に軸ずれが生じてしまい補正が必要な場合には，詳細な説明が必要となる．

2. 多焦点IOLの場合

多焦点IOLの一番の適応は，眼鏡をなるべく掛けたくないということである．眼鏡を掛けたい，もしくは掛けることに何も抵抗がない患者に対して，多焦点IOLの適応はない．現状では単焦点に比べて多焦点IOLは何かしらの光学技術の構造からくる副作用を多少なりとも示すものが多い．よって，まずは術後の眼鏡装用に関しての希望を聞くことから始める．多焦点IOLを望むとなった場合，次に話すべきは費用の問題である．単焦点IOLよりは価格が高いため，現状では先進医療を適応するか，もしくは自由診療での加療になる．そのためまずは民間保険会社の医療保険において先進医療特約に契約しているかを調べる必要がある．先進医療特約を契約しており，先進医療認定施設で多焦点IOLの手術を受けた場合には保険会社から費用を調達できるため，金額的な患者負担に対する問題は解決する．仮に先進医療特約の契約がない場合は，それぞれの施設で設定した手術価格がそのまま患者負担となってしまうため，具体的な価格を提示する．また，日本で認可されていない3焦点IOLや一部のEDOF IOLなどを使用する場合には全額自費となり，その前後の診察・加療などもすべて患者負担となる．そして，万が一合併症が起き，予定の多焦点IOLを挿入で

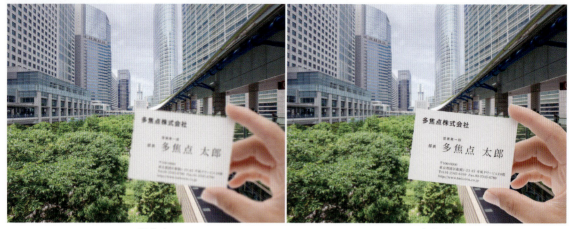

a. 単焦点　　　　　　　　　　　　　　　b. 多焦点

図1　単焦点と多焦点の見え方の違い
多焦点IOLでは本来の見え方ではありえない，遠方と近方に一度にピントが合う見え方になることを説明する．

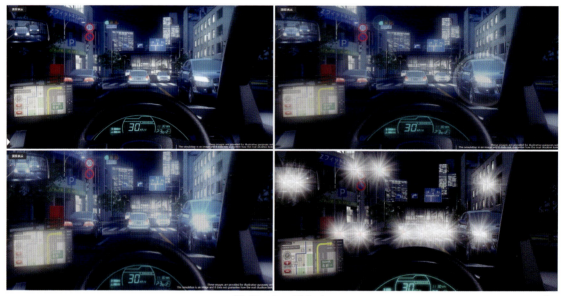

図2　夜の見え方
ハロー，グレア，スターバーストなどの見え方は，言葉ではわかりにくいため，イメージ像を示して説明する．

a：正常　　　　b：ハロー
c：グレア　　　d：スターバースト

きなかった場合でも公的保険に立ち戻ることができないことを説明する必要がある．

さて，多焦点IOLと決まってからが本番である．まずは，見え方や質について，具体的なイメージを持ってもらうことが必要である(図1)．現状の多焦点IOLのほとんどが回折構造を採用しており，光エネルギーの分配のために見える質が単焦点に比べて低下することを説明する必要が

ある．この場合の見え方に不満を持つ症例もあるため，「単焦点IOLに比べて多焦点IOLはある一点から見ると見え方の質に関しては劣ることがあり，几帳面で繊細な性格の方は，術後の見え方のイメージに対する目標設定が高いため，見え方に不満を感じる方もいます」と説明する．

また，夜間においてハロー，グレアなどの見え方も図2のようなイメージ像を見せるとよい．こ

れらの説明に関しては「夜になると，光の周りに輪が見えたり，光が滲んだり散ったりすることがありますよ．ただし，ほとんどの方が3か月くらいで慣れてきますが，完全に消えることはありません」と伝えるようにしている．

次に近方の見え方をどれほど重要視するかである．EDOF IOLは回折型2焦点IOLよりもその光学的な技術革新によってコントラストがよいといわれているが[1]，新聞や本をよく読むという方に対してEDOF IOLは向かない場合もある．よって，EDOF IOLを使用する場合は「40歳過ぎの老眼の状態に近くなります．遠くから中間距離までは眼鏡なしで見えますが，手元は老眼鏡が必要となる場合があります」とお話する．しかし，左右で狙いをずらして近方の見え方を向上させるマイクロモノビジョン[2]を選択する場合もある．この際には左右で見え方に違いが出ることをよく説明する．

近方を重要視する場合は，2焦点IOLを選択する．2焦点IOLの場合には近方の30 cm，40 cm，50 cmのどこに狙いを合わせるか，患者の生活スタイルと希望を聞いて判断する．30 cmの場合には新聞・読書が好きな方，40 cmの場合にはパソコンや料理など近〜中距離を重視する方，50 cmはスポーツや買い物などで外に出ることが多く中距離を多く使う方に向いている．しかし，この場合にも左右で加入度数に差をつけることもあり，前述のようにその違いをよく理解してもらうことが大切である．

また，経済的余裕があり，眼鏡から完全離脱を目指す場合には3焦点IOLが最もよい適応となる．2018年3月時点で，日本において認可されているものはないため，使用にあたっては倫理委員会の承認後に自由診療での扱いとなるが，我々の術後1か月のデータではすべての患者が，眼鏡を使用することなく日常生活を送ることができている[3]．

III おわりに

IOLの選択は眼の状態だけでなく，患者のライフスタイルや性格などを把握しなければならないため，一筋縄ではいかない場合がある．IOLの一般的な説明から一歩進んだインフォームドコンセントを実施するためには，それぞれのIOLの特性を熟知しておく必要がある．

(鈴木久晴)

文献

1) 鈴木久晴：トピックス Symfony．眼科手術，30(4)：629-633, 2017．
2) Cochener B, Concerto Study Group：Clinical outcomes of a new extended range of vision intraocular lens：International Multicenter Concerto Study. J Cataract Refract Surg, 42(9)：1268-1275, 2016.
3) 伊東和香子，鈴木久晴，仲野裕一郎ほか：回折型三重焦点眼内レンズの臨床成績．あたらしい眼科，34(1)：127-131, 2017．

V 眼科外来で必要なインフォームドコンセント

7 網膜光凝固・YAGレーザー

> 🔍 **日常診療でのポイント―私の工夫―**
> - ☑ 汎網膜光凝固により浮腫が起き，視力が一時的に低下するリスクはあるが，長い目でみると重要な治療であること，今は浮腫を防ぐ薬物が色々あり，昔よりそのリスクをかなり減らせることも強調する．
> - ☑ 網膜裂孔に対する光凝固は網膜剝離進展の予防になるが100％予防できる治療ではないことも必ず説明している．
> - ☑ 網膜光凝固・YAGレーザーは手術に該当し，生命保険などの手当てが受けられ，負担が軽減する可能性があることを伝えている．

I はじめに

網膜光凝固に対するレーザー光凝固装置はパターンスキャンレーザーやナビゲーション機能を持ったレーザー装置が開発され，レーザー施行時の痛みが軽減し，一度に広範囲の網膜光凝固も可能となったため通院回数が減り患者負担の軽減に非常に役立っている．黄斑浮腫に対する光凝固においてはナビゲーション機能搭載の光凝固装置を使用すれば，毛細血管瘤に対する正確な照射ができ，中心窩の誤照射も避けられ安全に施行可能なうえ，患者は眩しさやコンタクトレンズ装着時の不快感を感じずに治療を受けられる．しかしながら，少なからずあるレーザー時の疼痛や治療後の視力低下などから治療を中断して重症化するケースもあり，疾患そのものの説明やレーザー光凝固による効果，合併症などを事前に十分説明し，患者自身が納得して治療を受けてもらえるように説明することが重要である(表1)．

また，学術的ではないが，光凝固に必要な医療費も具体的な額を説明しておく．これらの光凝固は患者が手術により給付金が得られる生命保険に加入している場合は，負担が軽減する可能性があることも伝えておく．患者の多くは光凝固術が手術である認識を持っていないことが多い．

本稿では糖尿病網膜症，糖尿病黄斑浮腫，網膜裂孔に対する網膜光凝固，YAGレーザーにおけるインフォームドコンセントについて具体的に述べる．

表1 網膜光凝固術後に起こり得る問題

- 眼痛
- レーザー用コンタクトレンズによる異物感
- 網膜裂孔から網膜剝離への進行
- 高額な治療に対するクレーム

〈汎網膜光凝固の場合〉
- 黄斑浮腫
- 硝子体出血による視力低下
- 視野狭窄
- 暗順応低下（鳥目）
- 通院中断

(文献5より改変引用)

Ⅱ インフォームドコンセントの実際

1. 糖尿病網膜症に対する汎網膜光凝固

汎網膜光凝固(panretinal photocoagulation；PRP)は糖尿病網膜症に対して重篤な視力障害を防ぐことができる．網膜で血流需要の大きい視細胞を含む網膜外層をレーザーで破壊することにより，相対的な虚血を改善する治療である．つまり少ない供給に対して需要も少なくする，いわゆる「間引き」の理論である．糖尿病網膜症は放っておいても，よくなるどころか徐々に進行していくので，現時点で自覚症状がない場合もいずれ視力障害が起きること，治療を受けない期間が長期になれば状態が複雑になり治療が難しくなる場合があることを十分説明する必要がある(図1)．

〈説明のポイント〉

「レーザー治療は網膜症が進行しないようにする治療です．視力に関わる重要な場所を守るためにそれ以外の場所をレーザーします」

通常PRP治療の完成には3，4回かかり，凝固時の疼痛や黄斑浮腫の悪化からくる視力低下によりPRP治療中に患者が自己判断で通院を中断してしまい，増殖糖尿病網膜症になり硝子体出血や網膜剝離といった自覚症状が出るまで眼科を受診しなくなる，といった問題がある．そういった問題を避けるためにも，事前に糖尿病網膜症がどのように進行していく病気なのか，現在の病態とPRPの必要性を十分理解してもらう必要がある．

PRP後に起こり得る主な合併症は，硝子体出血と黄斑浮腫があることを説明しておく(表1)．硝子体出血は光凝固術前に新生血管が発生している増殖網膜症では起こる可能性があり，すでに黄斑浮腫を伴っている場合は増悪する可能性や，網膜毛細血管瘤が多発している場合は新たに生じる可能性が高い．黄斑浮腫を予防するためにトリアムシノロンアセトニドのテノン囊下注射[1]や，浮腫がすでにある場合は抗VEGF薬併用[2]などで視力低下を防ぐ必要がある．レーザー治療を行った後は見づらくなったり暗く感じたりすることがある

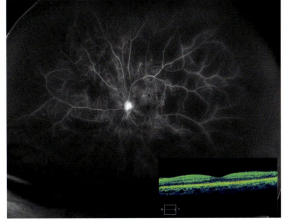

図1 糖尿病網膜症の蛍光眼底造影とOCT
29歳，男性．蛍光造影では広範囲な無灌流領域を認めるが，視力は(1.2)と自覚症状はない．早急にPRPを開始するが硝子体出血，黄斑浮腫などにより視力が低下する可能性がある．

が，ほとんどが一過性であることを説明しておく．また，PRPは経過により追加することもあるという説明も必要である．

2. 糖尿病黄斑浮腫に対する光凝固

糖尿病黄斑浮腫(diabetic macular edema；DME)に対する光凝固には，造影結果をもとに，漏出のある毛細血管瘤が同定できる局所性浮腫には直接光凝固，同定できないびまん性浮腫に対しては格子状光凝固，閾値下光凝固がある．大規模臨床研究での黄斑局所凝固の有用性は証明されず，近年，抗VEGF薬による治療が主流となっている．しかし，光凝固は外来で可能で，抗VEGF薬に比べ負担の少ない治療である．併用することで抗VEGF薬の追加回数を減らせる可能性があるという報告[3]もあり，抗VEGF薬を漫然と投与するのではなく，症例を選んで安全に光凝固を行う．

〈説明のポイント〉

「レーザーに痛みはほとんどありません．水漏れが原因で水ぶくれを作っている状態なので，レーザーを照射して水ぶくれを引かせ，視力を改善させることができる治療です」

直接光凝固の場合は，1回の凝固で効果が得られない場合は繰り返しの照射が可能であること，抗VEGF薬やステロイドを併用して行うほうがより効果が得られやすいことなどを説明している．

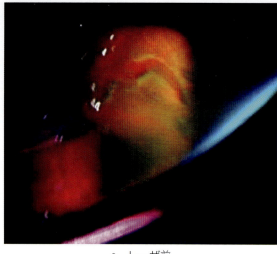

a. レーザ前 b. レーザ後1か月

図2 網膜裂孔

53歳，男性．飛蚊症のため受診．周辺部に馬蹄形の網膜裂孔を認めた．裂孔の周囲2〜3列を凝固斑で囲った．

固視不良例や中心窩周辺の毛細血管瘤を照射する場合，誤照射しないよう特に神経を使うため，治療前にレーザー中は眩しいが痛みはないと患者に説明し，まっすぐ正面を見ていてもらうように促す．照射も，患者の固視の状況を把握するため中心窩より遠い場所から行う，瞬目し終わったらタイミングをみて照射するなどの工夫も必要である．糖尿病網膜症の患者は，レーザーと聞くとPRPのレーザーを思い浮かべ，痛いと消極的になりやすいためはっきりPRPとは異なる治療であることを伝える．

3. 網膜裂孔

網膜裂孔は網膜剝離の原因であり，ひとたび網膜剝離を生じると強膜バックリングや硝子体手術などの観血的手術が必要となる．網膜剝離が黄斑に及んでしまえば網膜が復位しても視力低下や歪視などが残ってしまう．網膜剝離に進展し観血的手術を回避できるメリットは大きく，網膜裂孔はすべてではないものの光凝固による予防治療が可能である．特に飛蚊症や光視症などの自覚症状を伴う網膜裂孔は，急性の後部硝子体剝離に伴って生じ，光凝固のよい適応である（図2）．

〈説明のポイント〉

「網膜裂孔は網膜剝離になる手前の状態です．レーザーで網膜にあいている穴の周りに"やけど"をわざと作ると網膜剝離への進行を食い止められる可能性があります．ただし，レーザー治療を行っても網膜剝離が生じることがあります」

このように網膜裂孔に対する光凝固は網膜剝離の予防効果は100％ではないことを必ず説明している．光凝固部位の神経網膜と網膜色素上皮層の間の接着が完成するまで約2〜3週間の期間が必要であり，それ以前に硝子体牽引が増強した場合は網膜剝離に進展する[4]．レーザー後はしばらく激しい運動などは避けるよう説明し，セルフチェックとして，僚眼を隠して視野障害や視力低下がないか，もしあれば早めに受診するよう指示している．また一度凝固部位が瘢痕化した後も，後部硝子体剝離が起こり別の場所に新たな網膜裂孔が形成され網膜剝離を生じる可能性もあるので，長期的な定期検査が必要である旨を伝えている．

4. 後発白内障に対するYAGレーザー

白内障術後の後発白内障は比較的よく起こる合併症である．白内障術後，残存した水晶体上皮細胞が線維芽細胞に変化して細胞外基質を産生して線維組織が後嚢を覆い視機能低下をきたす．白内障手術を受けて視力がよくなって喜んでいた患者が，途中から視力が落ちてがっかりするので，白内障手術を受ける前や受けた後にも説明している

が，忘れられていることも多い．YAGレーザーによる衝撃波で混濁した水晶体囊を切開し，再び良好な視機能を得られることを伝えるとともに，術後の合併症についても理解してもらう．

〈説明のポイント〉

「水晶体囊の濁りを特殊なレーザーで切開すればまたよく見えるようになります」

術後に多かれ少なかれ必ず飛蚊症は生じるが，数日のうちに消失することも伝えておく．YAGレーザーは高い技術を要せず短時間で可能なため，インフォームドコンセントがおろそかになりやすいが，稀に裂孔原性網膜剝離，眼内炎，角膜浮腫，眼内レンズ変位といった重篤な報告もあるので慎重に行う．比較的多い問題点としては，レーザー中に眼内レンズにcrackやpitと呼ばれる傷が生じることがある．また虹彩炎に伴う眼圧上昇があるが，アプラクロニジン塩酸塩点眼液や術後ステロイド点眼あるいは非ステロイド点眼を使用することで一過性となることが多い．その他にも囊胞様黄斑浮腫を生じることもあるので，術後観察を怠らないようにする．

（加藤房枝，野崎実穂）

文献

1) Unoki N, Nishijima K, Kita M, et al：Randomised controlled trial of posterior sub-Tenon triamcinolone as adjunct to panretinal photocoagulation for treatment of diabetic retinopathy. Br J Ophthalmol, 93：765-770, 2009.
2) Filho JA, Messias A, Almeida FP, et al：Panretinal photocoagulation(PRP)versus PRP plus intravitreal ranibizumab for high-risk proliferative diabetic retinopathy. Acta Ophthalmol, 89：567-572, 2011.
3) Liegl R, Langer J, Seidensticker F, et al：Comparative evaluation of combined navigated laser photocoagulation and intravitreal ranibizumab in the treatment of diabetic macular edema. PLoS One, 9(12)：e113981, 2014.
4) Michels RG, Wilkinson CP, Rice TA：Prevention of retinal detachment. Retinal Detachment. Mosby, St Louis, pp.1092-1093, 1990.
5) 田村和寛：網膜疾患のレーザー手術（網膜光凝固術）．眼科ケア（写真とイラストで流れがみえる！手術介助がわかる！眼科手術とケア 黄金マニュアル），秋季増刊：104-115, 2017.

V 眼科外来で必要なインフォームドコンセント

8 眼局所注射

> 📍 **日常診療でのポイント―私の工夫―**
> - ☑ 疾患と治療を短時間で理解してもらうために硝子体内注射説明用DVDを観てもらう．
> - ☑ OCT画像を手渡しして，治療効果を"みえる化"する．
> - ☑ 長期症例には病診連携を行い，病診ともに経時変化がわかるようにOCT画像をノートに貼付して病診と患者で結果を共有する．

I はじめに

眼局所注射は，眼球周囲への投与の結膜下注射，テノン嚢下注射，球後注射と，眼内への投与の前房内注射，硝子体内注射がある（表1）．眼内感染症やぶどう膜炎のように抗生剤やステロイドの全身投与と併せて，眼局所注射が選択されることもある．近年，黄斑浮腫や滲出型加齢黄斑変性（age-related macular degeneration；AMD）をはじめとする脈絡膜新生血管症への抗血管内皮増殖因子（anti-vascular endothelial growth factor：抗VEGF）薬硝子体内注射の普及により，抗VEGF薬硝子体内注射を行う機会が格段に増加した．従来は，悪化時に単回～数回程度の注射を短期間に行う治療であったが，抗VEGF薬硝子体内注射は1～数か月の間隔で繰り返し複数回行い，治療が長期にわたる点が異なっている．そのため，自院で硝子体内注射を行わなくとも，治療適応症例や治療後症例を診療する機会は増加していくと予想される．これらの点を踏まえたインフォームドコンセントが必要とされる．原疾患，病状，投与方法によってインフォームドコンセントは異なるが，本稿では主にAMDへの硝子体内注射を中心に記載する．

表1 眼局所注射種類と疾患

注射方法	薬剤	対象疾患
結膜下注射	抗菌薬，抗真菌薬，抗炎症薬，散瞳剤，抗腫瘍薬	感染症，ぶどう膜炎 手術後消炎，瞳孔管理，腫瘍など
テノン嚢下注射	ステロイド薬（トリアムシノロン）	黄斑浮腫，ぶどう膜炎など
球後注射	抗炎症薬，麻酔薬	ぶどう膜炎，前処置など
前房内注射	血栓溶解薬	前房内フィブリンなど
硝子体内注射	抗VEGF薬（ペガプタニブ，ラニビズマブ，アフリベルセプト，ベバシズマブ（適応外）），トリアムシノロン 抗菌薬，抗ウイルス薬，血栓溶解薬，ステロイド，ガス	滲出型加齢黄斑変性，近視性脈絡膜新生血管症，網膜静脈閉塞症による黄斑浮腫，糖尿病黄斑浮腫，脈絡膜新生血管症，網膜細動脈瘤による滲出性病変，コーツ病，脈絡膜腫瘍，眼内炎，網膜下出血など

表2 硝子体内注射の眼合併症

比較的起こりやすい合併症	結膜下出血，角膜びらん，眼圧上昇，飛蚊症（硝子体内空気迷入など）など
稀な合併症	硝子体出血，網膜剥離，白内障，眼内炎，高眼圧脳梗塞，心筋梗塞など

II インフォームドコンセントの実際

　眼球への注射治療について初めて説明すると，ほとんどの患者や家族が「麻酔はするのですか？」「痛くないですか？」「怖くないですか？」という問いをまず始めに発する．白内障手術や歯科治療のほうが眼局所注射と比較して治療に要する時間は長いが，注射という身近で想像しやすい治療を眼球に行うという現実離れした場面を想像することで恐怖を感じる．疾患や症状に対しての不安よりも注射に対する恐怖のほうが勝っていることが多い．そのため，恐怖感を払拭する説明が必要となる．また，抗VEGF薬硝子体内注射では治療が頻回で長期間継続することが多く，症例によっては十分な効果が得られないこともあるため，受診の際には現在の状態と今後の治療方針を説明する必要がある．さらに薬剤が高額な点も十分な説明が必要である．疾患や注射の種類によらず以下ではインフォームドコンセントを積極的に行うタイミングとなる．

1. 治療開始前
2. 注射施行時
3. 再診時（再投与を行うかどうか，治療薬や方法を変更するかを決定）

以下，AMDへの抗VEGF薬硝子体内注射を例に当院での流れを挙げる．

1．治療開始前

　診察と各種検査の結果，AMDと診断され抗VEGF薬硝子体内注射が必要と判断された場合，異常を理解しやすいように電子カルテの画面に眼底写真を表示し，OCT画像は罹患眼の結果を印刷して正常眼（僚眼が正常な場合は僚眼）と並べて提示し異常部位を対比させながら病態を説明する．自然経過では1〜2年で半分程度の視力に低下すること[1)〜3)]やほかの治療方法の選択肢を提示し（経過観察も含めて，光凝固術，光線力学的療法（PDT）），抗VEGF薬注射継続により視力維持もしくは改善が得られる可能性があること[1)〜3)]を説明する．また，抗VEGF薬硝子体内注射は根治術ではないため，繰り返し投与がいること，費用のこと（高額医療，手術ではなく処置に分類される），合併症（表2）を説明する．抗VEGF薬硝子体内注射を行う患者には，「今治療を行うかどうかが数年先の視力にまで影響します．治療は長くなると思いますが，一番いいと思われる治療を行っていきましょう」という言葉を添えている．限られた時間で疾患と治療について多くを説明しなければならないため，大まかに疾患の概要と治療の流れを説明し硝子体内注射の治療希望を確認したら，疾患別の説明用DVD（AMD，網膜静脈閉塞症による黄斑浮腫，糖尿病黄斑浮腫，近視性脈絡膜新生血管症別にメーカー作製のものを使用）を観てもらうとともに，メーカー作製のリーフレットも渡している（図1）．DVDを観た後，不明点や疑問点がないか再度確認し，導入期後の維持期の投与スケジュールに必要時投与，固定投与，treat & extendがあるため治療開始前に導入期終了後の治療スケジュールの概要（再投与の回数や通院方法など）を説明する．その際，治療開始からの治療回数や視力推移などの臨床研究のデータ[1)〜3)]を示しているが，実際の決定は導入期が終了した時点で再度相談としている．これら多くの事項の理解を得るために，治療前から開始後の初期の時点までに，できるだけ家族の同席のうえで説明することにしている（初診時に1人で来院の場合には，検査日や治療日を含めて同伴を勧める）．

2．注射施行時（硝子体内注射ガイドライン[4)]に準拠）

　注射の恐怖を取り除くため，処置時には，「今どのような手順なのか」「次にどのようなことをする

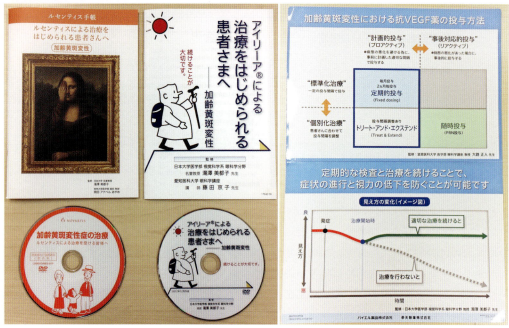

a. 患者説明用リーフレットと説明DVD　　b. 維持期治療方法の種類説明用パンフレット

図1　患者説明用DVDとリーフレット

のか」「あとどれくらい時間がかかるのか」など適宜細かく伝えて不安を解消しながら注射を行っている．

3. 再診時（再投与を行うかどうか，治療薬や方法を変更するか）

再診時には，視力，眼底所見，OCTから，必要時投与では再投与の必要性を，固定投与とtreat & extendでは悪化の有無を判定し，次回の治療時期を決定する．この判定にはOCTの所見が大きく影響するため，患者本人が悪化の有無を理解しやすいように，前回治療時と今回のOCTを印刷し並べて提示して説明を行っている．網膜厚を数値で示すことも悪化の有無を判断するのに有効であるが，自動計測の測定精度の問題があるため，あえて画像を示すようにしている．一方で長期治療症例や十分な治療効果が得られていない症例では，治療意欲が低下することをしばしば経験する．抗VEGF薬治療は治療を継続することが長期視力に影響することが報告[5]されているため，治療意欲を維持する工夫も必要と考えられる．当院では，説明時に印刷したOCT画像を毎回手渡し，治療による経過や現在の状態を理解しやすくして

いる（治療効果の"みえる化"）．

一方，長期フォローの場合には，「いつまで治療するのですか？」という問いもよくされる．その際には，「今の治療で完治するものではありませんが，今後出てくる新しい治療へバトンをつなげるように治療を続けていきましょう」と一言添えている．AMDは慢性疾患であることから，治療を継続できるように疾患と治療に対する理解と意欲の向上を行う必要がある．しかし，通院頻度が高くなることや診察の待ち時間が長時間になることが患者や介護者だけでなく医療者側にも負担となるため，医療連携を進めていくことが必要である．3〜4か月程度の間隔で当院に治療通院している症例では，その間に悪化するリスクが少なからずあり，また，長期間の活動性がみられず治療休薬に至った症例では，必要時投与への切り替えが行われるので再発までの期間が予想しにくい状態であることから細かいフォローアップが必要である．そのため，近隣の診療所（紹介元）への通院も重視し，遠方からの通院者は治療直後だけでなく1〜2か月程度での診療所への通院を促している．当院への通院の希望がある場合は期間をあけて再

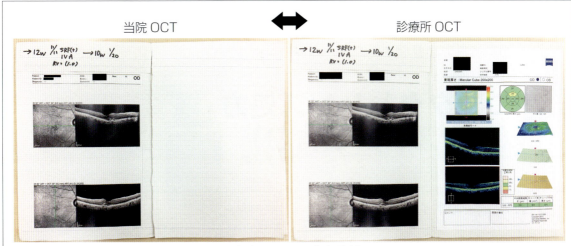

図2 病診連携用のOCTノート

注射時のOCT画像を貼付し，視力と次回の注射予定などを記載して診療所受診時に持参してもらう（提示例は左が当院，右が診療所）．空欄には，投与を行ったかどうか，現在の投与間隔，次回の投与間隔を記載．場合によっては視力も併記する．

診を行っているが，その間の病診連携としてOCTの画像をA4サイズのノートに貼付していくことで，安定しているかどうかを紹介元とともに把握しやすくしている（図2）．また，患者本人には，自覚症状の悪化が認められたときにはできるだけ早急に診療所を受診することも説明している．

（松原　央）

文献

1) Rosenfeld PJ, Brown DM, Heier JS, et al：Ranibizumab for neovascular age-related macular degeneration. N Engl J Med, 355：1419-1431, 2006.
2) Brown DM, Michels M, Kaiser PK, et al：Ranibizumab versus verteporfin photodynamic therapy for neovascular age-related macular degeneration：Two-year results of the ANCHOR study. Ophthalmol, 116：57-65, 2009.
3) Schmidt-Erfurth U, Kaiser PK, Korobelnik JF, et al：Intravitreal aflibercept injection for neovascular age-related macular degeneration：ninety-six-week results of the VIEW studies. Ophthalmol, 121：193-201, 2014.
4) 小椋祐一郎，髙橋寛二，飯田知弘：黄斑疾患に対する硝子体内注射ガイドライン．日眼会誌，120：87-90，2016．
5) Rofagha S, Bhisitkul RB, Boyer DS, et al：Seven-year outcomes in ranibizumab-treated patients in ANCHOR, MARINA, and HORIZON：a multicenter cohort study（SEVEN-UP）. Ophthalmol, 120：2292-2299, 2013.

V 眼科外来で必要なインフォームドコンセント

9 コンタクトレンズ処方（レンズケアを含む）

> 🔍 **日常診療でのポイント―私の工夫―**
> ☑ 患者がCLを使う状況を具体的に聴取してから，適応となるCLの種類と製品を提示する．
> ☑ 検査の結果を説明し，適応と考えられるCLの種類を選択理由とともに患者に提示する．
> ☑ 患者が正しいケア方法を知っていると思い込まず，実際に行っている方法を確認し，誤りがあれば正し，ケアの意義を説明しながら指導する．

I はじめに

　コンタクトレンズ（CL）は，日本では1,500万人以上が使用しており，眼鏡と同様に広く普及している．CLは眼鏡での対応が困難な屈折異常が本来の適応であり，使用状況によっては眼障害を起こす可能性があり，適正な管理が必要な高度管理医療機器である．しかしディスポーザブルタイプのソフトコンタクトレンズ（SCL）の普及，ファッションを目的として使用されるカラーSCLの流行，CL入手経路の多様化などにより，CLは使用希望者自身の判断で容易に入手できる道具であると一般の人々に誤って認識されることも多いと思われる．したがってCLの使用が初めての患者への処方の場合は当然として，CLの使用経験者への処方の場合も，インフォームドコンセントは重要である[1)2)]．

II インフォームドコンセントの実際

　CL処方でのインフォームドコンセントは，対象がCLの使用が初めての場合とCLの使用経験がある場合では話の進め方や内容が異なる．さらに使用目的（使用の仕方），眼の状態（角結膜の状態，開閉瞼時の状態，瞬目の仕方，涙液の状態），年齢，屈折異常の種類と程度，CLの種類（ディスポーザブルタイプと従来型タイプ，ケアを要するCLと要しないCL），矯正の種類（単焦点球面レンズによる屈折矯正，円柱レンズによる乱視矯正，後面トーリックハードコンタクトレンズ（HCL）によるフィッティング補正，遠近両用CLによる調節補助）によっても内容は異なる．以下にCL処方時とケアの指導時に筆者が行っているインフォームドコンセントについて，具体的なケースを挙げて解説する．

1. CLの使用が初めての場合

1）CL処方前のインフォームドコンセント

　CLの使用が初めての患者に対しては，CLについての多少の知識を持っていたとしても，まずはCLに関する一般的なことを説明する．誤った知識があればそれを正しながら，患者の疑問や不安が解消できるように話を進める．

〈説明のポイント〉

　「CLは角膜の上にのせて使います．角膜からずれても眼の後ろに入ってしまうようなことはないので心配はありません．しかしCLは眼鏡と違って眼の組織に触れていますので，角膜や結膜や涙液が正常でなければ使うことはできません．結膜炎や角膜炎を引き起こしたり，酸素欠乏が角膜の細胞を変化させたりして，眼の健康に影響を及ぼす

恐れがあるため人工透析器と同じクラスに分類される高度管理医療機器になっています．これからCLの装用に問題のない眼かどうかを検査して，眼に合ったCLを処方します．後日，CLの使用とケアについての説明を聞いていただいてから，CL装着脱練習とケアの練習をし，それからCLを購入して実際に使い始めるようになります」

　患者の理解が得られたら，CLを装用するための条件を満たしている眼の状態かどうか確認の検査をすることを伝え，細隙灯顕微鏡検査を行う．そして角結膜の状態，開閉瞼時の状態，瞬目の仕方，涙液の状態などを確認し，処方するCLの種類と製品の選択へと移る．

2）CL選択時のインフォームドコンセント

　CL装用に適性であることが確認できた後，CLを使用したい状況（使用頻度，使用目的，使用したいCLの種類）を聴取する．眼の状態と年齢，屈折検査（眼精疲労の患者や中高年の患者では調節検査）の結果を考慮して，適応と考えられるCLの種類と製品を選択理由の説明とともに患者に提示し理解を得る[3]．

(1)使用状況からのインフォームドコンセントの例：患者がどのような状況でCLを使いたいのかを聴取し，適応となるCLの種類と選択しようと考えている製品を提示する．

〈毎日の使用希望でHCLの適応の場合〉

　「眼鏡のように毎日CLを使いたいと考えているのであれば，見え方と安全性と快適性のほかに経済性も考える必要があります．HCLの適応であれば条件に合いますので，適当と思われる製品を選択し処方します」

〈毎日の使用希望でSCLの適応の場合〉

　「眼鏡のように毎日CLを使いたいと考えているのであれば，見え方と安全性と快適性のほかに経済性も考える必要があります．SCLの適応であれば，使用期間が長いほど経済性が高いのですが，安全性と快適性を考慮すると，最長2週間までの使用で交換する頻回交換SCLや最長1か月までの使用で交換する定期交換SCLが適当と思われます．適当と思われる製品を選択し処方します」

〈時々の使用の場合〉

　「外出時，イベント時，スポーツ時など必要なときだけCLを使いたいと考えているのであれば，ケアがなく簡便で，ブリスターケースのまま数年保存できて無駄のない1日交換SCLが適当と思われます．適当と思われる製品を選択し処方します」

〈カラーSCLの使用希望の場合〉

　「ファッションやおしゃれのためにカラーSCLを使いたいと考えているのであれば，カラーSCLは一般のSCLより安全性が劣りますので，製品の質とデザインをより重視する必要があります．1日交換あるいは頻回交換SCLのなかでレンズスペックと私の処方経験から安全性が高いと考えられる製品を処方します」

(2)眼の状態からのインフォームドコンセントの例：細隙灯顕微鏡検査の結果を説明し，適応と考えられるCLの種類を選択理由とともに患者に提示し理解を得る．

〈眼に特別な問題がない場合〉

　「CLを使用するうえでの特別な問題はありませんでしたので，希望しているCLの種類で処方可能です．屈折検査を元に適当と思われる製品をご相談のうえで処方します」

〈眼に問題があり処方CLが限定される可能性がある場合（アレルギー性結膜炎の例）〉

　「眼瞼結膜に既往症の花粉症によると考えられる炎症の痕があり，上眼瞼の圧力が他の方より少し強い状態です．CLの装用を続けると上眼瞼結膜が影響を受け，レンズが汚れやすくなったり，ずれやすくなったりしてCLを快適に使うことができなくなることが予想されます．経済的な負担が大きくても，汚れの心配が少ない1日交換SCLが適当であると思います．これから1日交換SCLのテストレンズを装着してもらい，適正なフィッティングになる製品を処方します」

**(3)屈折検査の結果からのインフォームドコンセ

ントの例〉：屈折検査の結果を説明し，適応と考えられるCLの種類と製品を選択理由の説明とともに患者に提示し理解を得る．

〈単焦点球面CLが適応となる場合〉

「屈折検査と細隙灯顕微鏡検査の結果から，乱視を考慮することなくCLの処方ができます．希望しているCLの種類の製品で，見え方，安全性，快適性さらに簡便性と経済的なことについてもご相談のうえで処方します」

〈トーリックCLが適応となる場合〉

「屈折検査の結果から，乱視を矯正する必要があります．乱視を矯正しないと，たとえ視力の値がよかったとしても，物がにじんで見えたり，ぼやけて見えたりして，見え方の質がよくありません．乱視を矯正できるCLのなかで適当と思われる製品を処方します」

〈遠近両用CLが適応となる場合〉

「屈折検査と調節検査の結果，年齢と生活スタイルから，CLを使用すれば近くが見づらくなると考えられます．CLと近用眼鏡の併用を望まないのならば単焦点CLではなく遠近両用CLが適応となります．遠近両用CLは眼鏡と比べると見え方の質はよくありませんが，遠くも近くも自然な視線で見ることができるので，眼に合ったCLであれば，生活しやすくなると思います．遠近両用CLのなかで適当と思う製品を処方します」

3）CLケア指導時のインフォームドコンセント

ケアを必要とするCLの処方では，ケアの意義と具体的な方法について患者に説明し，理解を得る．特にCLの使用が初めての場合，最初の段階でケアの意義を理解してもらうことは，CLの使用経験が長くなった将来，CLのトラブルを少なくするために重要である[4]．

〈SCLを処方した場合（洗浄消毒液でこすり洗いケアをする例）〉

「使用して眼から外したSCLは，再使用のために洗浄消毒液で洗浄後，すすいでから保存し，消毒する必要があります．例えば，食べかけの食べ物をそのまま何もせずに放置したら，翌日には不衛生な状態ですから食べることはできません．それと同じようにケアをしないで放置したSCLには汚れが残っているばかりか細菌やカビが付いていて感染症を起こすかもしれませんので装着することは危険です．快適で安全に使用するために，必ず正しいケアをしてください」

2．CLの使用経験がある場合

1）CL処方前のインフォームドコンセント

CLの使用経験者は，CLについての正しい知識の記憶が薄れていたり，間違った情報を信じていたりしていることが多い．そのため特に他施設でCLの処方を受けていた患者に対しては，CLとケアに関する基本的な知識を持っているかどうかを確認し，改めて正しい情報を説明し理解を得る．

〈説明のポイント〉

「これまでCLを使っていて，特に問題はなかったようですが，CLは眼の組織に触れていますので，正しく使っていても結膜炎や角膜炎を引き起こしたり，酸素欠乏や涙の変化が角膜に悪い影響を及ぼしたりすることがあります．そのため高度管理医療機器になっています．これからCLの装用による眼の異常がないかどうかを検査し，今まで使っていたCLと同じものか，それが眼に合っていないようならば，眼に合ったほかのCLを処方します」

患者の理解が得られたら，CLの装用に問題のない眼の状態かどうかを確認の検査をすることを伝え，細隙灯顕微鏡検査を行い，処方するCLの種類，製品の選択へと移る．

2）CL選択時のインフォームドコンセント

患者の使用CLの装用状況と患者の満足度を確認し，他覚的に問題がなければ希望通りのCLの処方となる．患者に不満がある場合や他覚的に問題がある場合は，これまでのCLとは異なるCLの適応となる理由を患者に説明し，適応と考えられるCLの種類と製品を選択理由の説明とともに提示し理解を得る．

(1)CLの使用に不満のない場合のインフォームドコンセントの例：細隙灯顕微鏡検査および屈折

検査の結果と，使用経験のある希望するCLの種類と製品を選択するうえで問題がないことを患者に説明し理解を得る．

〈説明のポイント〉

「今まで使っていたCLによる眼への悪い影響はなく，見え方にも問題はありませんでした．念のためテストレンズを装着してフィッティングを観察し，レンズの上から追加矯正して処方するCLの規格を決定してから同じ製品を処方します」

(2) CLの使用に不満のある場合のインフォームドコンセントの例：細隙灯顕微鏡検査および屈折検査の結果から，使用経験のあるCLの種類と製品では現在の不満な点を解決できないことと，その理由を患者に説明し，適応と考えられるCLの種類と製品を選択理由の説明とともに患者に提示し理解を得る．

〈装用感が不良の場合（乾燥感の訴えがある例）〉

「眼が乾きやすい状態で角膜に少し傷がありましたので，使用経験のあるCLでは快適な装用はできません．レンズ表面が滑らかで柔らかく，乾燥しにくい素材のSCLのなかで，汚れの心配が少ない1日交換SCLが適当であると思います．これから眼に合いそうな1日交換SCLの製品をテスト装用してもらい，症状が軽減するようでしたら処方します」

〈見え方が不満の場合（乱視により見え方が不良の例）〉

「使用していたCLでの視力は1.0でしたが，矯正しきれない乱視があるため視力がよくても見づらく感じるのだと考えられます．乱視は以前からあったとしても，加齢により調節力が低下すると眼が乱視に対応できなくなることがあります．

見え方をよくするためには乱視用CLが適応となりますので，適当と思われる製品をご相談のうえで処方します」

3) CLケア指導時のインフォームドコンセント

CLの使用経験者は，誤った方法でケアを行っていたり，ケアをおろそかにしていたりすることが多い．患者が正しいケア方法を知っていると思い込まず，実際に行っている方法を確認し，誤りがあれば正し，ケアの意義を説明しながら指導する必要がある[4]．

〈SCLを処方した場合（洗浄消毒液でこすり洗いケアをする例）〉

「使用して眼から外したSCLは，再使用のために洗浄消毒液で洗浄してから，すすぎ，保存し，消毒する必要があります．これまでケアをせずに眼にトラブルがなかったとして，それはたまたまレンズが細菌などに汚染されていなかったからです．ケアをしないで放置したSCLを使用すれば感染症を起こすかもしれませんので装着することは危険です．快適で安全に使用するために，今後は必ずケアをしてください」

（塩谷　浩）

📖 文 献

1) 濱野　孝：処方時におけるインフォームドコンセント．眼科診療プラクティス94（丸尾敏夫，本田孔士，臼井正彦ほか編），文光堂，pp.20-22，2003．
2) 細見雅美：患者指導の流れ．眼科診療プラクティス94（丸尾敏夫，本田孔士，臼井正彦ほか編），文光堂，pp.84-87，2003．
3) 塩谷　浩：コンタクトレンズの選択．眼科診療プラクティス94（丸尾敏夫，本田孔士，臼井正彦ほか編），文光堂，pp.44-47，2003．
4) 塩谷　浩：装用指導．眼科診療プラクティス34（下村嘉一，田野保雄編），文光堂，pp.42-45，1998．

V　眼科外来で必要なインフォームドコンセント

10 サプリメント処方

> 🔍 **日常診療でのポイント―私の工夫―**
> - ☑ 生活習慣の改善の提案の一環としてサプリメントの紹介をする.
> - ☑ 医療機関で扱うサプリメントの特徴とそのエビデンス紹介をプリントにして配布する.
> - ☑ サプリメント使用目的の理解を確認する.

I　はじめに

近年，日本におけるサプリメント市場は1兆円を優に超え続けており，日本人の健康に対する意識の強さが推察される．膨張する医療費の問題や超高齢社会に突入し，疾患治療だけでなく予防医学に対しても真剣に取り組む時期を迎えており，サプリメントの意義は高まってくるであろう．最近，ドライアイ研究会が同研究会会員の医師を対象に行ったアンケート調査では，約68％の医師が診療においてサプリメントを患者に推奨していることがわかった．また，医師がサプリメント摂取を推奨する疾患は，加齢黄斑変性症に対するものが約97％と最も多く，それに次いでドライアイで約46％であった（図1）[1]．ドライアイに関しては約半数の人が推奨しておらず，その理由として，エビデンスの欠如が最も多く，次いでどの成分を使用するべきかの情報が不足している，などが挙げられた（図2）[1]．本調査はドライアイ研究会の会員医師を対象としているため，日本の医師全体を対象にした場合はさらに推奨率が低くなると思われる．

このようななかで医師に求められるものは，引き続き日本人におけるサプリメント服用効果のエビデンスの蓄積を行っていくこととともに，日常診療においては，エビデンスの得られたものを的確に患者に紹介すること，玉石混交のサプリメントのなかで信頼のおけるサプリメントの紹介をすることなど，更新されていく情報を速やかに入手し正しい情報を取捨選択して，患者とコミュニケーションを密に取りながら，診療におけるサプリメントの使用目的や継続使用についての患者の理解を得て，うまく日常診療におけるツールの1つとして使っていくことであろう．

II　インフォームドコンセントの実際

1．加齢黄斑変性患者の場合

Age-related eye disease study（AREDS）は，加齢黄斑変性の発症予防に抗酸化ビタミンと亜鉛を含むサプリメントが有効なことを示した．次いで行われたAREDS 2により，AREDS処方からβカロテンを除きルテイン/ゼアキサンチンを加えたAREDS 2処方の有効性が示され推奨されることとなった[2]．現在の加齢黄斑変性予防の標準治療は，経過観察，食生活を含む生活習慣の改善，AREDS 2サプリメントの摂取である．

〈説明のポイント〉

「何か気を付けることはありますか？」

「加齢黄斑変性症の発症には，日常の生活習慣が大きく関わっているといわれています．まずは発病させないことが重要となります．バランスの

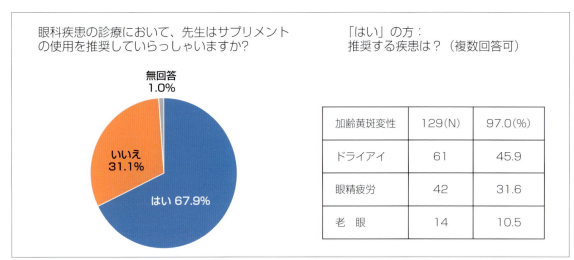

図1 サプリメント推奨状況(文献1より)

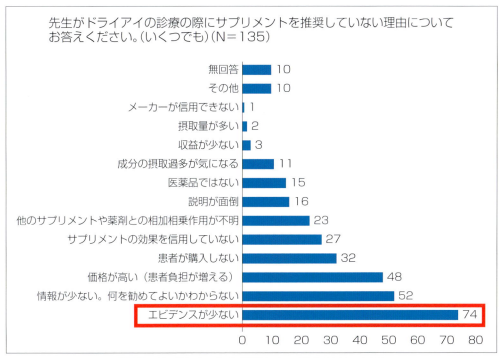

図2 サプリメントを推奨しない理由(文献1より)

とれた食事(特に緑黄色野菜や青魚の摂取)をすること,禁煙,それからサングラス装用などで紫外線から目を守ることも予防に有効です」

 まず,生活習慣の確認を行う.喫煙の有無を確認し,喫煙者では非喫煙者に比べ9年間で約4倍の加齢黄斑変性発症リスクがあるため[3],必ず禁煙を勧めたい.次に,患者の食生活を尋ね,緑黄色野菜や青魚を多く摂取するよう指導するのがよい.

「また,ルテイン,ビタミンC,ビタミンE,亜鉛などを含んだサプリメントを飲むと加齢黄斑変性の発症が少なくなることが,しっかりとした根拠のあることとして多施設研究で報告されています」

 大型のドルーゼンのある,もしくは片眼の加齢黄斑変性患者には,AREDS 2サプリメントが推奨されている.ほかに有効な予防薬がない現在,

表1 AREDS/AREDS 2処方と主なAREDS 2サプリメント

	AREDS処方	AREDS 2処方	AREDS 2処方を改変したもの	
			ボシュロム社	参天製薬
			オキュバイト®プリザービジョン®2(1日の摂取目安量：3粒あたり)	サンテルタックス®20＋ビタミン＆ミネラル
ビタミンC	500 mg	500 mg	408 mg	300 mg
ビタミンE	400 IU	400 IU	242 mg	150 mg
βカロテン	15 mg	—	—	—
亜鉛	80 mg	80 mg(25 mg)	30 mg	15 mg
銅	2 mg	2 mg	1.5 mg	1.2 mg
ルテイン	—	10 mg	10 mg	20 mg
ゼアキサンチン	—	2 mg	2 mg	—
DHA/EPA	—	—	—	—

DHA；docosahexaenoic acid　　EPA；eicosapentaenoic acid

対象患者にはAREDS 2サプリメントを推奨するのがよいであろう．

「どのようなサプリメントがいいですか？」

「AREDS 2という研究成果により有効性が確認された処方内容を，日本人に適するようにアレンジしたものが発売されていますので，それらを飲んでみるのがよいでしょう」

現在，多くの加齢黄斑変性予防サプリメントが販売されているが，AREDS 2処方に比較的近いと考えられる医療機関で取り扱いのあるサプリメントを表1に示す．米国眼科学会(AAO)は，眼によいとされる高売上サプリメント製品のなかには，臨床試験で有効性が証明された処方成分と同一量ではないものがあったり，販促に使われている表現が不適切であったという調査報告を行った[4]．

日本でも市場に流通しているサプリメントの品質に注意が必要であり，医療機関で信頼のおけるサプリメントを具体的に呈示するのがよいと思われる．また，加齢黄斑変性に対するAREDS/AREDS 2に基づくサプリメント摂取は，病態の進行予防のために継続的に行う必要がある．眼症状については悪化しないもしくは出現しないこと，つまり変わらないでいられることが目標となる．飲んでもよくならないからやめた，というのを回避するためにも，サプリメント服用目的を患者に理解してもらってから開始すべきである．

1か月にかかる金額を含めたサプリメントの紹介パンフレットを作成してインフォームドコンセントの際に活用するのも有効である．

2. ドライアイ患者の場合

ドライアイの治療は眼表面の層別治療(tear film oriented therapy；TFOT)の概念に則った点眼治療を中心に，涙点プラグなどの外科的治療が主であるが，これらに加えて環境因子の改善やライフスタイルへの介入が重要視されている．ドライアイには，加齢だけでなく，喫煙やVDT(video display terminal)負荷，環境因子などの様々な要因が関係しており，そのいずれの背景にも酸化ストレスが大きく関与していることがわかっている．ドライアイサプリメントはバイオティアーズ©など海外のものが以前より知られていたが，国内のものでは，わかもと製薬の「オプティエイド®DE」が2016年より販売され，現在まで安全に使用され，販売数を伸ばしている．内容成分は，これまでドライアイに対する有効性と安全性が報告されているラクトフェリン，エイコサペンタエン酸(eicosapentaenoic acid；EPA)・ドコサヘキサエン酸(docosahexaenoic acid；DHA)，乳酸菌(*Enterococcus faecium* WB2000株；WB2000株)を中心とした，ビタミン類や亜鉛などが配合された複合型サプリメントである(表2)．これを用いた動物実験およびヒトに対する臨床試験(単施設・多施設，ともに無作為化プラセボ対照比較試

験)がすでに行われ，いずれの試験でも安全性に問題がなく有効であることが確認された[5]．

〈説明のポイント〉

「目薬をしていればいいですか？」

「まずはお出しした目薬をきちんと点眼してください．そのうえで，ご自身でのちょっとしたケアがドライアイのコンディションをよくするのに重要になってきます」

　ドライアイの改善には，点眼治療だけでなく，点眼治療と並行して様々な環境因子の改善や生活習慣の改善などのセルフケアが重要である．コンタクトレンズの装用状況，VDT作業時間などの生活習慣を細かく問診し，改善すべきところを指導する．具体的には，コンタクトレンズの装用時間を守ること，VDT作業時間に休憩をはさむこと，瞬きをしっかり深くするように心がけること，加湿を行うこと，お風呂にゆっくり浸かってリラックスすること，しっかり睡眠をとること，適度な運動をすること，バランスのとれた食事(特に青魚)をすること，などである．自律神経系が関与する疾患であるため，生活習慣への介入が重要となってくる．食事の指導を主軸として，サプリメントの活用を推奨する．特に，ラクトフェリンは日本の食生活で摂取することが難しいため，サプリメントでの摂取が実行しやすい．

「サプリメントはずっと飲まないといけないですか？」

「サプリメントの摂取による効果は個人差がありますので，まずは1瓶飲んでみるのがよいでしょう．その後の服用の仕方は，症状に合わせてもよいかもしれません」

　動物実験では，オプティエイド® DEの摂取・非摂取を交互に行ったところ，摂取している間のみ涙液分泌低下が抑制できた．このため，服用中断により効果が消滅し，服用している間のみ効果があるということが示唆される．ただ，ドライアイは加齢黄斑変性と違い，季節やストレス状況などによって症状変化のある疾患であるため，ずっと継続しなければならないというわけではなく，

表2　ドライアイサプリメント（オプティエイド® DE）

	mg/2粒 （1日の摂取目安量）
ビタミンC	40
ビタミンE	9.8
亜鉛	7.0
ラクトフェリン	135
EPA	81
DHA	54
ルテイン	3
乳酸菌（WB2000）	10

EPA：eicosapentaenoic acid
DHA：docosahexaenoic acid

場合によっては，締め切り前で仕事でのパソコン作業がしばらく多いなどドライアイ症状が強いときのみ一定期間服用という選択肢もあると考えている．あくまでも健康的な生活を送ることを主軸にして，サプリメントを上手に活用するのがよい．

（川島素子）

文献

1) Kawashima M, Uchino M, Inoue S, et al：Recommendations for dietary supplement use for dry eye by ophthalmologists in Japan and their personal use：a survey report. Quality in Primary Care, 25(6)：372-378, 2017.
2) Age-related eye disease study 2 research group：lutein+zeaxanthin and omega-3 fatty acids for age-related macular degeneration：the Age-Related Eye Disease Study 2 (AREDS2) randomized clinical trial. JAMA, 309：2005-2015, 2013.
3) Yasuda M, et al：Nine-year incidence and risk factors for age-related macular degeneration in a defined Japanese population the Hisayama study. Ophthalmology, 116：2135-2140, 2009.
4) American Academy of Ophthalmology：Top-Selling Eye Vitamins Found Not to Match Scientific Evidence, 2014.
https://www.aao.org/newsroom/news-releases/detail/top-selling-eye-vitamins-found-not-to-match-scient
5) Kawashima M, Nakamura S, Izuta Y：Dietary supplementation with a combination of lactoferrin, fish oil, and enterococcus faecium WB2000 for treating dry eye：a rat model and human clinical study. Ocul Surf, 14(2)：255-263, 2016.

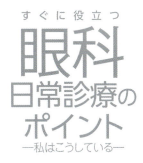

索 引

すぐに役立つ眼科日常診療のポイント
―私はこうしている―

index

欧文

A
age-related eye disease study ... 290
age-related macular degeneration ... 38, 45, 282
AMD ... 38, 45, 282
Anderson-Patella の分類 ... 56
AQP ... 96
aquaporin ... 96
AREDS ... 290
arterial overcrossing ... 213, 215

B
branch retinal vein occlusion ... 213
BRVO ... 213

C
carotid-cavernous fistula ... 123
CASIA ... 16
CASIA2 ... 16, 18
CCF ... 123
central retinal vein occlusion ... 213
central serous chorioretinopathy ... 38, 221
choroidal neovascularization ... 45
CL による乳頭結膜炎 ... 162
CNV ... 45
CRVO ... 213
CSC ... 38, 221

D
diabetic macular edema ... 38, 176
DME ... 38, 176

E
EDOF IOL ... 277

F
FA ... 169
fluorescein angiography ... 169

G
ganglion cell complex ... 49, 165
GCC ... 49, 165

H
HCL 後面の膜状汚れによる角膜上皮障害 ... 159
hyper-reflective foci ... 43

I
icare® ... 62
ICC ... 54
ICNV ... 230
idiopathic choroidal neovascularization ... 230
IFX ... 200
intra choroidal cavitation ... 54
Irvine-Gass syndrome ... 179

L
LASIK ... 138
LOXL1 遺伝子 ... 204

M
MacTel ... 179
macular telangiectasia ... 179
methicillin resistant *Staphylococcus aureus* ... 193
MPPE ... 223
MRSA ... 193
MTX ... 200
multifocal posterior pigment epitheliopathy ... 223

N
nerve fiber layer ... 49
NFL ... 49
normal tension glaucoma ... 163
NTG ... 163

O
OCT ... 37, 49, 83
OCT angiography ... 170, 257
optical coherence tomography ... 37, 49, 83

P
pachychoroid ... 42
pachychoroidal neovasculopathy ... 224
panretinal photocoagulation ... 279
PCV ... 38
PDT ... 226
PED ... 221
polypoidal choroidal vasculopathy ... 38
posterior vitreous detachment ... 83
presbyopia ... 135
PRP ... 279
PVD ... 83

R
RAP ... 40
retinal angiomatous proliferation ... 40
retinal pigment epithelium ... 37
retinal pigment epithelium detachment ... 221
retinal vein occlusion ... 38
RPE ... 37
RPE レイヤーマップ ... 38, 43
RVO ... 38

S

SEALs ······································ 160
SPK ··· 153
superficial punctate keratopathy
 ··· 153
superior epithelial arcuate
 lesions ································ 160

T

Tono-Pen® ································ 62

V

vascular endothelial growth
 factor ·································· 167
VEGF ······································ 167
venous overcrossing ····· 213, 215

Y

YAG レーザー ··························· 280

和文

あ

アーチファクト ··························· 44
アデノウイルス結膜炎
 ·· 254, 255
アトピー性眼瞼結膜炎 ··········· 132
アルベカシン ··························· 196
アレルギー ······························· 259
医療連携 ·································· 284
インフォームドコンセント
 ·· 261, 286
インフリキシマブ ···················· 200
ウイルス性結膜炎 ··················· 134
ウェゲナー肉芽腫症 ··············· 198
エクスプレスシャント ············ 207
エタンブトール視神経症 ········· 97
遠近両用 CL ····························· 288
炎症性角膜混濁 ························ 74
（角膜）炎症性混濁 ······· 72, 73, 75
黄斑上膜 ·································· 179
黄斑浮腫 ········ 42, 174, 213, 214
オートケラトメータ ················· 27

か

外傷性視神経症 ··················· 95, 98
回旋の評価 ······························· 108
外転神経麻痺 ··························· 113
角膜炎 ······································ 194
角膜後面沈着物 ······················· 148
角膜内皮細胞密度 ····················· 35
角膜内皮スペキュラー ············· 33
角膜内皮スペキュラーマイクロ
 スコープ ································ 33
滑車神経麻痺 ··························· 120
カラー CL ································ 152
カラー SCL ······························ 287
加齢黄斑変性 ····· 38, 39, 89, 290
眼圧日内変動 ··························· 164

眼窩腫瘍 ·································· 123
眼窩蜂巣炎 ······························· 123
眼球運動時痛 ··························· 235
眼球突出 ·································· 122
眼鏡 ·· 140
眼局所注射 ······························· 282
間欠性外斜視 ··························· 110
眼瞼下垂 ·································· 102
眼瞼痙攣 ·································· 104
眼瞼後退 ·································· 240
眼瞼の悪性腫瘍 ······················· 263
感染性ぶどう膜炎 ··················· 146
眼底血管造影実施基準 ··········· 257
眼内炎 ·· 91
鑑別 ·· 183
偽眼瞼下垂 ······························· 102
急性細菌性結膜炎 ··················· 130
強度近視 ·································· 144
強膜炎 ······································ 198
虚血性視神経症 ··················· 94, 95
隅角 ···································· 21, 22
クラミジア結膜炎 ········· 134, 256
グレーフェ徴候 ······················· 240
ケア ·· 286
蛍光色素消失試験 ··················· 266
結膜炎 ······························ 129, 194
原因動静脈交叉部 ··················· 213
検影法 ······································ 140
健眼遮閉 ·································· 268
瞼板内角質嚢胞 ······················· 264
瞼裂開大 ·································· 240
抗 AQP（アクアポリン）4 抗体 · 236
抗 AQP（アクアポリン）4 抗体陽性
 視神経炎 ··························· 96, 97
抗血管内皮増殖因子療法 ······· 167
高次収差 ······································ 3
甲状腺眼症 ······················ 113, 122
甲状腺関連自己抗体 ··············· 239
高侵達前眼部 OCT ···················· 16
光線力学的療法 ······················· 226
抗 VEGF 薬 ································ 40
抗 VEGF 薬硝子体注射 ·········· 231
後部硝子体剝離 ························ 83
後部硝子体膜下出血 ················· 78

ゴールドマン圧平眼圧計 ……… 60
ゴールドマン視野計 ……… 55
コンタクトレンズ ……… 152
コンタクトレンズ合併症 ……… 152
コントラスト感度 ……… 3

さ

細菌性結膜炎 ……… 134, 255
再発性多発軟骨炎 ……… 198
サプリメント ……… 290
3時-9時のステイニング ……… 157
3焦点IOL ……… 277
サンパオレーシ線 ……… 204
霰粒腫 ……… 183, 262
色素消失試験 ……… 70
シクロスポリン ……… 200
視交叉部腫瘍 ……… 97
視神経炎 ……… 93, 234
視神経膠腫 ……… 94
視神経鞘髄膜腫 ……… 94
視神経部分低形成 ……… 99
実用視力 ……… 3
シャインプルーク角膜トモグラファー ……… 28
弱視 ……… 265
重症筋無力症 ……… 113
術後眼内炎 ……… 272
術後嚢胞様黄斑浮腫 ……… 179
術前説明会 ……… 272
腫瘍性混濁 ……… 72, 76
腫瘤 ……… 181, 182, 183
春季カタル ……… 132
瞬目異常 ……… 102
瞬目負荷試験 ……… 104
硝子体混濁・出血 ……… 87
硝子体内注射 ……… 282
小乳頭 ……… 49
ショック ……… 259
シリコーンハイドロゲルレンズ ……… 154
神経線維層 ……… 49
滲出型加齢黄斑変性 ……… 45, 282
診断法 ……… 246
随意瞬目負荷試験 ……… 102
水晶体動揺 ……… 204

髄膜腫 ……… 98
ステロイドパルス療法 ……… 237, 242
正常眼圧緑内障 ……… 163
セグメンテーションエラー ……… 44
接触型内皮スペキュラー ……… 34
線維柱帯色素沈着 ……… 204
前眼部OCT ……… 21
全距離視力検査 ……… 3
先天上斜筋麻痺 ……… 111
先天鼻涙管閉塞 ……… 71, 265
先天涙嚢ヘルニア ……… 266

た

多焦点眼内レンズ(IOL) ……… 138, 274
多発血管炎性肉芽腫症 ……… 198
多発性硬化症 ……… 236
多発性後極部色素上皮症 ……… 223
ダルリンプル徴候 ……… 240
単純ヘルペス結膜炎 ……… 256
単焦点IOL ……… 274
中心窩無血管領域 ……… 47
中心性漿液性脈絡網膜症 ……… 38, 221
調節性内斜視 ……… 110
調節麻痺薬 ……… 143
調節力 ……… 135
直接光凝固 ……… 279
治療法 ……… 249
(角膜)沈着性混濁 ……… 72, 75
点状表層角膜症 ……… 153
頭位異常 ……… 108
動眼神経麻痺 ……… 113
瞳孔縁の萎縮 ……… 204
糖尿病黄斑浮腫 ……… 38, 176
糖尿病網膜症 ……… 47, 167
トーリックCL ……… 288
トーリックIOL ……… 275
特発性脈絡膜新生血管 ……… 230
ドライアイ ……… 290
トラベクレクトミー ……… 207

な

内因性ぶどう膜炎 ……… 148

内境界膜下出血 ……… 77
内頸動脈海綿静脈洞瘻 ……… 123
内皮スペキュラー ……… 33
ニードリング ……… 209
肉芽腫性ぶどう膜炎 ……… 148
乳児内斜視 ……… 108
乳頭血管炎 ……… 98
ノンコンタクトトノメーター ……… 60

は

麦粒腫 ……… 262
パターンスキャンレーザー ……… 278
波面収差解析 ……… 3
バンコマイシン ……… 196
(角膜)瘢痕性混濁 ……… 72, 75
ハンフリー視野計 ……… 55
ハンフリー視野検査 ……… 166
汎網膜光凝固 ……… 279
日帰り白内障手術 ……… 270, 273
光干渉断層計 ……… 37, 83
光干渉断層血管撮影 ……… 257
光干渉断層像 ……… 49
光干渉による角膜トモグラファー ……… 30
非器質的視覚障害 ……… 245
肥厚脈絡膜 ……… 42
非接触型内皮スペキュラー ……… 34
非肉芽腫性ぶどう膜炎 ……… 148
飛蚊症 ……… 83
(角膜)浮腫性混濁 ……… 72, 74, 75
プラチド角膜トポグラファー ……… 27
フラップエレベーション ……… 209
フルオレセイン蛍光眼底造影検査 ……… 169
プロービング ……… 267
プロジェクションアーチファクト ……… 44
ベースライン眼圧 ……… 164
変動係数 ……… 35
放射線療法 ……… 242
保護用眼鏡 ……… 271
ポリープ状脈絡膜血管症 ……… 38

ま

- マイボグラフィー 183
- マリオット盲点 58
- 脈絡膜新生血管 45
- 無菌性角膜浸潤 161
- メージュ症候群 104
- メチシリン耐性黄色ブドウ球菌 193
- メトトレキサート 200
- 毛細血管拡張症 179
- 網膜厚カラーマップ 39
- 網膜下出血 78, 213, 215
- 網膜血管腫状増殖 40
- 網膜色素上皮 37
- 網膜色素上皮下出血 78
- 網膜色素上皮剥離 221
- 網膜出血 78
- 網膜静脈分枝閉塞症 213
- 網膜静脈閉塞症 38, 176
- 網膜神経節細胞複合体 49, 165
- 網膜前出血 77
- 網膜前膜 52
- 網膜中心静脈閉塞症 213
- 網膜動脈分枝閉塞症 49
- 網膜剥離 83
- 網膜光凝固 167
- 網膜毛細血管網 47
- 網膜裂孔 83
- 毛様体 21

や

- 翼状片 262

ら

- 落屑物質 203
- 流涙症 67
- 両眼白内障手術 270
- 緑内障 21
- 淋菌性結膜炎 253, 255
- 涙管通水検査 69, 70, 267
- 涙小管炎 71
- 涙道内視鏡 268
- レーザー切糸 209
- レーベル遺伝性視神経症 94
- 裂孔原性網膜剥離 90
- レンズ交換法 144
- 老視 135
- 六角形細胞出現率 35
- 濾胞性結膜炎 254

すぐに役立つ眼科日常診療のポイント
―私はこうしている―

2018年10月15日　第1版第1刷発行（検印省略）

編者　大橋　裕一
　　　村上　晶
　　　髙橋　浩

発行者　末定　広光

発行所　株式会社 全日本病院出版会
東京都文京区本郷3丁目16番4号7階
郵便番号 113-0033　電話 (03) 5689-5989
FAX (03) 5689-8030
郵便振替口座 00160-9-58753

印刷・製本　三報社印刷株式会社

©ZEN-NIHONBYOIN SHUPPAN KAI, 2018.

・本書に掲載する著作物の複製権・翻訳権・上映権・譲渡権・公衆送信権（送信可能化権を含む）は株式会社全日本病院出版会が保有します.
・ JCOPY ＜(社)出版者著作権管理機構 委託出版物＞
本書の無断複写は著作権法上での例外を除き禁じられています. 複写される場合は, そのつど事前に, (社)出版者著作権管理機構（電話 03-3513-6969, FAX03-3513-6979, e-mail: info@jcopy.or.jp）の許諾を得てください.
本書をスキャン, デジタルデータ化することは複製に当たり, 著作権法上の例外を除き違法です. 代行業者等の第三者に依頼して同行為をすることも認められておりません.

定価はカバーに表示してあります.
ISBN 978-4-86519-252-0　C3047